YOUR PREGNANCY BIBLE

怀孕圣经

（第4版）

[英] 安妮·迪安　编著

李振华　译

山东科学技术出版社

·济南·

First published in Great Britain in 2003 by Carroll & Brown Publishers Limited
Second edition 2007
Third edition 2010
Fourth edition 2013
This edition published in 2015 by Hamlyn, a division of Octopus Publishing Group Ltd
Carmelite House, 50 Victoria Embankment, London EC4Y 0DZ, UK
Copyright © Octopus Publishing Group Ltd 2003, 2007, 2010, 2013, 2015
All rights reserved
The author has asserted her moral rights.
Simplified Chinese translation edition © 2004, 2008, 2011, 2013, 2016 by Shandong Science and
Technology Press Co., Ltd.

版权登记号：图字 15-2016-163

图书在版编目（CIP）数据

怀孕圣经: 第 4 版 /［英］迪安编著; 李振华译 .
—济南: 山东科学技术出版社，2012.3（2024.2重印）
ISBN 978-7-5331-5866-8

Ⅰ.①怀... Ⅱ.①迪... ②李... Ⅲ.①妊娠期－妇幼
保健－基本知识 Ⅳ.① R715.3

中国版本图书馆 CIP 数据核字（2012）第 020150 号

怀孕圣经（第4版）
HUAIYUN SHENGJING (DI SI BAN)

责任编辑: 张　琳　孙启东
装帧设计: 董小眉

主管单位: 山东出版传媒股份有限公司
出 版 者: 山东科学技术出版社
　　　　　地址: 济南市市中区舜耕路 517 号
　　　　　邮编: 250002　电话: （0531）82098088
　　　　　网址: www.lkj.com.cn
　　　　　电子邮件: sdkj@sdcbcm.com
发 行 者: 山东科学技术出版社
　　　　　地址: 济南市市中区舜耕路 517 号
　　　　　邮编: 250002　电话: （0531）82098067
印 刷 者: 北京华联印刷有限公司
　　　　　地址: 北京经济技术开发区东环北路 3 号
　　　　　邮编: 100176　电话: （010）67876655

规格: 16开（185 mm×240 mm）
印张: 24　字数: 200 千字　印数: 346001～356000
版次: 2012 年 3 月第 4 版　印次: 2024 年 2 月第 38 次印刷
定价: 69.80 元

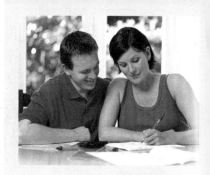

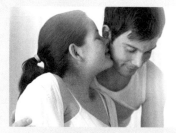

参译人员　李振华　田　铧　刘　凯
　　　　　武玉玲　毕玉顺　李盛芳
　　　　　丁兆习　田　筠　孙晋浩
　　　　　胡坚莉　张义读　郭雨霁
　　　　　邹智耕　陈丽华

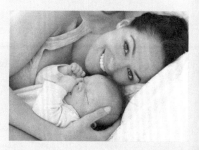

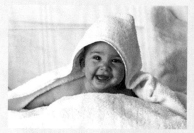

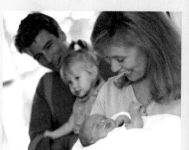

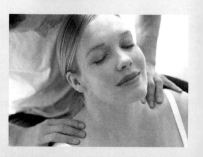

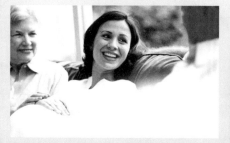

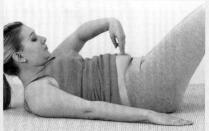

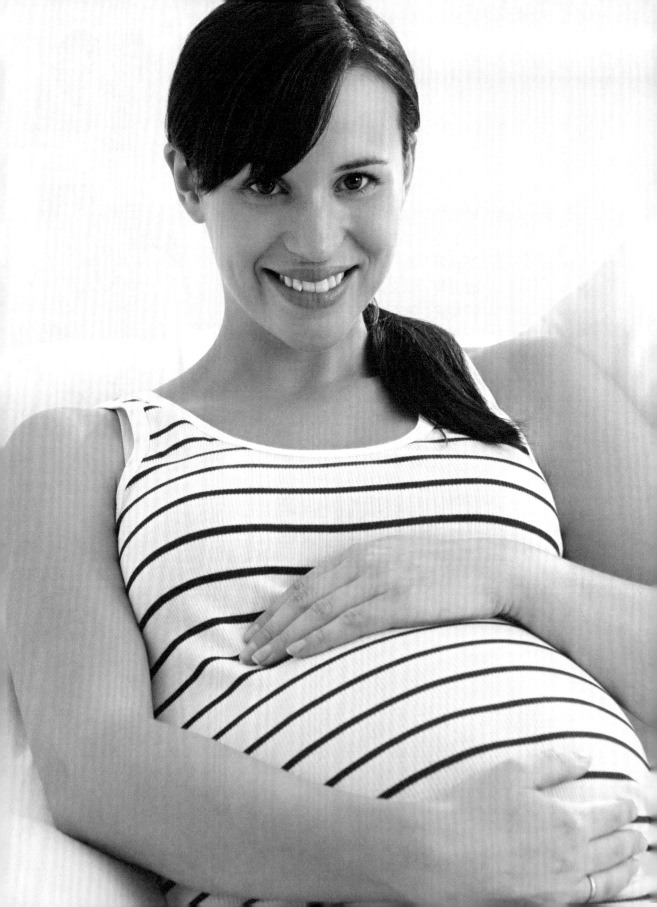

前 言

自从《怀孕圣经》2003年首次与读者见面以来,那些拥有此书、热切期望做爸爸和妈妈的人们就对此书爱不释手。怀孕是一种独特的经历,也是准妈妈们盼望体验的为了可爱的宝宝而竭尽全力的过程。迄今为止,怀孕未必一定能成功地孕育健康的宝宝和成为健康的母亲。尽管如今在了解胎儿正常发育过程中有哪些风险,以及一名女性如何成功地度过妊娠和分娩等方面取得了很大进步,但是对一名医生来说,无论他或她受过多么良好的教育,多么富有经验,也很难掌握全部可获得的信息,尤其是罕见的、异常的情况。所以,我们与相关领域的专家(包括遗传学、助产学、妇科学、产科学、孕期营养和运动、心理学、胎儿学和儿科学)组成团队,共同来撰写这本全方位研究怀孕的书。另外,我们不断地咨询自然分娩术、婴儿哺乳和护理方面的专家。本书已出版十几年了,我们又再次请专家对此书的内容进行了全面修订和重新编排。

新版《怀孕圣经》依旧涵盖了怀孕、分娩和做准父母方方面面的问题。尽管它不能取代保健医生提供的个人健康检查、治疗和护理,但它可提供积极的建议,讲解整个过程,给以必要的提示,并回答许多人可能还没有想到的问题。

本书有其独特的风格,例如各种插图、彩色照片、最新的三维图像,能够看到宝宝每一周奇妙而动人的生长发育景象。特制的图解让孕妇对妊娠三个时期中每个阶段的身体变化和重要提示一目了然。

有关营养、运动和应该怎样做才能保持身体处于最佳状态的章节将帮助孕妇确保身体健康,为宝宝的诞生做好准备。书中也有关于夫妻之间在孕期情感方面的建议。紧接着的章节介绍了在宝宝出生后如何进行自我保健,如何与孩子建立亲情,如何给孩子喂奶、洗澡、换尿布、穿衣服和如何抱孩子等。还有两个章节帮助孕妇详细了解孕期所做的测试、检查以及影响孕妇和孩子健康的医疗问题。

更重要的是,《怀孕圣经》的宗旨是帮助准爸爸和准妈妈们建立起积极的态度,这是生育方面最重要的因素之一。了解了这些知识,就会有充分的信心怀孕和为人父母了。

安妮·迪安

CONTENTS 目 录

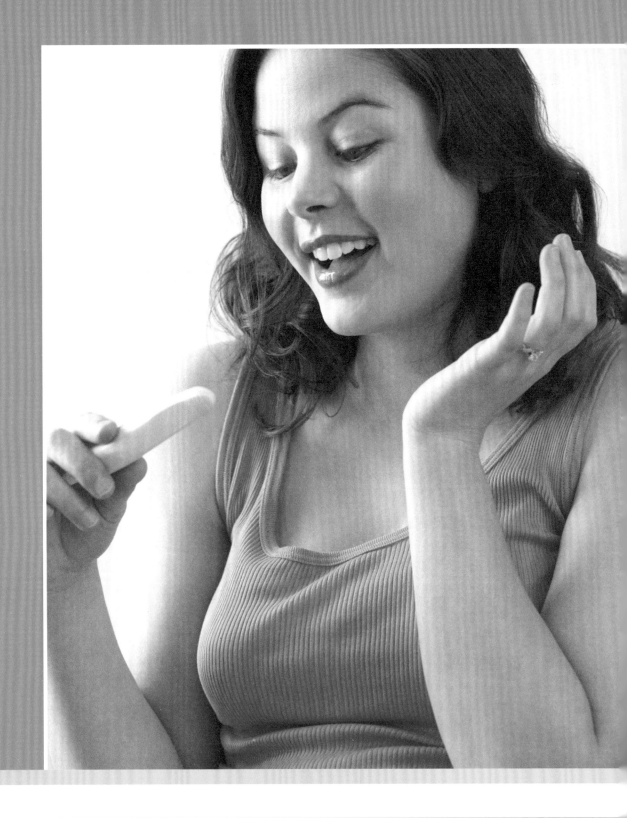

第一章

怀孕的经历

当女人怀孕的时候,开始了一个了不起的孕育过程。本章描述了受精卵如何到达子宫,小宝宝如何继承了父母的遗传特征,又如何逐周发育。本章还概要地描述了在怀孕的9个月内,小宝宝身体内部的变化以及重要的发育进程。

精子与卵子相遇

精子和卵子神奇相遇的过程，起始于一个像微粒一样小的卵子与一个精子（从数千万"选手"参加的竞争中唯一的获胜者）的结合。

为了这次约会，卵子和精子都各自经历了令人难以置信的、艰辛的、充满失败的旅程。如果它们成功了，它们的结合便创造出一个含有双亲遗传信息的细胞。就是这个细胞构成了一个新生命独一无二的发育蓝图。

受孕经历了 3 个基本时期：排卵、受精和受精卵分裂。直到受精卵种植于子宫，才可以说受孕成功、妊娠开始了。

卵子首先出现

一个女人的一生中约有 200 万个原始卵细胞。从出生的那一刻起，原始卵细胞就开始退化，到青春期只剩下约 4 万个。而且，一生中仅有 400～500 个卵细胞发育成熟成为卵子，在排卵期排出。大多数妇女在垂体分泌的黄体生成素（HL）的作用下，每月排卵一次。每个月有 5～15 个卵细胞开始发育，形成一个个充满液体的小囊，称为卵泡。通常只有一个卵泡发育成熟，此时，雌激素被释放入血液中，终止了其他卵泡的发育。雌激素同时也引起子宫内膜的增厚，形成血管丰富的厚垫子，为胚泡的植入做好准备。

排卵是如何发生的

排卵的时间约在月经周期的中间，这时卵泡突向卵巢表面，最后卵泡破裂，卵子从卵泡中排出。破裂的卵泡壁在卵巢内形成黄体，黄体可分泌维持胎儿生长的黄体酮。此时的卵泡像一个小圆点那么小，肉眼几乎看不清楚。

当卵子从卵巢排出后，随即被位于附近的输卵管末端吸入输卵管。卵子在像毛发一样的微小突起——纤毛的推动下向子宫移动。一般在输卵管的外 1/3 部位，即靠近卵巢的部位，卵子与精子相遇而受精。

卵子排出后若在12小时内没有受精便死亡。排卵后14天黄体退化，黄体酮的量急剧减少，子宫内膜脱落，进入月经期。然而，如果卵子受精，黄体酮的分泌量将增加，子宫内膜继续增厚。

排卵的信号

虽然大多数妇女在排卵时完全没有感觉，但约有25%的人会感到下腹部疼痛，疼痛的部位通常靠近排卵侧的卵巢。这种疼痛称为经间痛，是由于卵泡破裂时流出的液体或血液刺激而引起的。但是这种疼痛不能作为排卵的信号，因为并不是每次排卵都出现腹痛。

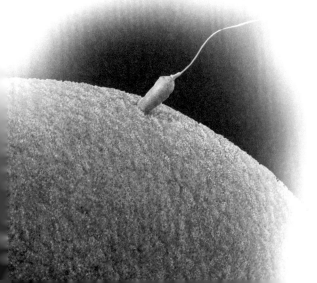

月经周期变化

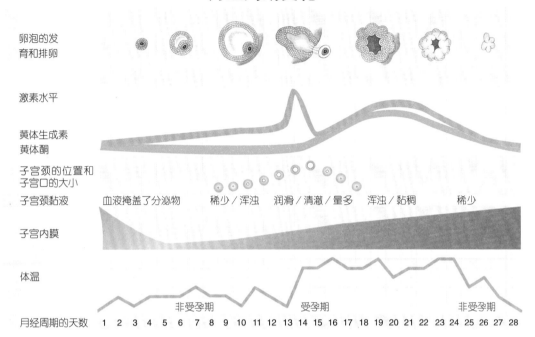

卵泡的发育和排卵								
激素水平								
黄体生成素黄体酮								
子宫颈的位置和子宫口的大小								
子宫颈黏液	血液掩盖了分泌物	稀少／浑浊	润滑／清澈／量多	浑浊／黏稠	稀少			
子宫内膜								
体温		非受孕期	受孕期	非受孕期				
月经周期的天数	1 2 3 4 5 6 7 8 9 10 11 12 13 14 15 16 17 18 19 20 21 22 23 24 25 26 27 28							

比较确切的排卵信号是子宫颈分泌黏液的变化。月经刚刚过去之后，子宫颈分泌的黏液少而黏稠，使精子难以通过。当排卵期到来的时候，子宫颈分泌的黏液量多、稀而薄，允许健康的精子快速通过子宫颈。排卵期过后，子宫颈分泌的黏液又像以往一样，少而黏稠。另一个排卵信号是体温的变化。黄体酮引起体温从 36.4℃升高到 36.7℃，虽然幅度很小，但是非常明显。到了更年期，仅剩下不足 1 000 个卵细胞，这些卵细胞失去了自然受孕的能力。

可以通过唾液排卵测试仪检测唾液结晶图像来预测排卵期。唾液排卵测试仪是一种袖珍便携式显微镜，是专门用来预测排卵期的小仪器。在排卵期的前几天，随着体内雌激素水平的升高，唾液的含盐量也在增加，当唾液干燥后，就会呈现出"蕨类植物"状结晶图案。

激烈的精子比赛

当丈夫将数亿精子射入阴道时，其速度可达每小时16千米（当男孩进入青春期时，产生了包括雄性激素在内的一系列激素，精子便开始发育。精子在整个成年时期可连续不断的产生，但大约40岁以后，精子的数量和质量就开始逐渐下降。平均每个健康的青年男性每次射出2～6毫升精液，每毫升精液内含有0.5亿至1.5亿个精子）。精子混合于含果糖的液体内，果糖为精子的游动提供能量。游得最快的精子在45分钟内与卵子相遇，最慢的要花费12小时。然而，大多数的精子未能跑完它们的赛程——它们或从阴道流出，或迷失方向，或被消灭。仅有数百个最强壮的"游泳健将"最终到达输卵管内的受精地点。

不利的因素和有利的因素

精子在与卵子结合之前必须游过阴道、子宫颈和子宫，接着游进输卵管。虽然这段距离仅长15~18厘米，但相当于人类游过100个奥林匹克竞赛游泳池的长度。

这是精子能否到达受精地点的比赛。精子在刚进入阴道时，它们既没有充分的活力，也没有受精的能力。当精子穿过阴道内的黏液后，它们变成有活力的精子，并获得了与卵子结合的能力。其中，数百万的精子在前进的过程中陷入阴道内的无数条沟壑内，或误入无成熟卵子的另一条输卵管内。

其他的精子，主要是发育不良或受损的精子被阴道内窒息性的酸性环境所消灭，还有数百万以上的精子被子宫内面的微纤毛给推了出来。令人惊奇的是，含有X染色体的精子比含有Y染色体的精子更适应阴道内的酸性环境。

虽然如此，也有一些因素给精子的运动提供了帮助。例如在做爱时，当妻子达到性高潮的时候，阴道像波浪一样的收缩推动着精子游向子宫颈，当然，达不到性高潮也照样可以怀孕。原先在子宫颈周围形成屏障的黏液在排卵期（详见第3页的图解）变得稀而薄，以利于精子进入子宫。同时子宫颈口也开大，为精子的通行做好准备，估计有4 000万个健康的精子通过子宫颈到达子宫，这段行程大约需要45分钟。为了进一步帮助精子获得成功，输卵管分泌出一种碱性黏液，给在那里等待卵子排出的精子提供营养。

选择受孕时间

受孕的瞬间完全依靠时间的选择。当健康的精子到达输卵管时，输卵管内必须有一个成熟的卵子才能受孕。精子在女性体内最多只能存活4天，如果卵子在4天后才姗姗来到输卵管，精子已死亡。也就是说，一对夫妇在妻子排卵前2~3天做爱，就有可能怀孕。如果精子在排卵后才到达，那它就失去了与卵子在输卵管内相遇的机会。

成功者

大约只有200个精子最终到达受精的地点，但比赛仍没结束。卵子被数千个滋养细胞包围着。精子必须冲杀出一条通路才能与卵子结合，于是精子用尾巴轻击这些细胞，打开一条通道。当精子到达卵子的细胞膜时，卵子表面的黏胶性物质促使它们与卵子结合。精子首先穿过被称为放射冠的外层结构，然后再通过被称为透明带的结构。数个精子可穿过放射冠，但通常只有一个精子穿过透明带进入卵子，到达卵子细胞核。当进入卵子的精子头部接触到卵子的细胞核时，卵子立即释放一种化学物质将自己包围起来，从而阻止其他精子的进入。

生命的开始

当卵子与精子融合时，精子的尾巴消

失了，其头部膨大。精子和卵子形成一个含有46条染色体的细胞，在这46条具有遗传基因的染色体中，23条来自父亲，23条来自母亲。在细胞内，染色体相互缠绕、混合。数小时后，这个细胞复制了被称作脱氧核糖核酸（DNA）的物质，并一分为二。生命大厦的建设从这时开始。

怀孕的几率

初次受孕的几率差异非常大，所以某些夫妻等待的时间要比其他夫妻长得多。一般来说，在有正常性生活的夫妻中，有25%的妻子会在1个月内怀孕，60%的妻子将在6个月内怀孕，80%的妻子在1年内怀孕，90%的妻子可能在1年半之内怀孕。

但是，某些因素可能对夫妻一方造成影响而推迟怀孕的时间。例如抽烟、喝酒、某些药物、肥胖症、高温和化学药品等都可影响精子的数量和质量。量少质差的精子无法完成艰险的旅程与卵子相遇。即使它们相遇，受损伤的精子也难以与卵子结合，即使与卵子结合形成了一个受精卵，这个受精卵也会在发育的早期死亡。在妻子方面，随着年龄的增长，卵子的质量逐渐降

低，35岁以后，虽然月经周期正常，但并不是每个月都能排卵。抽烟和滥用药物或喝酒也可使卵子受到损伤。某些妻子由于输卵管阻塞或疤痕，影响成熟的卵子在输卵管内的运输，因此也无法受孕。如果自己打算怀孕，可按下面的建议来提高受孕机会：

● **戒烟** 吸烟会损害身体各方面的健康，可降低女性的生育能力，影响精子的质量。如果你吸烟的话，一定要在怀孕前戒掉。

● **保持健康体重** 体重指数(BMI)大于30的女性会出现排卵问题(参见56页)。应该进食富含铁、钙和叶酸的健康食品。叶酸对宝宝的发育十分有益，可降低胎儿神经管畸形的危险。

● **请医生检查** 确定自己是否对风疹有免疫力，如果你感觉存在一定的风险时，可做皮试剂量(STD)检测。

● **性交的时间** 在排卵期至少每隔一天做爱一次，以提高受孕的几率。

● **不要过量饮酒** 饮酒过量会对男性的生殖能力和健康造成影响，但还没有令人信服的确切证据表明饮酒对女性的生育能力有明显的影响，而一周内饮酒超过两次，则证实会影响胎儿的发育。

受精过程

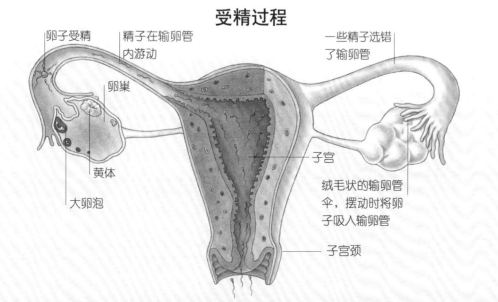

卵子受精　精子在输卵管内游动　一些精子选错了输卵管

卵巢

黄体

大卵泡

子宫

绒毛状的输卵管伞，摆动时将卵子吸入输卵管

子宫颈

5

受精卵到达子宫的旅程

在卵子受精后12~20小时之间，受精卵以一分为二的形式进行细胞分裂，同时进行DNA的复制。胚胎要在子宫内生长发育，受精卵在向子宫的运行中不停地、快速地进行着细胞分裂。

受精卵从离开卵巢而后抵达子宫要花费5~7天的时间，在穿越输卵管的旅程中得到了输卵管内纤毛（像绒毛一样）的帮助。输卵管也为正在发育中的受精卵提供营养，并清除掉细胞分裂时所产生的废物。在这个时期，受精卵经历了几个发育阶段。

从受精卵发育成胚泡

受精卵又称为合子。受精卵分裂，再分裂，形成一个针尖大小、由16~32个细胞组成的实心球，这个实心球称桑椹胚。桑椹胚每隔15小时分裂一次，经过大约90个小时后到达子宫，此时大约含64个细胞。在这些细胞中，仅有少数的细胞发育成胚胎，其余的细胞在子宫内形成胎盘和包在胎儿周围的羊膜。

桑椹胚逐渐从实心球变成充满液体的囊状胚泡。胚泡的外面为一层大而扁平的细胞，称滋养层细胞。这些细胞后来发育成胎盘。胚泡里面有一小群细胞，称内细胞群，将来发育成胚胎。

在发育早期，受精卵仅含几个细胞，这些细胞中的每个细胞都具有发育成一个胚胎的潜能。如果受精卵一分为二，就会形成同卵双胞胎。

植入子宫

排卵以后5~7天，黄体酮的分泌达到高峰，刺激子宫黏膜内的血管大量增长，此时胚泡正好到达子宫准备植入。在这个时期，胚泡的直径大约0.2毫米。胚泡在子宫内自由自在地漂浮数天，并一直在发育。大约在排卵后的第9天，滋养细胞的海绵状突起伸入子宫内膜，使胚泡黏着于子宫壁。滋养细胞发育成为绒毛膜的绒毛，以后即形成胎盘的一部分。偶尔，胚泡植入可引起少量的出血，称为"点状出血"。

受精卵的发育

合子

桑椹胚

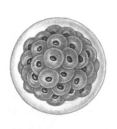
胚泡

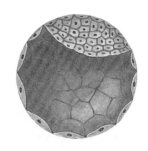
胚泡的切面

如果胚泡植入失败，胚泡被随后来临的月经清除掉，该妇女完全察觉不到这次受孕。

获得营养

在植入阶段，胚泡已含有数百个细胞。胚泡分泌一种蛋白酶穿过子宫内膜，分解子宫内膜组织。子宫内膜将为胚泡提供血液供应和营养。如果子宫内膜偶尔不能为胚泡提供足够营养的话，就会发生流产，其症状就好像这次月经流血较多一样。

胚泡植入以后，胎盘开始发育，胚胎分泌绒毛膜促性腺激素（HCG）。这种激素可用妊娠检测盒测定。

下一步的进程

胚胎牢固地植入子宫内膜大约需要13天。此时也有可能发生流产，但发生的机会要比植入初期少一些。胚胎开始分泌孕激素，促使子宫内膜增厚。在这个时期，胚胎最早发生的器官开始形成，神经系统开始发生，随后是心脏的发生。第13天也是胚胎分裂形成两个胚胎的最后时段，如果胚胎分裂发生延迟，则可出现连体双胞胎。

双胞胎和多胞胎妊娠

近20年来，由于特殊营养和辅助受孕技术的大量应用，使双胞胎（多胞胎）妊娠的发生率明显上升。在英国，每年出生的多胞胎超过12 000例。怀双胞胎的自然几率约为1/35，怀多胞胎的自然几率约为1/4 500。然而，现在大多数三胞胎或三胞胎以上的妊娠是治疗不孕症的结果。在体外受精术

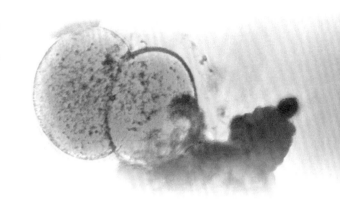

就在受精后40个小时，受精卵分裂形成两个细胞，产生了一个有相同遗传基因的复制体。

的过程中，通常应用药物刺激卵巢排出多个卵子，形成多个胚胎。科学家建议仅保留一个或两个胚胎即可，以减少多胞胎的发生概率。双胞胎妊娠比实际出生的双胞胎的比例要大得多。通常在怀孕早期，当其中的一个胚胎自然流产、胚胎组织被另一个胚胎或胎盘或母体吸收了，这样分娩出的是单胞胎而不是双胞胎，早期超声波检查可显示出一个空囊，这称为"双胞胎消失综合征"。

知道吗

胚泡的植入可能经常失败 胚泡黏着于子宫内膜可不是一件容易的事情。据估计大约有40%的胚泡在到达子宫后没有植入子宫内膜内。这些胚泡死亡后被月经清除掉。而且，胚泡到达子宫的时间也影响胚泡的植入，过早或过晚到达子宫都不利于其植入。

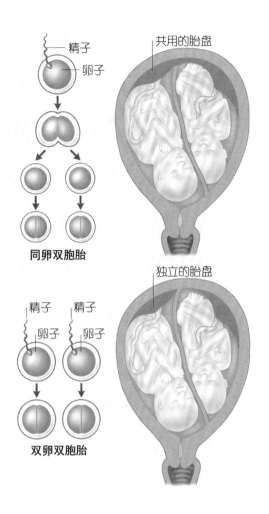

精子
卵子

共用的胎盘

同卵双胞胎

精子　精子
卵子　卵子

双卵双胞胎

独立的胎盘

同卵双胞胎和双卵双胞胎

大约 1 / 3 的双胞胎是同卵双胞胎——学术术语为单卵孪生，2/3 的双胞胎为双卵双胞胎——学术术语为双卵孪生。同卵双胞胎是在正常受孕的情况下，由一个卵子和一个精子受精发育而成，受精卵一分为二，发育成两个胚胎。如果受精卵分裂发育成三个胚胎，则称同卵三胞胎，依此类推。同卵双胞胎可以共同拥有一个胎盘和羊膜囊，或每个胎儿拥有各自的胎盘

和羊膜囊，但是每个胎儿拥有各自的脐带。同卵双胞胎两个胎儿的遗传基因相同，性别一致。而且头发和眼睛的颜色相同，血型也相同。

双卵双胞胎由于排卵时排出一个以上的卵子所产生，即一侧卵巢一次排出 2 个卵子或两侧卵巢同时各排出 1 个卵子。每个卵子分别受精，形成两个具有不同遗传特征的胚胎。它们的性别相同或一个男孩、一个女孩，相貌相似或如同其他的兄弟姐妹一样。

三胞胎、四胞胎和四胞胎以上可以是同卵性和多卵性胎儿的混合形式。例如，三个（或四个或四个以上）卵子同时受精，形成多卵三胞胎；或者一个受精卵分裂形成同卵双胞胎与另一个受精卵形成单胞胎共同构成三胞胎；或者由一个受精卵分裂成三个胚胎，形成同卵三胞胎。

遗传因素

一个影响怀有双胞胎的因素是孕妇的年龄。35 岁以后，怀有同卵双胞胎的机会增多。然而，怀有双卵双胞胎的几率到 35 岁时是上升的，但 35 岁以后逐渐降低。这可能是由于年龄关系，如本身自然分泌的排卵刺激素较多，就会引起卵巢每个月排出多个卵子。

怀有双胞胎的机会也会随着怀孕次数的增多而增加，似乎有 25%～30% 的多子女的高身材妇女更易怀双胞胎。双卵双胞胎也具有母系家族性的倾向。最后，似乎与人种有关：双胞胎妊娠多见于非洲血统的妇女，而在亚洲血统的妇女中比较少见。

宝宝的遗传特征

在受精的一瞬间就决定了孩子的遗传特征，一半的遗传物质来自于卵子，而另一半来自于精子。因此，无论孩子像父亲还是母亲，在孩子的遗传物质组成方面，父母双方各占一半。

将各种特征遗传给孩子的过程是极其复杂的，但是控制该过程的自然法则又是很容易理解的。想更多地知道关于父母是如何影响孩子的特征的，首先要明白一些遗传学常识。

基因和染色体

人的身体是由数以百万计的细胞组成的。所有这些细胞都是受精卵的拷贝，所以人是由受精卵发育而来的，每一个细胞的细胞核均含有全部基因的拷贝。当人还是一个胚胎的时候，基因指导着身体各器官的形成，并决定其功能。基因的这种指导功能被编制成微小的脱氧核糖核酸（DNA）密码。

DNA影响一个人的容貌。他的眼睛的颜色和视力、头发的质地、鼻子的形状、血型、骨骼结构和许多其他特征都是由他的基因决定的，他的基因继承了父母的遗传，而父母的基因又是从他们的父母那里继承来的。人体由数百万个细

孩子长得更像母亲，这是因为他继承了母亲的基因的结果。

胞组成，每个细胞大约含有3万个基因。因此，不难想象基因是多么微小，甚至在高倍显微镜下也难看到。所有这些基因共同协力，使每个人在这个世界上都是独一无二的。

基因并不是随随便便地在细胞内到处漂浮，而是系统地装配在染色体上。通常，每个细胞有46条染色体，以配对的形式存在。在每对染色体中，一条染色体来自于父亲，另一条来自于母亲。每条染色体携带上千个基因，可在高倍显微镜下观察到。

基因组成

孩子更像谁—父亲还是母亲？孩子的每个特征都是由一对基因决定的，其中一个基因来自母亲，另一个来自父亲。对某些特征来说，父母可能遗传给孩子相同的基因表现类型，而对其他特征，父母又可能遗传给孩子不同的基因表现类型。有时，其中的一个基因表现类型占优势；有时，一对基因表现类型的影响程度是相等的。总之，基因的综合效应决定了孩子的遗传组成。

绚丽多彩的人生

许多基因以大量不同类型的形式存在，就像巧克力蛋糕有很多种配方一样。假如基因没有多样性，人们看起来都是一副模样，世界就会毫无生气。正是由于继承了父母的上千种不同类型的基因，所以每一个人在世界上都是独一无二的。除非有一个同卵双胞胎姐妹（或兄弟）。即使兄弟姐妹的基因组成也是不相同的，因为他们的遗传特征取决于特定的卵子和特定的精子的

组合。这种观点适用于所有的孩子。

有些基因在形成时发生错误。如果等位基因中一个或两个基因不正常，将导致疾病，如膀胱纤维变性或镰刀细胞贫血（详见 232 页），这些疾病是隐性遗传病（见下文）。即使等位基因中的一个基因是正常的，但另一个优势基因不正常时，也会引起疾病，例如亨廷顿舞蹈症。有些异常基因存在于 X 染色体上，仅在男孩中导致疾病，这就是所谓的 X 连锁遗传病，例如脊髓病性肌萎缩和血友病。

宝宝将来像谁

如果一对夫妻将卵子和精子内完整的 46 条染色体全部遗传给自己的宝宝，那么他的细胞中就会有 92 条染色体，并且每传一代，染色体的数量就会增加一倍。然而这种情况是不会发生的。实际上，在精子和卵子的形成过程中，细胞经历了一种特殊的分裂，即减数分裂。每一个卵子和精子都只含有半数的染色体——即 23 条染色体。因此，父母给予宝宝的染色体都是从他们的母亲或从他们的父亲那里继承来的。

宝宝将获得父母从祖父母和外祖父母那里继承来的染色体。所以他就会具有祖父母和外祖父母的遗传特征，例如，体格和发色像祖父或外祖父，眼睛的颜色像祖母或外祖母。如果打算壮大自己的家族成员的话，那么下一个孩子将继承一个稍微有所不同的遗传基因组合，所以这个家庭就又多了一个与众不同的成员。

沉默基因

宝宝可能继承了父母所携带的、但是在他们体内并没有显示其性状的基因。例如，宝宝长出来的是红头发，而他的父母都不是红头发。这是因为某些基因是显性的，某些基因是隐性的，当二者形成等位基因时，显性基因便掩盖了隐性基因所携带的信息。由于他的父母均携带显性的黑发基因和隐性的红发基因，所以黑发基因占优势。但是，如果他们都将自己的红发基因遗传给宝宝，这样就没有显性基因来掩盖红发隐性基因，所以，宝宝就会有一头红发。

染色体怎样决定孩子的性别

与身体的其他特征一样，受精的那一瞬间就决定了胎儿的性别。在 23 对染色体中，只有 1 对染色体决定宝宝是男孩还是女孩。这对关键的染色体就是性染色体——X 染色体和 Y 染色体。女孩有 2 条 X 染色体，男孩有一条 X 染色体和一条 Y 染色体。根据卵子和精子的产生方式，所有的卵子都只含一条 X 染色体，而有一半的精子含有一条 X 染色体，另一半的精子含有一条 Y 染色体。当受精时，精子和卵子的染色体结合，如果精子携带 X 染色体，胎儿将是女性；如果精子携带 Y 染色体，胎儿将是男性。所以胎儿的性别完全取决于父亲的精子。

知 道 吗

试管婴儿可摆脱遗传性疾病 如果夫妻双方都携带致命或严重的致残基因，如肌营养不良，可采用试管婴儿技术，在胚胎植入子宫之前进行遗传学诊断。即将采集的卵子在实验室受精后，从受精卵取出一个或两个细胞用来筛选异常的基因，或检查染色体的数量是否正确。然后将健康的胚胎进行植入（或冷冻后备用）。

怀孕的第一个征兆

有些妇女凭直觉就知道自己已怀孕，甚至能够说出自己受孕的确切日期，而另一些妇女可能全然不知。

有时候即使怀孕了，自己也不一定认识到，因为怀孕后有许多症状，不可能都一一亲身经历过。

怀孕的早期征兆

孕妇可能经历过下列怀孕症状的一种、两种或者全部。早晨呕吐就是怀孕的一个典型信号，但是有的人比较幸运，可能一点也没有。同样停经也是受孕的一个典型症状，但是如果一个人的月经周期不规律，这就很难说是因为受孕使月经停止，还是由于月经周期不规律使月经推迟了。

月经停止

这是怀孕最明显的征兆，但是也有许多其他因素导致月经推迟一段时间，比如紧张、疾病、体重较大的波动——贪吃或厌食——或服用避孕药。多囊卵巢综合征的患者月经不正常是一种普遍现象，通常月经隔几个月才来一次。

乳房触痛

乳房变大和乳房感觉的变化是怀孕的早期征兆之一。在受孕几天后，乳房就开始增大，为哺乳做准备，这时孕妇会感觉乳房有些胀痛。许多妇女诉说乳房非常敏感，并有刺麻的感觉，这种感觉通常在几周后消失。乳房的这种感觉变化在以后的几胎将会减轻。

恶心和呕吐

怀孕早期最常见的症状是恶心，大多数妇女在怀孕5~6周时感到恶心，但是也有人在怀孕2周时就感到恶心。这种现象被称为"早孕反应"，在一天当中任何时候都可发生，并且可能是从偶尔乏力的感觉到剧烈的恶心和呕吐。通常，恶心、呕吐的症状于怀孕的第14~16周自行消失。

疲劳

许多妇女诉说在怀孕期间感到非常疲劳，尤其在怀孕的初期。典型的表现是晚上下班后最想做的事就是去睡觉，或特别想午睡。到怀孕第14周后，精神将开始恢复。

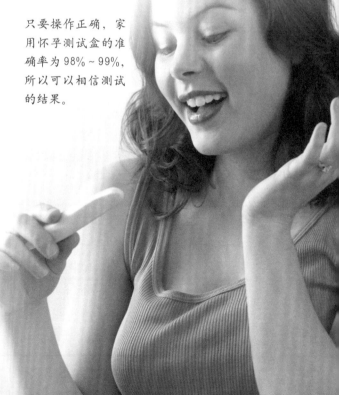

只要操作正确，家用怀孕测试盒的准确率为98%~99%，所以可以相信测试的结果。

尿频

早在怀孕2~3周，孕妇会感到特别频繁地想排尿。这是因为子宫扩大后压迫膀胱，减少了膀胱容量的结果。大约怀孕第14周，子宫升高进入腹腔内，令人心烦的尿频症状就会减轻。到了妊娠的最后几周，胎头入盆，再次压迫膀胱，排尿又会变得频繁起来。怀孕后孕激素的水平升高，使膀胱壁的肌肉松弛，以致尽管膀胱内尿量并不多，仍会感觉想排尿。除此之外，因为怀孕，循环系统增加了6~7升的液体，加速了血液的循环速度，肾的负担也加重了。

口味和嗅觉的改变

如果孕妇突然对某种食物感到厌烦、恶心，或特别喜爱某种特定的食物（详见91页）或气味，不要惊奇。这时口中还会有一种奇怪的金属味道。

便秘

便秘是怀孕早期的一种普遍现象，这是由于高水平的孕激素使得肠道肌肉松弛、消化能力降低而引起的。

情绪不稳

在怀孕早期，体内大量孕激素使孕妇的感情更丰富，有时会情不自禁地流泪（详见143页）。

进一步证实怀孕

受孕后两周，胎儿仅仅是一个细胞团，并不比针头大多少，开始在子宫内膜内发育。这时，胎盘正在形成，并开始分泌一种促绒毛膜性腺激素（HCG），从第一次停经那天，这种激素即开始进入血液和尿液。

家中怀孕检测

可以从药房买到怀孕检测试剂盒，通过测定尿液中hCG的含量来确定是否怀孕。这种测验很准确，所以医生依据用怀孕检测试剂盒所做的怀孕检测结果来确定是否怀孕时，不要感到奇怪。如果出现并发症，比如说担心流产，通常医生仅仅是重复这项测验。如果在测验中得到一个阳性结果，这就需要与医生预约，开始产前检查。

怀孕的血液检查

如果尿液检测不能确定的话，医生可以用验血的方法来确定是否怀孕及怀孕的日期。这项检测仅提供一个阳性或阴性结果，或者根据被检测者的身体症状和病史来测定hCG水平。更加准确的验血方法在受孕两周之后进行，可检查出是否怀孕。如果测定hCG水平，将有助于确定受孕日期，因为这种激素的水平随着怀孕时间的长短而不断变化。超声波检查仍然是确定怀孕日期的最好方法，所以在做第一次产前检查时，医生会做超声波检查（详见84页）。

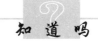
知 道 吗

在怀孕期间女人可以有一次"月经"，约在卵子受精后9天，某些妇女会出现少量的流血。这次血量比平时月经的血量要少，这是由于胚泡植入时与子宫壁第一次接触引起的。

担心流产或者怀疑是宫外孕时，就应做妊娠血液检测。在这两种情况下，HCG在血液内的水平通常不但不会像正常受孕那样快速上升，甚至有些下降，这种现象表明怀孕失败。

内诊检查

受孕4~6周后，如果必要的话，医生将为孕妇做内诊检查，以确定是否怀孕。内诊检查可以观察到怀孕的迹象，如子宫变软，子宫颈充血水肿；阴道壁增厚，分泌物增多；子宫增大得很快。到怀孕第8周时，子宫像一个小橘子那么大了，据此医生就可以确定受孕的时间了。但实际上，如果自己知

道怀孕日期，检查结果是阳性，医生就没有必要再做内诊检查了。

怎样使用怀孕测试盒

自己可以在第一次月经没来的那天或更向前的日子使用怀孕测试盒。市场上有好几种不同的家用怀孕测试盒，所以在使用之前，要仔细阅读说明书。

最好检测清晨醒后的第一次尿液，因为尿液浓缩，即使微量的HCG也可以检测出来。以后的尿液会因喝水及饮食而被稀释，由于怀孕较早期的激素的含量非常低，所以这种家用测试盒就很难检查出来。

有的测试要求将测试条插入尿液中（见图1）；有的测试要求将尿液倒入一个干净的容器内，然后用试剂盒附带的滴管取几滴尿液，滴入试剂盒椭圆形的窗口上（见图2）。

通常试验结果在几分钟内就会出来，即观察测试条窗口内的彩色标志线。此外，还有一条标志线能提醒操作是否正确。如果测试结果是阴性，而自己仍感觉可能怀孕了，可隔5~7天再重复做一次检测。也有可能由于刚刚受孕，还无法检测出来，或者怀孕的时间比自己估计的要晚一些。如果月经不规律的话，最有可能出现这些情况。

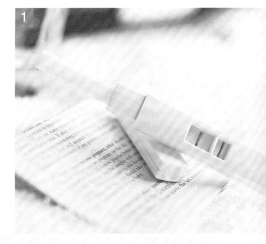

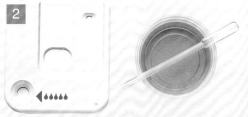

怎样推算预产期

一旦确定怀孕，孕妇最想知道的事情就是宝宝何时降生。根据内格利预算法则（见下表），从最后一次月经（LMP）的第一天起开始推算，怀孕期为40周。

如果月经周期是有规律的28天，并且知道最后一次月经的第一天，那就可以通过内格利法则算出孩子的出生日期。推算方法是从最后一次月经的第一天开始算起，月份加上9个月，再加上7天也就是280天。同样的方法，如果月经周期是26天，从最后一次月经的第一天开始算起，月份加上9个月，再加5天也就是278天。如果月经周期是32天，月份加上9个月再加11天，即284天，以此类推。

或者根据下表估算出预产期（EDD）。看表的方法如下：首先按黑体号码找出自己最后一次月经的第一天，然后再找出在这个号码正下方的那个号码，这就是预产期。假如说最后一次月经的第一天是4月12号，预产期将是明年的1月17日。然而这仅仅是一个简易图表，只有5%的孩子在推算的预产期那一天出生。

估算孕育期

公元1800年，一个叫内格利的德国产科医生测定出了孕育期持续的时间，阴历为10个月，阳历为9个月，即280天。现在推算孕育期均根据内格利法则。即从女性最后一次月经（LMP）的第一天开始算起，但是受精往往发生于2周之后，所以孕育期实际上是38周或266天，而不是40周。因此用内格利方法计算，怀孕的第4周实际上是受孕的第2周。

1月	1	2	3	4	5	6	7	8	9	10	11	12	13	14	15	16	17	18	19	20	21	22	23	24	25	26	27	28	29	30	31
10月/11月	8	9	10	11	12	13	14	15	16	17	18	19	20	21	22	23	24	25	26	27	28	29	30	31	1	2	3	4	5	6	7
2月	1	2	3	4	5	6	7	8	9	10	11	12	13	14	15	16	17	18	19	20	21	22	23	24	25	26	27	28			
11月/12月	8	9	10	11	12	13	14	15	16	17	18	19	20	21	22	23	24	25	26	27	28	29	30	1	2	3	4	5			
3月	1	2	3	4	5	6	7	8	9	10	11	12	13	14	15	16	17	18	19	20	21	22	23	24	25	26	27	28	29	30	31
12月/1月	6	7	8	9	10	11	12	13	14	15	16	17	18	19	20	21	22	23	24	25	26	27	28	29	30	31	1	2	3	4	5
4月	1	2	3	4	5	6	7	8	9	10	11	12	13	14	15	16	17	18	19	20	21	22	23	24	25	26	27	28	29	30	
1月/2月	6	7	8	9	10	11	12	13	14	15	16	17	18	19	20	21	22	23	24	25	26	27	28	29	30	31	1	2	3	4	
5月	1	2	3	4	5	6	7	8	9	10	11	12	13	14	15	16	17	18	19	20	21	22	23	24	25	26	27	28	29	30	31
2月/3月	5	6	7	8	9	10	11	12	13	14	15	16	17	18	19	20	21	22	23	24	25	26	27	28	1	2	3	4	5	6	7
6月	1	2	3	4	5	6	7	8	9	10	11	12	13	14	15	16	17	18	19	20	21	22	23	24	25	26	27	28	29	30	
3月/4月	8	9	10	11	12	13	14	15	16	17	18	19	20	21	22	23	24	25	26	27	28	29	30	31	1	2	3	4	5		
7月	1	2	3	4	5	6	7	8	9	10	11	12	13	14	15	16	17	18	19	20	21	22	23	24	25	26	27	28	29	30	31
4月/5月	7	8	9	10	11	12	13	14	15	16	17	18	19	20	21	22	23	24	25	26	27	28	29	30	1	2	3	4	5	6	
8月	1	2	3	4	5	6	7	8	9	10	11	12	13	14	15	16	17	18	19	20	21	22	23	24	25	26	27	28	29	30	31
5月/6月	8	9	10	11	12	13	14	15	16	17	18	19	20	21	22	23	24	25	26	27	28	29	30	31	1	2	3	4	5	6	
9月	1	2	3	4	5	6	7	8	9	10	11	12	13	14	15	16	17	18	19	20	21	22	23	24	25	26	27	28	29	30	
6月/7月	8	9	10	11	12	13	14	15	16	17	18	19	20	21	22	23	24	25	26	27	28	29	30	1	2	3	4	5	6	7	
10月	1	2	3	4	5	6	7	8	9	10	11	12	13	14	15	16	17	18	19	20	21	22	23	24	25	26	27	28	29	30	31
7月/8月	8	9	10	11	12	13	14	15	16	17	18	19	20	21	22	23	24	25	26	27	28	29	30	31	1	2	3	4	5	6	7
11月	1	2	3	4	5	6	7	8	9	10	11	12	13	14	15	16	17	18	19	20	21	22	23	24	25	26	27	28	29	30	
8月/9月	8	9	10	11	12	13	14	15	16	17	18	19	20	21	22	23	24	25	26	27	28	29	30	31	1	2	3	4	5	6	
12月	1	2	3	4	5	6	7	8	9	10	11	12	13	14	15	16	17	18	19	20	21	22	23	24	25	26	27	28	29	30	31
9月/10月	7	8	9	10	11	12	13	14	15	16	17	18	19	20	21	22	23	24	25	26	27	28	29	30	31	1	2	3	4	5	6

报喜

当发现自己已怀孕这个好消息后，可能激动得想告诉在大街上所碰到的每一个人。但是，请冷静下来。应该尽快告诉自己的丈夫和保健医生，其他的人可以晚一点告诉他们，因为要确定妊娠进展是否顺利。

保健医生

如果是用家用怀孕测试盒发现已经怀孕，首先要做的就是到当地医院做第一次产前检查（通常在怀孕的第8~10周）。这一点非常重要，因为医生要顾及孕妇的安全，就可能影响孕妇目前或将来所患疾病的治疗。如果孕妇需要的话，医生将给孕妇提出产前保健的建议，并帮孕妇推荐助产士。

助产士将会评估孕妇需要何种类型的产前保健，安排孕妇做第一次超声扫描，同时告知孕妇所需要的全部信息，以便孕妇做出明智的选择（详见78页）。

朋友和家人

什么时候向家人和朋友报喜由自己决定。可能先告诉最亲近的人，比如说自己的丈夫、比较近的亲戚和要好的朋友。而后这些人一传十、十传百，就这样传开了。或者可以再等上3个月，过了流产危险期以后再将怀孕的消息告诉大家——有过流产经验的女人通常选择这样做。

老板和同事

如何把怀孕的消息告诉周围的人，这个问题有时会引起准妈妈的担心。等准备好怎样说的时候自己就放松多了。在把这个消息告诉老板之前，要先搞清楚有关保护孕妇的一些法律和公司的规定。什么时候告诉老板和同事这个消息可是个大问题，这取决于众多因素。如果自己的体重正在增加，并且遭受早孕反应和疲劳的折磨，那么在同事做出猜测之前，就应该马上告诉他们。如果正在被考察，这时可以等到知道自己晋升到了什么职位或工资提高了多少之后再告诉他们也不迟。

要仔细考虑怎样告诉同事自己怀孕的消息。尽管大多数人会表示祝贺，但是请产假会引起许多拿不准的事，例如，是否还会复职？什么时候回来?在这期间谁来代替等等。

如果工作环境可能对腹中的胎儿有损害，例如接触化学试剂、在高温或低温的环境中工作，最好尽快告诉老板，看看能不能调换一下工作岗位来保证胎儿更安全。要想了解更多的有关工作场所对宝宝健康影响的知识详见71页。

Tips: **3 个 时 期**

9个月多一点的怀孕期可以分为早、中、晚3个时期，这是标志母亲和胎儿发育过程的3个主要里程碑。这3个时期的时间长短稍有不同。早期是怀孕后的前13周，在这期间胎儿的主要系统和器官形成了；中期从第14周开始，此时是孕妇和胎儿的转折点，这时早孕反应症状开始减轻，并可以看出是孕妇了，胎儿完全成形并开始长大；晚期从第28周算起，这是最后的时期,在这个时期孕妇的身体为分娩做准备，胎儿的体重和身长也在继续增加。

怀孕早期

怀孕后的身体变化

第1周	第2周	第3周	第4周

尽管在怀孕后的前13周孕妇的体重不会增加很多，体形也显露不出已怀孕，但孕妇的体内已经发生了重大的变化。在情感上，开始调整自己，使自己意识到已经怀孕，开始适应不可思议的口味变化。在这期间，体重将增加0.9~1.8千克，其中胎儿的重量仅有0.02千克。

医生根据最后一次月经的第一天来确定怀孕期，在产前记录上记为LMP。怀孕期通常持续280天，即40周。

在卵巢中开始孕育一个成熟的卵子，卵子被释放，进入输卵管，这个过程叫做排卵。排卵的时间通常在下次月经到来之前的第12~16天。

请注意，此时阴道分泌物增多，无色透明。在排卵时，某些妇女甚至会感到轻微的疼痛。

如果孕妇还没有开始补充叶酸，要尽早服用，并在孕早期坚持服用。此外，在整个孕期和哺乳期，建议每天服用10微克维生素D。

妊娠开始。卵子与精子结合，形成一个独特的细胞，这个细胞将发育成可爱的宝宝。

子宫开始增大、变软，子宫颈充血水肿。

当受精卵植入子宫内膜时可能有意外的流血。

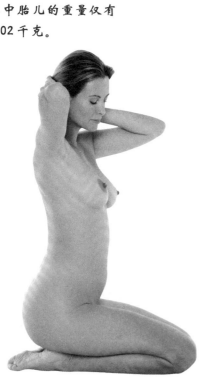

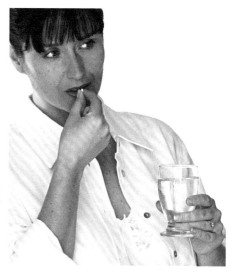

第1~4周

- 孕妇看起来没有什么变化，但是胎儿开始发育，他的脑和脊髓开始形成。
- 有些妇女在下次月经没来之前就"感觉"到怀孕了。

如果月经没按时来,可以用购买的怀孕测试盒测试,以便证实是否怀孕了。

一旦证实怀孕了,要尽快到医院预约产前检查。如果孕妇不清楚自己怀孕多长时间了,可通过第一次超声扫描来加以确定。

从现在开始,孕妇要戒掉一切不利于胎儿健康的嗜好;要吃健康食品,不要吸烟和饮酒。

由于激素刺激乳腺,会感到乳房胀痛,乳头突出会更明显。乳晕,也就是乳头周围的那一圈棕色皮肤,颜色加深。由于乳房的血液供应增加,透过皮肤可以看到青蓝色的静脉。

开始出现恶心呕吐,即"早孕反应",并感到很疲劳。

心率徒然增快,新陈代谢率增高了25%。

第一次产前检查时间应定在从现在起到怀孕的第10周之间(详见79页)。除了做各项检查之外,到怀孕的第11~13周,还要做测定胎龄的超声波扫描,以确定预产期,并检查胎儿的健康状况。

自从怀孕以后子宫已增大了两倍。

尽管从身体外观上还看不出怀孕的迹象,但是自己已感觉到腰带越来越紧了。

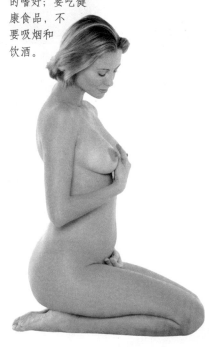

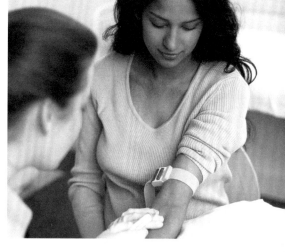

第一次产前检查包括血常规检查,例如血细胞计数和Rh血型(详见82页)。

第5~9周

● 从月经没按时来的第一天起,通过家用怀孕测试盒就可以准确地检测出是否怀孕了。如果孕妇随后出现流血症状,还要做进一步早孕检查。

● 怀孕的早期征兆除了停经以外,还包括感到疲劳、嗅觉和味觉的改变、乳房胀痛。

● 对以前喜爱的食物现在一点胃口也没有的现象是很常见的。

● 情绪不稳也是常见的现象,此时感情敏感而脆弱。

第10周	第11周	第12周	第13周

孕妇因为一点小事就会烦躁，这是由于激素水平变化而引起的。这种情绪可因对怀孕和当母亲的焦虑而加重。

在本周（或随后2周之内）要做第一次超声波扫描，做唐氏综合征的筛查，5天之内就可拿到结果，同时可查出是否怀有双胞胎。

在这期间，体重增加1千克是正常的。有些妇女在孕早期因呕吐体重反而减轻。

医生会为孕妇做胎儿项部半透明区超声波扫描，检测唐氏综合征（详见233页）。

如果以前早上感觉恶心、呕吐，现在症状开始减轻。

本周胎儿的重要器官和结构的完全发育，标志着第一时期的结束。

流产的可能性降低了大约65%。

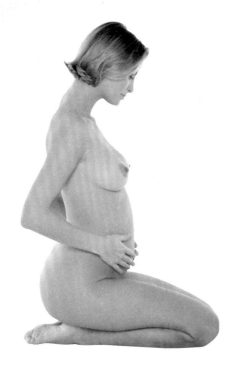

大约在11周可进行绒毛膜绒毛标本（CVS）检查,这是一种检验染色体异常的方法。

第10～13周

● 尿意感到更频繁。

● 血压的变化常使孕妇感到软弱无力或头晕，尤其当体位变动时，例如在椅子上突然站起来的时候。

● 乳房上的血管很容易看到，在乳头周围会出现乳晕小结。

● 激素水平的变化可导致情绪波动、易发火。

怀孕中期

怀孕后的身体变化

第14周	第15周	第16周	第17周

这个时期，那些不舒服的早孕反应开始消失，并且会感到相当舒服。现在可以看出是个孕妇了。这期间体重将增加5.4千克，其中胎儿的重量是0.9千克。

由于孕激素水平的升高，使小肠的平滑肌运动减慢，使孕妇遭受便秘的痛苦。同时，扩大的子宫也压迫肠道，影响其正常功能。解决便秘的最好方法就是多喝水、多吃含纤维素丰富的水果和蔬菜。

使用多普勒胎儿心音检测仪可以听到胎儿心脏跳动的声音；在下一次产前检查时，可以向医生提出要求，倾听一下胎心。

现在会发现自己的裤子变紧了，这时就应该考虑穿孕妇装了。至于穿什么样的孕妇装可详见127页。

在本周应进行一次产前检查。这时助产士会让孕妇用一个带手柄的超声波传声器来听听胎儿的心跳，并可能要做一次血液检查，以判定胎儿有无唐氏综合征。

可以感受到胎动，即宝宝最初的运动。

尿频现象将消失。

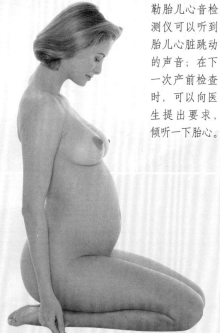

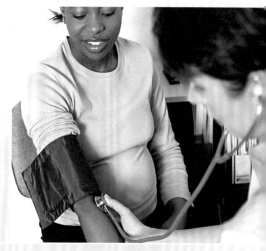

在每一次产前检查时都要测血压，第20周之后，如果血压高则预示先兆子痫（详见245页）。

第14~17周

● 胎盘此时完全形成，开始承担分泌激素的工作。

● 现在，通常早孕反应完全消失，能感觉到又像怀孕前一样舒服了。

● 激素水平的变化可能影响皮肤和头发的质感。

● 孕妇可能对某一种食物特别偏爱。

19

在这一时期，孕妇精力逐渐恢复，性欲增强。在怀孕期间，动作温柔的做爱是相当安全的，如果有什么顾虑，可以向医生咨询。

在第19周或第20周，应加做一次超声波扫描，检查胎儿的发育情况。

新陈代谢加快，血流量明显增加。

大量的雌激素使少数妇女的脸上出现黄褐斑和黑斑。

本周做一次产前检查。

如果是第一次怀孕，在20~24周将会感觉到胎动。

由于体重增加，比平时更易出汗。

乳房开始分泌初乳，这是婴儿的食物。乳晕小结（在乳晕四周的小结节）开始分泌，使乳头保持湿润，保护哺乳时的乳头。

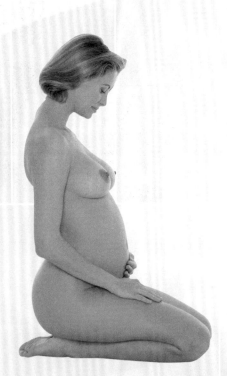

在18~20周时要做一次超声波检查，观察胎儿的身体构造和发育情况。

第 18~22 周

● 有色素沉着区的皮肤发生变化，乳晕、胎记、雀斑等处颜色加深。

● 随着脱发周期的停止，头发变得浓密起来，一直持续到分娩以后。

● 盆腔血流量的增加及乳房更加敏感，使性欲增强，且更易达到高潮。

● 在肚脐下方应该能触摸到子宫的顶部。

第 23 周	第 24 周	第 25 周	第 26 周	第 27 周

由于腹部的隆起，影响了消化系统，某些孕妇可引起消化不良和胃有灼热感。

少吃多餐比一天吃两、三顿饭要好些，可减轻胃灼热感。饭后轻松散步将有助于消化。

可在本周做一次产前检查。

如果还没有开展骨盆运动（详见114页），现在就开始做，以加强骨盆肌肉的紧张力。

开始构思和书写分娩计划（详见176页）。

产前检查时，医生将检查孕妇子宫的大小、测量血压和化验尿液中的蛋白。

随着腹部的增大和沉重，会感到背痛、骨盆受压以及小腿痉挛，还会出现气短。注意身体的姿势，加上足够的休息，将有助于缓解这些症状。

从现在到第28周，孕妇要检测血糖和尿糖，筛查糖尿病，同时化验血液，排除贫血。

如果打算休产假，就要写书面申请书呈递给上司。

要了解清楚在怀孕期间孕妇可以享受哪些权利。

本周为第二时期末，腹部明显隆起，无论以前是否怀过孕，腹部隆起的程度与孕妇的身高、体重、体格及包围胎儿的羊水量有关。

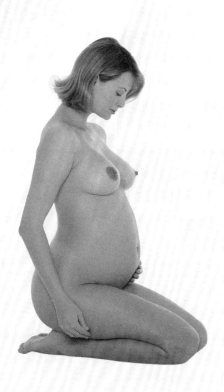

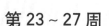
现在要决定参加分娩知识学习班的事，这将使孕妇有机会见到医生和一些将要当妈妈的人。

第 23 ～ 27 周

● 随着激素的活性趋于平稳，孕妇会感到心情比较放松和愉快。

● 盆底肌紧张，可导致压力性尿失禁（当大笑或咳嗽时会出现尿失禁）。

● 胸部和臀部开始堆积脂肪，怀孕前的衣服不再合体。

● 心脏和肾超负荷工作，以保证充足的血液供应和排出多余的水分。

21

怀孕晚期

怀孕后的身体变化

第 28 周	第 29 周	第 30 周	第 31 周

在怀孕的最后 3 个月，孕妇从心理上和生理上都会进入一个兴奋而吃力的时期。在最后 3 个月，有些孕妇觉得自己很伟大，有一些则感到精疲力竭。临近分娩的焦虑感也很常见。在最后 3 个月，孕妇的体重一般可增加 4.5～5.4 千克，其中胎儿的体重是 3～3.6 千克。

本周的产前检查内容包括测量血压、化验尿液，以及测量子宫的大小和位置。

如果孕妇的血型为 RH 阴性，则需注射抗 D 抗体进行治疗。

从现在到怀孕的第 38 周，孕妇将注射百日咳菌苗。

此时通常在腹部和乳房出现妊娠纹。

有时负责把腿部血液输回心脏的静脉因压力大而发生静脉曲张。

子宫增长大约 4 厘米，子宫底部上升至胸廓，使胸廓下部的肋骨向外扩张，感到有些不舒服。

产前检查可确定分娩方式和计划。

宝宝不断增加的体重和孕妇身体重心的改变会增加背部肌肉紧张。

本周的产前检查内容包括测量血压、化验尿液，以及测量子宫的大小。

医生将与孕妇讨论筛查的结果。

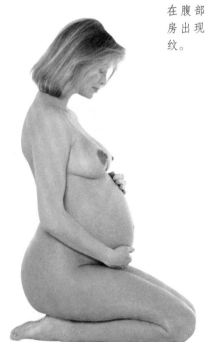

如果想制订一份分娩计划，现在就开始动手写出来，包括想采取的分娩方式和减轻疼痛的方法。

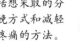

第 28～31 周

● 肚脐可能会被牵拉延长，向外突出，但分娩后会恢复原状。

● 怀孕后期会感到双腿沉重而疲倦，所以此时需要经常休息。

● 由于走动更加费力，常感到憋气。因为要同时为宝宝呼吸，所以必须每次多吸进 20% 的氧气，并呼出更多的二氧化碳。

第 32 周	第 33 周	第 34 周	第 35 周	第 36 周
随着孕期的发展，孕妇的体重继续增加，而且增加的速度比孕期的任何时候都快得多。子宫的顶端已上升到最高点，到达肚脐以上12厘米处。 可能会发现自己变得非常健忘。随着分娩的临近，越来越关注的是即将出生的宝宝。	如果这是第一个宝宝，他可能转为头朝下的姿势，为出生做好准备。 一旦宝宝的头朝下了，孕妇的呼吸会容易些，消化不良的症状也会得到改善。 可能注意到手上的戒指紧了，或者手脚肿胀。这是因为体液淤积造成的，但如果紧身的衣服限制了血液流动，情况会变得更糟。	本周的产前检查内容包括测量血压、化验尿液，以及测量子宫的大小。医生将查看所有的检查结果，并提出分娩建议。	孕期松弛激素及宝宝的体重可引起骨盆关节扩张，为分娩做好准备，但是也会引起不适和疼痛。 本周可做B型链球菌抗体检测（详见355页）。	从现在直到分娩为止，最好每周做一次产前检查。本周的产前检查内容包括测量血压、化验尿液，以及测量子宫的大小和胎位。医生根据检查结果告诉孕妇如何照料新生儿和自身的健康。

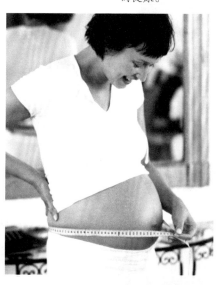

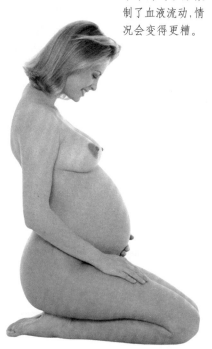

体重增加的速度比孕期的任何时候都快得多，孕妇可能对自己腹部长得那么大而感到惊讶。

第 32 ~ 36 周

● 胎盘大约在第34周完全成熟并开始老化。

● 体内的血量在妊娠的早期和中期增加了50%，从第34周后直到分娩血量保持恒定。

● 由于宝宝顺子宫向下移动的缘故，所以在这个阶段常见的症状是盆部有刺痛或压迫的感觉。

● 乳头增大，乳房也变得更加丰满。

第37周	第38周	第39周	第40周	第41~42周
从现在起，很可能会经历"演练性收缩"，也叫布拉克斯顿·希克斯收缩，这时子宫收缩变硬，持续大约30秒钟后再松弛下来。这种收缩感觉不到疼痛。 孕期睡梦增多，而且梦境都非常生动。	本周的产前检查内容包括测量血压和化验尿液，以及测量子宫的位置，并和医生讨论以前的检查结果。 在怀孕晚期，分娩来临的焦虑、睡眠不足产生的疲劳和结束怀孕的渴望等多种情绪混杂到一起，使一些孕妇陷入抑郁。如果有这种感觉，要将感受告诉医生，尽量暂时停止工作。	由于子宫占据了骨盆和腹部的大部分空间，孕妇会感到非常不舒服。 产前检查时探讨所有疑虑。	如果本周没有分娩（仅有5%的宝宝在预产期准时出生），仍要进行产前检查，包括测量血压、化验尿液，以及测量子宫底的位置。	继续进行两周的常规检查。在第41周，可做羊膜囊推举法。在第42周可考虑引产。

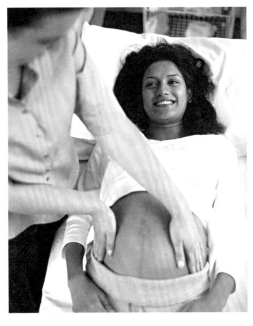

胎儿通常会在第33~36周时到达分娩时的位置。在每次产前检查时，保健医生都会检查宝宝的胎位。

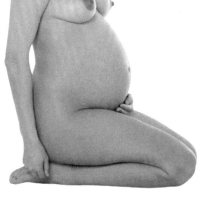

第37~40周

● 兴奋或紧张的感觉会随着预产期的来临而增加。

● 体重达到高峰，少数孕妇在分娩前一周或分娩之前体重减轻。

● 由于子宫挤压胸肋部，孕妇可能会感到不舒服。

● 由于血液循环的量比以前加大，可能看起来面色潮红。

宝宝是如何**出生的**

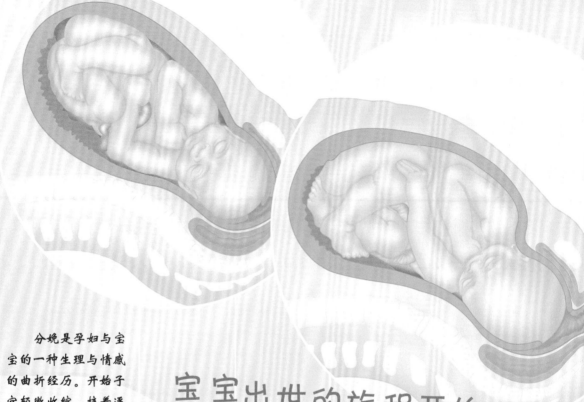

宝宝出世的旅程开始

分娩是孕妇与宝宝的一种生理与情感的曲折经历。开始子宫轻微收缩，接着逐渐增强，直到子宫颈完全开放，这个过程称子宫扩张期。当分娩的第一阶段完成后，第二阶段，即"推动"阶段开始了。宝宝蜷曲着经过大约23厘米长的产道，来到了这个世界。

分娩开始于子宫的收缩
子宫，作为女性体内最大的肌性器官，开始了有节律的收缩。随着每一次收缩，子宫被拉向上，将宝宝向下挤压进入子宫颈。其头部的压力使子宫口

逐渐变薄并张开。起初，在接近子宫颈时，宝宝的脸朝上、朝下或朝向一侧。随着分娩进程，宝宝的脸转向一侧，其头部最宽的部位位于产妇的骨盆中最宽处。

在分娩的第一阶段（第一产程）结束时
子宫颈已经从厚而封闭的出口变成了一个柔软而薄弱的开口。一旦子宫颈完全扩张，达到10厘米时，摸起来就

像是茶杯口边缘。如果宝宝头的位置适当，通常会位于正中。这时宝宝的下巴抵在胸部，头部和上身开始旋转至面向产妇的背部。

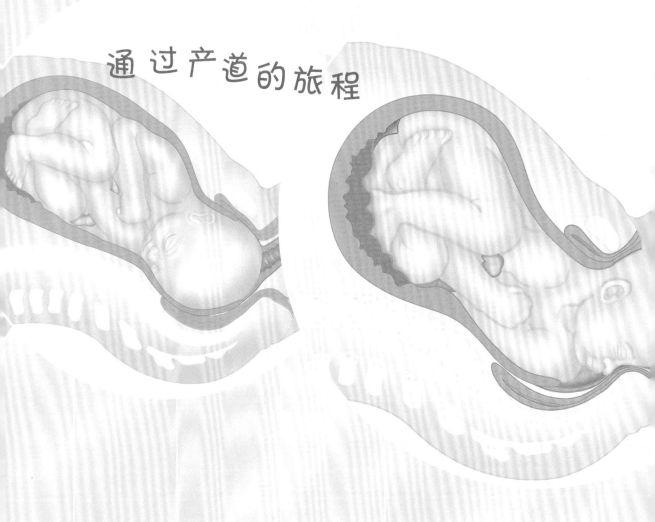

通过产道的旅程

完全扩张 子宫颈、子宫与阴道在完全扩张时共同形成了毫无缝隙的产道。宝宝现在完成了90度的旋转、面向着产妇的背部。在第二个阶段即"胎儿娩出"阶段（第二产程），剧烈的推力代替了子宫波浪似的收缩。宝宝非常主动地帮助自己出生：他用脚推动自己离开子官壁，然后在子宫颈与阴道中蜿蜒行进。

当宝宝在向下通过阴道时 在耻骨下方，宝宝穿过了盆底肌间的空隙。这个旅程实际上是子宫对胎儿的一种紧紧的挤压，由于宝宝的颅骨非常柔软，颅缝可以交错，所以头围可缩小1厘米。另外，宝宝还会低下头和下巴，以便通过骨盆出口最狭窄的部位。一旦宝宝的头部"着冠"（可以在阴道口看到），接着子宫的几次收缩会将他的头推出产妇的身体。

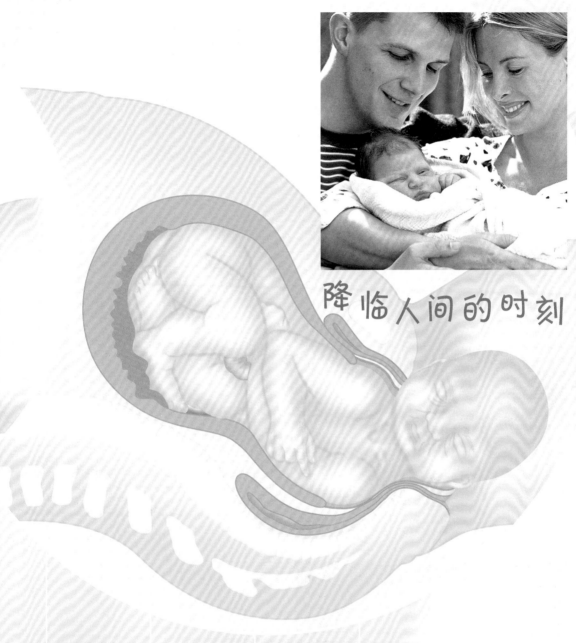

降临人间的时刻

宝宝的头出来的瞬间 开始伸直脖子,于是又一次面向产妇身体的一侧。紧接着双肩随着子宫的收缩相继娩出,他的胳膊紧紧抱在胸前。在宝宝双肩出来后,身体的其余部分很快就滑了出来——宝宝最终来到了这个世界。

宝宝周记

宝宝的大小

在怀孕早期,宝宝的发育遵循着一定的模式,通过测量长度来确定其年龄是最精确的方法。在怀孕第 7 周时即可进行测量。由于宝宝的双腿常常是弯曲的,因此从头部到臀部的测量要比从头部到脚跟的测量容易。但在怀孕后期,宝宝的大小变化非常大,用上述方法推断其年龄就不那么准确了。

未出世宝宝的发育是一个极其复杂的演变过程,其生命开始于一个受精卵,然后发育生长成为身体健全的人,并具备了在母体外面的世界生存所必需的各种功能。

怀孕通常发生在月经后的两周,但是大多数妇女并不确切地知道是何时怀孕的,医生通常从最后一次月经的第一天来推算怀孕时间,例如最后一次月经是 10 周前,即将被认为怀孕 10 周,但是宝宝只有 8 周大。下面根据怀孕周数详尽地描述宝宝的发育过程。

怀孕大约持续 40 周。37 周以前出生的胎儿属于早产儿,而 40 周以后出生的则为过期妊娠。

怀孕第 4 周
宝宝 2 周大

宝宝从头部到臀部长为 0.36 ~ 1 毫米

这是宝宝飞速发育的阶段。在第 3 周末,受精卵植入子宫内膜,并继续分化生长。就从这个精子和卵子结合的细胞开始,发育成为具有几百个细胞的胚泡(充满液体的囊泡)。现在细胞分化成为两部分,一半细胞在另一半细胞的内部。附着在子宫壁上的一半细胞成为胎盘,其外层形成了脐带、羊膜、卵黄囊和绒毛膜(在子宫内的保护性膜)。

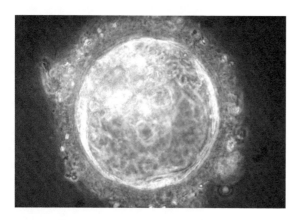

胚泡内部的那一半细胞将成为胎儿,这一部分分化为三层,称为胚层,可以生长形成身体的不同部分。内层将形成肝、胰、膀胱、甲状腺以及胃肠道的内壁;中层发育为肌肉、骨骼、软骨、血管和肾脏;而外层则发育成为脑、神经系统以及皮肤和毛发。

怀孕第 5 周
宝宝 3 周大

宝宝从头部到臀部长约 1.25 毫米

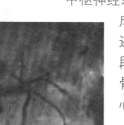

现在,这个圆形的细胞团开始伸长,头尾可辨。中枢神经系统开始发育,宝宝的脑与脊髓开始形成。在头部的两侧可辨认出眼与耳的痕迹,肝脏与肾脏开始发育,虽然骨骼在一段时间内还不会骨化(变硬),但肌肉与骨骼也开始发育。宝宝的心壁正在形成,心脏将在本周末开始跳动。

在这一阶段,宝宝的营养主要来源于卵黄囊和贮存在子宫壁的营养物质,从第 4 周起,胎盘就开始提供营养。

怀孕第 6 周
宝宝 4 周大

宝宝从头部到臀部长 2~4 毫米

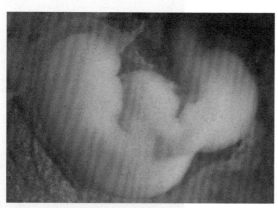

本周宝宝生长得非常迅速,虽然现在他蜷曲着背部与尾部,看起来有点儿像蝌蚪,但他已经拥有脑。尽管他的心脏像深红色的种子那样小,但却有了自主心跳。包括肾脏和肝脏在内的其他主要器官继续发育,连接脑与脊髓的神经管闭合。宝宝的头部开始成形。

原始的消化管道以及腹腔、胸腔、脊椎开始形成。最终要发育成为睾丸或卵巢的部位有一簇细胞。胳膊与腿的雏形像是身体上的小蓓蕾。宝宝现在拥有了自己的血流并开始循环流动。

怀孕第 **7** 周
宝宝 5 周大

宝宝从头部到臀部长 4 ~ 5 毫米

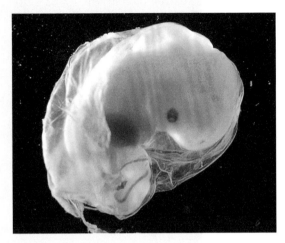

现在宝宝的尾巴基本消失,看起来有点人形了,但其头部仍然凹凸不平并向前弯曲。头部两侧的黑点将成为眼睛,两个小洞表明鼻孔开始形成,可以看到他的嘴唇、舌头和乳牙牙蕾。胳膊与腿已经变长,并且有了原始的手和脚。

宝宝在所有重要器官开始形成的这个阶段是非常脆弱的,因此需要避免接触任何有潜在危害的物质,因为它们可能会对发育产生不良影响。宝宝的心脏已经分化成了左右两个腔,每分钟大约跳动150次,是成人的 2 倍。肝、肾、肺、肠道和内部性器官的发育正在接近于完成。

怀孕第 **8** 周
宝宝 6 周大

宝宝从头部到臀部长 14 ~ 20 毫米

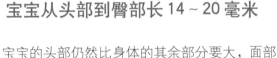

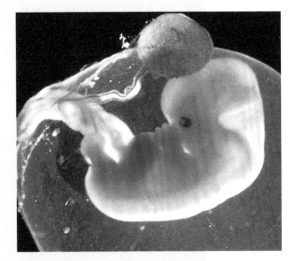

宝宝的头部仍然比身体的其余部分要大,面部特征开始发育。现在他拥有了舌头和鼻孔,甚至能看到他的鼻尖。腭开始融合并形成嘴巴。接下来的8天是眼睛和管理平衡觉及听觉的内耳发育的关键时期。

宝宝的大部分内脏器官,如心、脑、肝、肺和肾的发育已经初具规模。肠道在脐带处开始形成;心脏跳动开始正常,并且其泵血的功能增强;可以在他那薄如蝉翼的皮肤下面看到血管网。

在此之前,宝宝的轮廓是由软骨支撑的,现在骨细胞开始取代软骨,腿和胳膊的骨头开始硬化、变长,关节开始形成。虽然孕妇还没有什么感觉,但宝宝已开始四处移动。

怀孕第 **9** 周
宝宝 **7** 周大

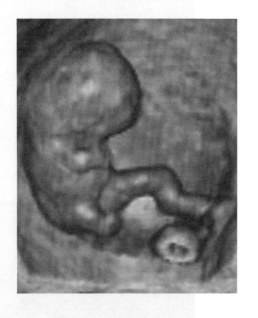

宝宝从头部到臀部长 22～30 毫米

现在的宝宝看起来初具人形。三维超声扫描清楚地显示出向前弯曲到胸部的头和正在发育中的四肢。手、脚和四肢生长得非常迅速。手指和脚趾基本发育完毕，手指的触摸垫形成。眼皮几乎覆盖了双眼，鼻子已成形。

随后的几天，宝宝的膈开始发育，膈是使他在生后能够呼吸的肌肉。肠道开始从脐带这个最初形成的部位迁移进入体内，随着身体逐渐变大，腹腔空间也越来越大。

怀孕第 **10** 周
宝宝 **8** 周大

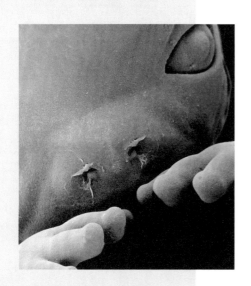

宝宝从头部到臀部长 31～42 毫米，重约 5 克

本周宝宝从胚胎变成了胎儿——"可爱的小东西"。脑的发育非常迅速，他的头与身体相比，仍然明显过大。眼睛和鼻子清晰可见。20 个微小的牙蕾正在牙龈中形成。

宝宝的手腕和脚踝已经形成，能分辨出上面的手指与脚趾。大部分关节也形成了。生殖器官已经开始形成，但仍不能分辨出性别。

宝宝的神经系统开始有反应了，许多内脏器官开始发挥作用。肺开始发育，胃和肠道正在腹部发育。肾脏迁移到了上腹部，同时心脏也发育完全。

怀孕第 **11** 周
宝宝 **9** 周大

宝宝从头部到臀部长 44 ~ 60 毫米，重约 8 克

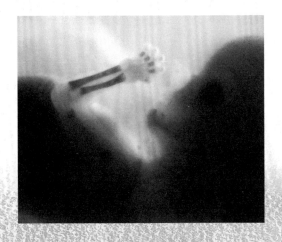

宝宝已经度过了发育的关键期，从现在起，他患各种先天性畸形或受感染和某些药物影响的风险将减少。

在本周末，宝宝的身长增加了一倍，其中头部大约占了一半。在融合的眼皮下，虹膜开始发育，虹膜以后可保护眼睛免受过多光线的伤害。然而，他的耳朵还没有完全发育。虽然现在仍为怀孕早期，但宝宝却能够打哈欠、吸吮和吞咽了。

宝宝的主要器官——肝、肾、肠道、脑和肺已完全形成并开始工作，这些器官在以后的时间里需要继续生长。指甲和绒毛状的毛发开始出现。心脏开始向所有内部器官供血，并通过脐带与胎盘进行血液交换。

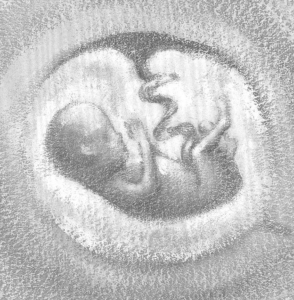

在第 12 周，宝宝完全成形。他的脸比较圆，看起来越来越像婴儿了。

32

怀孕第 **12** 周
宝宝 **10** 周大

宝宝从头部到臀部长约 61 毫米，重 8～14 克

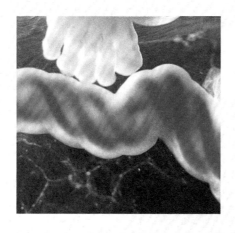

宝宝从头到脚更像人的模样了，但他的器官尤其是脑仍在继续发育。手指与脚趾已经分开，毛发和指甲正在生长。骨头仍在继续硬化。生殖器官开始呈现出性别特征。声带正在形成，位于脑底部的垂体开始产生激素。

在这一阶段，宝宝能做许多令人惊奇的动作，如移动胳膊、手指和脚趾，微笑、皱眉和吸吮拇指。

消化系统现在已经能够吸收葡萄糖（糖分）了。尽管如此，脐带仍担负着连通胎盘与宝宝之间的血液循环，为胎儿提供营养并清除其快速生长所产生的废物。

怀孕第 **13** 周
宝宝 **11** 周大

宝宝从头部到臀部长 65～78 毫米，重 13～20 克

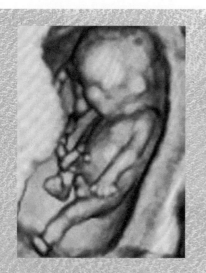

尽管从三维超声扫描来看宝宝已经完全成形，但仍然不能在子宫外生存，因为他的内部器官，特别是肺，还没有充分发育成熟。肠道已经进一步移到了体内，同时肝脏开始分泌胆汁，胰腺开始产生胰岛素。外部的生殖器官继续生长。

宝宝的脖子完全成形，并能支撑头部运动。眼睛正转向头的正面，耳朵向正常位置迁移。研究表明，现在宝宝已开始感受到声音了。尽管大约要到第 24 周时耳朵才能完全发育，但宝宝能通过皮肤的震动感受器来"听"声音。

怀孕第**14**周
宝宝**12**周大

宝宝从头部到臀部长80～93毫米，重约25克

本周标志着第二时期的开始。随着内部器官的成熟，宝宝的生长速度加快。现在胎盘开始分泌激素，同时是向胎儿提供必需养料与氧气的后勤系统。

宝宝现在很少激烈运动，他能弯曲、伸展并移动手指、手掌、手腕、双腿、双膝和脚趾。神经系统开始发挥功能。眼皮、手指甲和脚趾甲继续发育，头上则长出了零星的头发。

现在宝宝开始练习吸气和呼气运动，以便为子宫外的生活做准备。在充满水的胎盘里，宝宝不必呼吸，仅通过脐带和胎盘获得氧气。

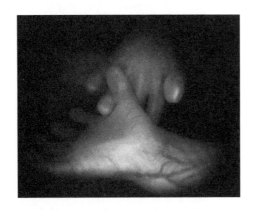

怀孕第**15**周
宝宝**13**周大

宝宝从头部到臀部长104～114毫米，重约50克

透过极薄的皮肤可清楚地看见宝宝的肋骨、血管和位于头部像小黑点一样的视网膜，现在胎毛开始覆盖他的皮肤，极细的胎毛辅助调节体温。胎毛依照皮肤的纹理分布，像是遍布全身的指纹一样。他开始长出眉毛，头发继续生长，但这些毛发在出生后会改变颜色和质地。

宝宝的听觉器官仍在发育中。中耳内非常小的听骨也开始变硬，但由于脑的听觉中枢还没有发育，因此他还不懂所听到的声音的含意。羊水担当着声音传导器的功能，随着时间流逝，遨游于羊水之中的宝宝将能听到母亲的声音和心跳。

怀孕第 **16** 周
宝宝 **14** 周大

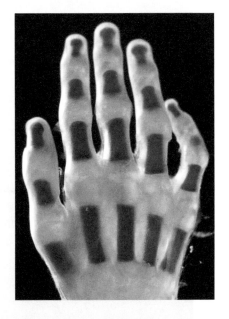

宝宝从头部到臀部长 108 ~ 116 毫米，重约 80 克

宝宝的胳膊和腿发育完成，关节也开始活动。已经形成的骨头变得越来越硬，并且有钙的沉积——这一过程称为钙化。如左图所示，硬化的骨头显示为暗红色。

宝宝的神经系统开始工作，肌肉对于来自脑的刺激有了反应，因此能够协调运动。他在个人的空间里仍旧非常活跃，常常翻身、翻筋斗、乱踢一通。由于羊水缓冲了宝宝更为激烈的运动，故只会有一点儿震动的感觉。如果这是初次妊娠的宝宝，通常再过几周孕妇才能辨别出这些运动。

现在能够通过超声扫描分辨出宝宝的性别了。通过羊膜穿刺术取出羊水标本（详见 235 页），检测在羊水中宝宝脱落的细胞和分泌的化学成分，可以获得有关宝宝健康的重要信息。

怀孕第 **17** 周
宝宝 **15** 周大

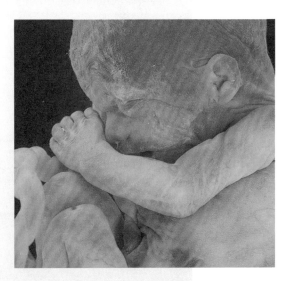

宝宝从头部到臀部长 11 ~ 12 厘米，重约 100 克

宝宝的头虽然仍较大，但看起来已经开始和身体的其他部分成比例了。他的双眼更大了，但仍紧闭着，睫毛和眼眉长得更长。这时期宝宝迅速生长，脂肪开始在宝宝的皮下集聚，可以起到保暖功能并提供能量。此时，他拥有了更多的头发、眉毛和睫毛，并有小小的手指甲和脚趾甲。他的小心脏每天可泵出 24 升的血液。

现在，宝宝能听到孕妇体外的声音了，有些声音甚至会使他跳跃。由于胎儿在练习呼吸，所以他的胸部一起一伏，肺也开始呼出羊水了。

怀孕第 **18** 周
宝宝 **16** 周大

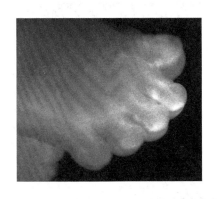

宝宝从头部到臀部长 12.5～14 厘米，重约 150 克

这时的宝宝进入了最活跃的阶段，一刻也不停地转动着、翻转着、扭动着以及拳打脚踢着，通常这一切说明其状况良好。

在宝宝迅速生长的肺里，称为肺泡的小气囊开始发育。宝宝手指尖和脚趾尖的肉垫已经形成，开始出现独特的漩涡和螺纹状指纹。眼睛移到了正确的位置。肠道开始运动，形成的胎粪积聚在肠道内。如果是个男孩，那么他的前列腺正在形成。

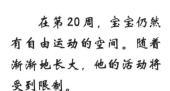

在第 20 周，宝宝仍然有自由运动的空间。随着渐渐地长大，他的活动将受到限制。

怀孕第 **19** 周
宝宝 **17** 周大

宝宝从头部到臀部长 13 ~ 15 厘米，重约 200 克

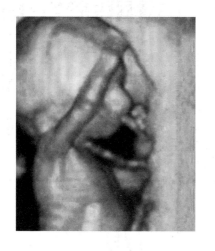

宝宝皮肤的腺体分泌出一种黏稠的、白色的油脂样物质，称为胎儿皮脂。这种物质有防水的功能，可防止皮肤在羊水中过度浸泡。

遍布宝宝体内的神经被称为髓鞘的脂肪类物质包裹起来，使神经绝缘，从而更加通畅和快速地传递使运动协调和灵巧的信息。新生儿特别是早产儿，运动协调不良的主要原因就是由于髓鞘比较缺乏。

宝宝的胃肠开始分泌胃液，以帮助吸收羊水，并将其运送至肾脏过滤后排泄回羊膜囊。

怀孕第 **20** 周
宝宝 **18** 周大

宝宝从头部到臀部长 14 ~ 16 厘米，重约 255 克

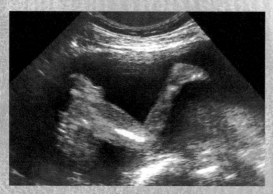

怀孕的旅程已经走了一半的路程，可宝宝仍然很小，但他却生长迅速。本周是胎儿的味觉、嗅觉、听觉、视觉和触觉等感觉器官发育的关键时期。宝宝现在能够听到并可以识别出妈妈的声音。现在，分管每种感觉的神经细胞长入脑部特定的区域。虽然神经细胞数量增加的速度减慢，但已开始形成记忆与思维功能所需要的复杂的神经联系。

如果宝宝是个女孩儿，她的卵巢里大约已经有 200 万个卵子了。但是当她出生的时候，卵子的数量仅剩下大约 100 万个。

左图所示，他能优美地伸展四肢，小小的左腿在超声显示屏上呈现蓝色，这些运动表明他的神经和肌肉系统发育良好。

怀孕第21周
宝宝19周大

宝宝从头部到臀部长约16厘米，重约300克

宝宝的消化系统更为健全，能够从他吞下的羊水中吸收水分。足月时，宝宝在24小时内能吞咽约500毫升羊水。怀孕早期，羊水由胎盘产生。大约从第4个月时，宝宝的肾脏开始发挥功能，接管了产生羊水的工作。虽然宝宝的肾脏能清除血液中的废物并过滤尿液，但羊水中的尿液并不多。大多数废物通过胎盘运输到孕妇的血液中，通过孕妇的肾脏排出体外。

宝宝用以认知世界的感觉器官天天在发育。舌头上的味蕾已经形成，脑和神经终端发育良好，使他能感受到触觉。通过超声可以看到，他在吸吮自己的拇指或在摸自己的脸蛋儿。

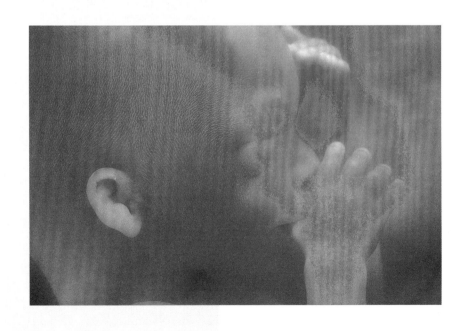

38

怀孕第 **22** 周
宝宝 **20** 周大

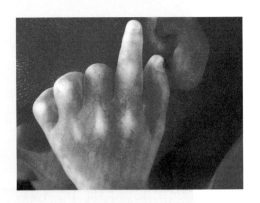

宝宝从头部到臀部长约19厘米，重约350克

宝宝现在有了汗腺，血管仍然可见，但皮肤不像以前那样透明了。他的指甲完全形成并继续生长。如果是个男孩儿，睾丸开始从骨盆向下降入阴囊内，原始精子在睾丸里已经形成。

现在宝宝的脑开始迅速生长，尤其是位于脑中心产生脑细胞的生发基质。这一结构于出生前消失，而宝宝的脑还将持续生长至5岁。

怀孕第 **23** 周
宝宝 **21** 周大

宝宝从头部到臀部长约22厘米，重约455克

宝宝的身体越来越匀称了，看起来很像一个足月的婴儿，但仍然可以看到透明皮肤下的骨骼和脏器。

由于宝宝内耳的骨头已经完全硬化，因此现在他的听觉更加敏锐。他能分辨出来自子宫外和孕妇身体内部的不同声音。让他非常惊奇，

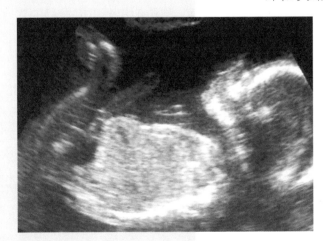

人体内有那么多的声音，胃里汩汩的流水声、怦怦的心跳声、遍布全身的血液急流声。

宝宝出生时将通过声调和节奏识别出母亲的声音，因此现在要多和他说说话。父亲也应该同未出生的宝宝多说话。研究表明，与高调的"女性"嗓音相比，宝宝更容易听到低沉的"男性"嗓音。试着轻轻拍拍孕妇肚子并说话，这可引起宝宝的踢踹，有助于完善他的神经兴奋性。

怀孕第 **24** 周
宝宝 **22** 周大

宝宝从头部到臀部长约 21 厘米，重约 540 克

如果宝宝现在就出生，成活的几率是 1/4~1/5。现在他仍然非常瘦，浑身覆盖着细细的胎毛。他的体内开始生成白细胞以对抗感染。

宝宝现在的肺发育足以使其有可能在新生儿重症监护室内存活下来，但他继续将羊水吸入正在发育的肺内，以锻炼呼吸功能。为了吸进和排出气体，形成了气体管道，宝宝的肺里血管和肺泡开始发育，肺里的血管和肺泡最终将交换氧气，并将氧气运送至全身。肺里的这些细胞开始分泌表面活性剂，可防止肺泡互相黏贴在一起。

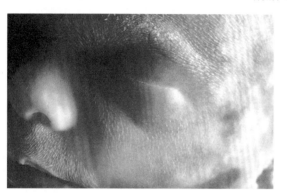

怀孕第 **25** 周
宝宝 **23** 周大

宝宝从头部到臀部长约 22 厘米，重约 700 克

现在宝宝能抱脚、握拳了。肺内的血管继续发育，鼻孔开始张开。在牙龈的高处，宝宝的恒牙牙蕾正在发育。这些恒牙（成年人的牙齿）直到宝宝大约6岁乳牙开始脱落时才会下降。同时，宝宝口腔和嘴唇区域的神经现在开始越来越敏感，为出生后寻找母亲的乳头这一基本动作做准备。

现在，宝宝最重要的生命线——脐带变得厚而有弹性，里面有一条静脉和两条动脉，外面包了一层结实的胶状物质，防止脐带缠绕和打结，以保证胎盘和宝宝之间的血流畅通无阻。

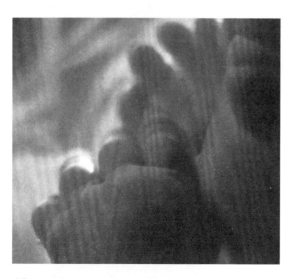

怀孕第**26**周
宝宝 24 周大

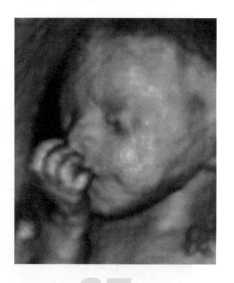

宝宝从头部到臀部长约 23 厘米，重约 910 克

宝宝的肺仍在发育成熟中。宝宝的脊柱强壮了，但仍不能支撑正在生长的身体。这时，如果把耳朵放在孕妇的腹部，就能听到宝宝的心跳。宝宝会吸气、呼气。双眼已经完全成形。当听到声音时，他的脉搏会加快；他甚至能随着音乐的节奏而移动。对胎儿脑活动的研究显示，现在宝宝能对触摸做出反应。

怀孕第**27**周
宝宝 25 周大

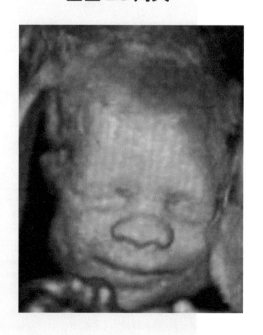

宝宝从头部到臀部长约 24 厘米，重约 1 千克

随着皮下脂肪的增多，宝宝越来越胖了。现在吸吮拇指可能是宝宝最喜欢的运动之一，这可增强面颊和下巴的肌肉，并使他安静下来。肺继续发育生长。舌头上与面颊内面长出了具有功能的味蕾，比较高级的脑功能越来越复杂。

大约这时，宝宝的眼皮开始睁开，虹膜开始形成。宝宝似乎可以觉察出光的变化。研究显示，如果将手电筒的光照在母亲的腹部，宝宝可移向或离开照射光的地方。出生后的宝宝，最初也只能分辨出亮和暗——因此许多新生儿的玩具都设计成黑白色。此时，宝宝的睫毛完全长出，并将在出生后保护脆弱的眼球免受各种有害物质的伤害。

怀孕第**28**周
宝宝 26 周大

宝宝从头部到臀部长约 25 厘米，重约 1.1 千克

宝宝正在以最快的速度生长发育。虽然他的肺能进行呼吸动作，但如果现在出生的话，他肯定会呼吸困难。现在他非常喜欢听到母亲的声音，因此要多与他说话。下周将正式进入妊娠晚期，宝宝的主要任务将是增加体重。

此时，男孩儿的睾丸开始下降进入阴囊。女孩儿的阴唇仍很小，还不能覆盖阴蒂，在怀孕最后几周，两侧的阴唇将逐渐靠拢。

在第 28 周，宝宝越来越胖，肌肉张力也越来越好。

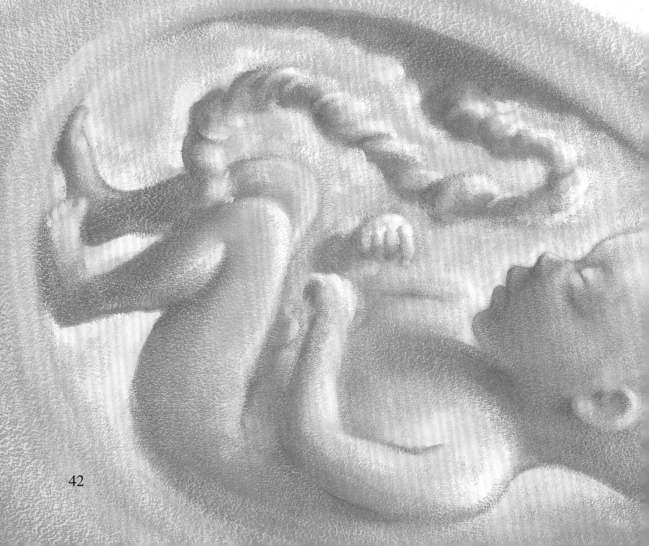

怀孕第 **29** 周
宝宝 27 周大

宝宝从头部到臀部长约 26 厘米，重约 1.25 千克

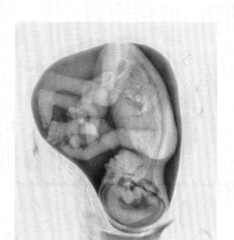

宝宝继续长胖，同时脑和内脏器官也在继续生长。磁性共振成像（MRI）扫描可以非常清楚地看到这些软组织。现在他没有像以前那样大的空间来展示自己的杂耍技术了，但仍然能想方设法地在妈妈体内又伸又踢。

宝宝的脑长得非常快，以至于向外挤压着柔软的颅骨，现在的头和身体也成比例了。脑的沟回越来越多，神经细胞之间正在建立联系，所以脑反应变快、作用增强。他的脑能控制呼吸和体温。眼睛能在眼眶里移动，同时对光线、声音、味道和气味更加敏感。他能通过子宫壁区分出日光与人造光。

怀孕第 **30** 周
宝宝 28 周大

宝宝从头部到臀部长约 27 厘米，重约 1.36 千克

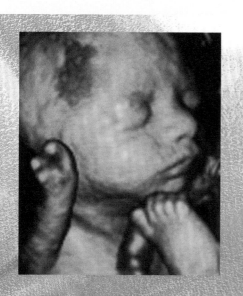

宝宝的胎毛（早期的体毛）正在消失。头上的头发变浓密了，眼皮一睁一闭的。脚趾正在生长。骨髓已经取代了肝脏的制造血液中红细胞的任务。骨骼正在变得更硬，脑、肌肉和肺继续发育成熟。

现在许多宝宝采取了头向下的姿势，这是最普遍、最容易的出生姿势。准妈妈做好准备来感受宝宝对肋下强烈的踢踹与对骨盆底部的压力。

43

怀孕第 **31** 周
宝宝 **29** 周大

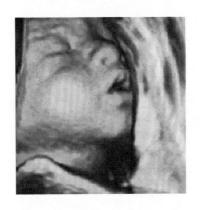

宝宝从头部到臀部长约 28 厘米，重约 1.59 千克

宝宝的生长速度全面减慢，而他的体重仍在增加。脑的发育正在进行最后的冲刺。肺将是发育成熟最晚的重要器官。

现在宝宝的眼睛开始有颜色了，但出生后6～9个月才会显出真正的颜色，这是因为眼睛里的色素需要见光才能彻底形成。通常，皮肤较暗的宝宝在出生时的眼睛是深灰色或棕色，在随后的6个月或1年里发育成棕色或黑色。大多数白种人的宝宝眼睛生下来是深蓝色，真正的颜色数周或数月都不明显。在这期间，宝宝的眼睛在为出生后的生活做准备。当有红光透过子宫时，他的瞳孔开始放大。他的眼皮常常在活跃时睁开，在睡觉时闭上。

怀孕第 **32** 周
宝宝 **30** 周大

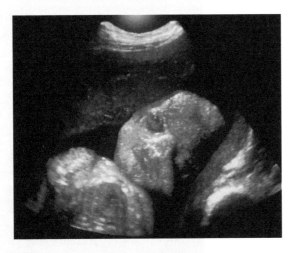

宝宝从头部到臀部长约 29 厘米，重约 1.8 千克

现在宝宝的5种感觉全部开始工作，他能炫耀一项新本领了——将头从一边转向另一边。他的内脏器官正在发育成熟，脚趾甲全长出，头发仍在生长。虽然他继续坚持练习睁眼、闭眼，但他每天有90%～95%的时间是在睡眠中度过的。

宝宝的"呼吸课程"继续促进肺的进一步发育成熟。最近的研究表明，这一重要的练习还能促进肺产生更多的表面活性剂，这种蛋白对肺的健康发育是必不可少的。

怀孕第 **33** 周
宝宝 31 周大

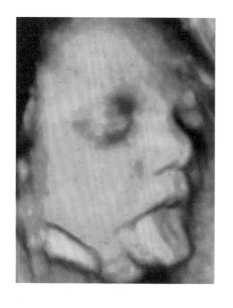

宝宝从头部到臀部长约 30 厘米，重约 2 千克

羊水量达到了最高峰，并将一直维持到分娩。本周脑迅速增长，使头围增加约 9.5 毫米。脂肪继续聚集，并使宝宝的皮肤由红色变成了粉红色。

从三维超声扫描中可以看到，现在宝宝没有多少活动空间了，因此他的运动感觉起来与其说是踢蹬不如说是摇晃。他将分享准妈妈膈下的全部空间。准妈妈可能也注意到自己的行动影响着宝宝的运动——吃了多少、何时进餐、准妈妈的姿势，以及来自外界的声音都能影响他的活动。

每天花一些时间来放松一下，并检查一下宝宝的运动。医生会告诉准妈妈应该感觉到他有多少运动，如宝宝大约一小时内有 6 次运动，但不是一天中的每一个小时。

怀孕第 **34** 周
宝宝 32 周大

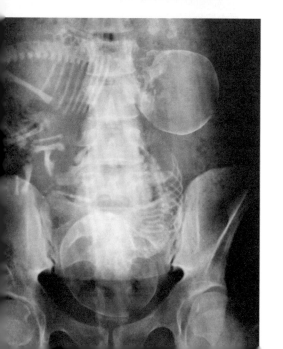

宝宝从头部到臀部长约 31 厘米，重约 2.275 千克

宝宝的免疫系统正在发育，以抵御轻微的感染。他的手指末端非常小，但指甲锋利。

宝宝现在太大了，已经不能漂浮在羊水里，但他的运动幅度较以前更大而缓慢。他可能已经停留在头向下的位置，但是有3%～4%的胎儿其臀部或腿会朝向子宫颈，即"臀先露"。医生有时会用"胎位倒转术"使胎儿恢复到正确的位置，这种方法包括用手通过腹外进行。胎位倒转术最好在医院内进行，以便母子得到密切监护。

对于双胞胎，如左图 X 线图像所示，只有一个宝宝能够保持头朝下的姿势，而另一个则可能在周围配合。

怀孕第 **35** 周
宝宝 **33** 周大

宝宝从头部到臀部长约 32 厘米，重约 2.55 千克

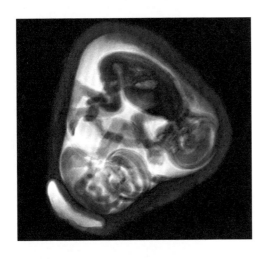

这时出生的宝宝,99%能存活下来是没有多大问题的。本周中枢神经系统正在发育成熟，消化系统基本发育完毕，肺通常也完全发育成熟，如果宝宝在这个时间早产的话，很少会发生呼吸问题。

宝宝的胳膊和腿丰满起来，已占据了子宫的大部分空间，所以很难再四处移动。对双胞胎而言，空间则更加拥挤，如 MRI 所示——粉红色的区域是共用的胎盘。

怀孕第 **36** 周
宝宝 **34** 周大

宝宝从头部到臀部长约 33 厘米，重约 2.75 千克

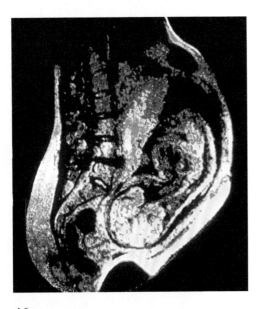

由于子宫的空间越来越小，现在孕妇肯定注意到宝宝的运动发生了变化。因为受到限制，他四处扭动的次数减少，但运动通常更有力和更明显。也许在孕妇的腹部皮下可看到宝宝部分躯体的轮廓，像肘部或脚后跟的形状。

在这个阶段，大多数胎儿会采取头向下的姿势准备出生。这张 MRI 扫描显示胎儿的头靠在子宫的下部。

怀孕第 **37** 周
宝宝 35 周大

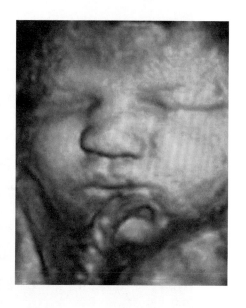

宝宝从头部到臀部长约 34 厘米，重约 2.95 千克

现在宝宝足月了，也就是说，他随时可以出生。如三维超声扫描所示，宝宝看起来像个新生儿。如果宝宝是臀部先露，医生现在可能会使用体外胎位倒转术。如果现在出现分娩征兆，推迟分娩是无意义的。研究表明，出现分娩征兆实际上是宝宝因环境拥挤而分泌一些激素引起的。

尽管在怀孕的大部分时间里，宝宝依靠母亲的保护来抵御感染，但他自己的免疫系统也渐渐地开始发育。出生后免疫系统将继续发育，母乳喂养会增强宝宝的免疫力。乳房最初产生的初乳含有丰富的营养物质和抗体。随后的母乳营养均衡，能帮助宝宝抵御感染并建立自己的免疫力。

怀孕第 **38** 周
宝宝 36 周大

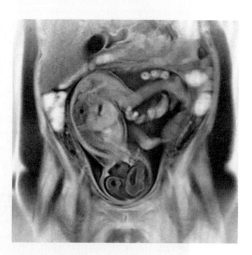

宝宝从头部到臀部长约35厘米，重约 3.1 千克

宝宝发育成熟了，现在准备随时出生。通过MRI扫描可看到他身体所有的系统都已经发育完成。宝宝的肠道里积聚的废物是一种黑绿色、黏性的物质，称为胎粪，会在出生前后排出。他的头和腹部周长基本相同。

医生可能会估计这时宝宝的大小，但这只是一个估计——不到宝宝生出来，没有人会知道他到底有多大。

现在胎盘开始老化，给宝宝提供必需品的角色正在结束，它转运营养物质的效率降低，开始出现血块和钙化斑。

怀孕第 **39** 周
宝宝 **37** 周大

宝宝从头部到臀部长约 36 厘米，重约 3.25 千克

　　宝宝准备出生的时候大部分胎毛已经褪去，他将把胎毛连同其他分泌物吞下去，并储存在肠道中。这将刺激胎儿的肠蠕动，排出称为胎粪的黑色大便。他的肺逐渐成熟，表面活性剂分泌增多。在这段时期里，孕妇可能感觉不到胎儿的活动。此时，脐带长约51厘米，与宝宝从头到脚的长度差不多。

　　由于胎儿吞食了母体内的怀孕激素，所以出生时不论男孩儿和女孩儿都可能有乳腺的发育，甚至会分泌少量的乳汁。生殖器官——女孩的阴唇和男孩的阴囊也可能增大。当宝宝不再依赖母体的血液供应时，上述副作用很快就会消失。出生时，宝宝的骨头比成人的206块要多，至少有300块。部分骨头会随着生长而融合到一起。

　　在第40周，宝宝已经完全成形，现在已做好了随时出生的准备。

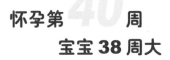

怀孕第40周
宝宝38周大

宝宝从头部到臀部长 37 ~ 38 厘米

宝宝具备了70多种不同的反射能力，准备好了开始子宫之外的生活。此时，大部分皮脂已褪去，体重的15%为脂肪，胸部挺直。分娩后，胎盘从子宫壁剥离下来，当宝宝呼吸到第一口空气时，脐带将停止工作。呼吸促使心脏和动脉的结构发生变化，从而使血液转运到肺里。

49

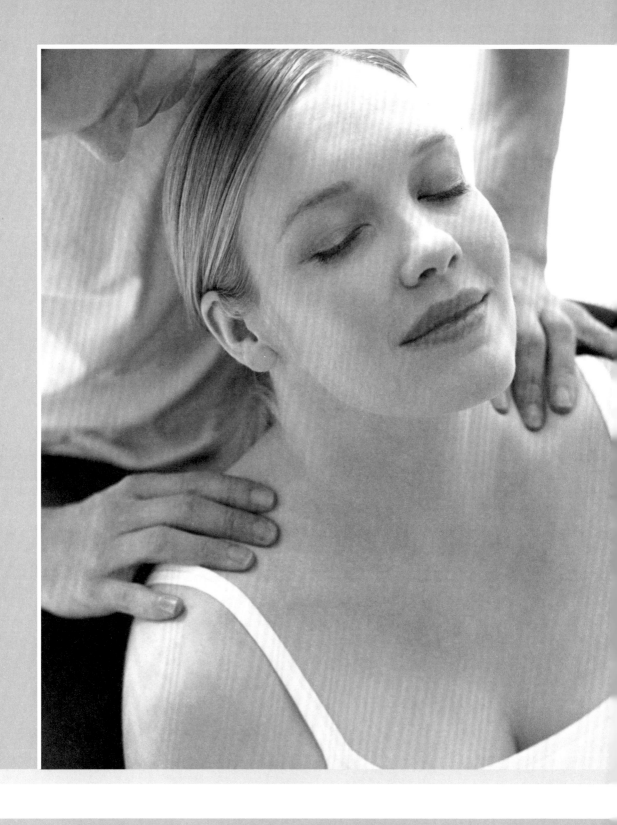

第二章

妊娠期的身体变化

在9个月的妊娠期间，孕妇的身体将发生难以置信的变化，但是忙碌的生活方式会照常进行。稍加引导和调整，孕妇就会维持以往大部分的日常活动，保健护理知识会帮助孕妇安全度过妊娠期。

身体内部的变化

从怀孕那一刻起，孕妇的身体就开始进行调整或变化，以便营养、培育体内正在生长的宝宝。然而，某些变化可以被察觉到，而另一些微妙的变化可能不会立即引起注意。

大约在应该来月经的时候开始出现早孕症状。这时孕妇会感到乳房触痛、疲劳、恶心和呕吐。在妊娠期所感受到的这些症状或其他变化可能是一种引起身体不舒服的刺激现象，在一般情况下不必担心。但无论如何不能忽视异常的不适或疼痛。

激素的变化

妊娠是大量激素发挥作用的时期，体内原有的激素明显升高，并产生特有的新的激素。

人绒毛膜促性腺激素(HCG)

这种激素是胚泡开始植入子宫后由胎盘释放的，因为是妊娠试验的测试激素，因而被称为"妊娠激素"。HCG非常重要，它通过触发其他激素活动以维持妊娠，并防止月经来潮。然而，HCG还有一些作用值得注意，特别是对引起恶心呕吐（又称早晨呕吐或早孕反应，出现于怀孕期的前3个月）起一定作用。

黄体酮

这种激素存在于非妊娠期妇女体内，但水平较低。怀孕后先由卵巢产生，然后于怀孕的第8~9周由胎盘产生。黄体酮对维持妊娠起着重要作用，包括抑制子宫强烈收缩和保证胎儿安全。孕妇在接受辅助受孕术，如试管受精（IVF）或配子输卵管内

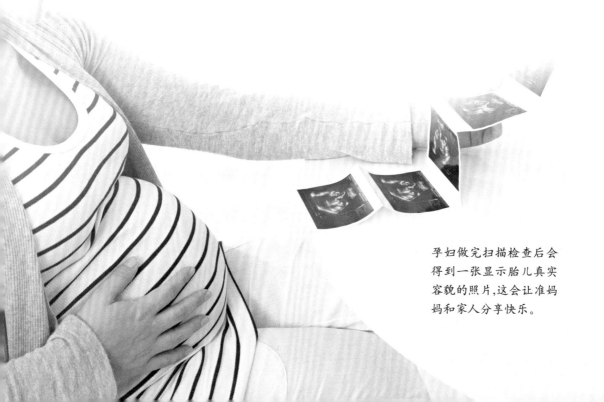

孕妇做完扫描检查后会得到一张显示胎儿真实容貌的照片，这会让准妈妈和家人分享快乐。

移植（GIFT）之后，可通过服用丸剂、使用栓剂、阴道凝胶剂或注射的方法补充黄体酮。

黄体酮能维持胎盘功能，加强孕妇盆壁以备分娩，并松弛体内的某些韧带和肌肉。但这种松弛作用会引起一些令人不适的副作用。

黄体酮使肠道肌肉运动迟缓，时常引起便秘及饭后饱胀感。黄体酮还能松弛食管与胃之间的括约肌（环形肌），从而引起烧心感。另外，黄体酮还可使静脉扩张，导致静脉曲张。

黄体酮的另一个重要作用是为乳房分泌乳汁做好准备。该激素刺激乳腺导管系统的发育，从而在进入妊娠第二期时就具备分泌乳汁的功能。因此，妊娠早期可能会感到乳房触痛。

雌激素

这是妊娠期妇女体内升高的另一种激素。雌激素在很早期就刺激子宫内膜增生，为怀孕做好准备，并增加子宫壁内的血管和腺体数量。雌激素还能增加体内的血容量，因此偶尔诱发牙龈出血或鼻出血。雌激素另一个明显的作用是使面色红润，导致人们熟知的妊娠期容光焕发。

其他重要的激素

除了HCG、黄体酮和雌激素外，还有许多其他激素在妊娠过程中发挥特殊作用。

- **人绒毛膜生长催乳激素(HCS)** 又称为人胎盘催乳素(HPL)，在雌激素调节下由胎盘大量分泌。该激素可促进乳腺发育，为哺乳做准备；还可以动员孕妇体内的脂肪能量，促进宝宝的生长发育。

- **降钙素** 能储存钙，并促进维生素D的合成。该激素通过促进钙的沉积增加骨骼的强度和稳固性。
- **甲状腺素(T4、T3)** 是宝宝中枢神经发育所必需的激素。它还会增加耗氧量，促进宝宝体内蛋白质和碳水化合物的加工。另外，与生长激素相互作用，共同调节和刺激宝宝的生长。
- **松弛素** 促使子宫颈、盆底肌、韧带和关节松弛，为分娩做准备。
- **胰岛素** 帮助宝宝储备养分，调节葡萄糖水平。如果孕妇患糖尿病，没有很好地控制血糖，宝宝就会生长过快，他自身的血糖平衡功能也会出现问题。
- **催产素** 这一激素通过正反馈环路的方式发挥作用。在分娩过程中子宫颈被拉长，刺激催产素释放，从而引起子宫进一步收缩。同样，哺乳时乳头受刺激可反射性引起催产素释放，导致乳汁反射性流出（详见289页）。
- **红细胞生成素** 由肾脏产生，能增加红细胞数量，并通过保留盐和水，增加血浆容量。
- **氢化可的松** 有助于宝宝适当利用自己体内的各种养分。

- **催乳素** 刺激乳腺生长发育，为哺乳做准备，并促进宝宝生长。

循环系统的变化

受孕后不久，孕妇体内的循环系统开始发生重要变化，其中最明显的变化之一是血容量的大量增加，到怀孕第30周时循环血量将增加50％。这为体内宝宝的生长发育、增大的子宫和胎盘的发育提供了充足的血液。

尽管血容量增加了，但有些妇女在怀孕期血细胞计数降低。这是因为血细胞计数显示的是血细胞与血浆量的比率，而血浆量的增加往往高于血细胞数的增加。这一状况被称为"稀释性贫血"。贫血也可由缺铁引起，对这种病例医生会建议服用铁制剂。

孕妇的心率也可能有一点儿加快，这完全正常，表明孕妇的身体适应了怀孕的需要。没有人知道怀孕期妇女心率加快的确切原因。一种理论认为这样能保证增加的血容量在全身循环。

血压的变化

循环系统的另一变化是血压。一些孕妇在妊娠期的前3个月血压开始下降，到妊娠中期降至最低。血压突然下降（如当快速站立时）会感到眩晕甚至昏倒。这不必担心，但是应当告知医生。

有些孕妇会出现血压升高，而且通常无症状。医生可能会在做常规检查时发现这一情况，他们将会对此密切关注。高血压是先兆子痫（又称子痫前期）的征兆之一，该综合征仅见于怀孕期，可影响孕妇和胎儿的安危（详见245页）。

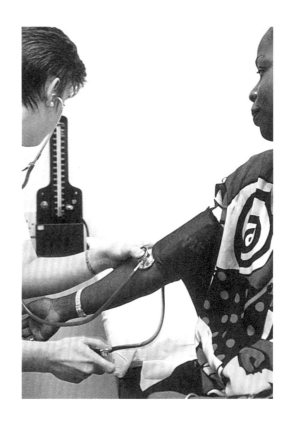

呼吸的变化

随着分娩日期的临近，孕妇会感到气短，这是因为宝宝的生长阻碍了肺部的完全扩张。有些气短是完全正常的，但是如果突然出现严重的气短或胸疼，应立即去医院。

代谢的变化

如果总是感到饥饿，特别是深夜，会令人欣慰地发现这是生理因素所致，是因为怀孕期生长中的宝宝日夜不停地从母体血液中汲取葡萄糖和其他营养物质。因此，在两餐之间或就寝时，孕妇体内的血糖水平就会降低，致使产生饥饿感。如果感觉总想吃东西，就时常吃一点儿小点心，不要间隔长时间后多吃。

身体外形的变化

大多数妇女在怀孕时都期待着自己的腹部隆起和乳房增大，但没有意识到皮肤结构会发生变化，牙齿、手和脚也会有改变。

在妊娠期，所能体验到的多数身体变化都是令人欣喜的：柔和的身体曲线，呈玫瑰红的面色，以及浓密而有光泽的头发，让人感到比任何时候都更加性感。然而，也要对少许变化有心理准备，因为这些变化并不能增添魅力：踝关节肿胀、静脉曲张和不同平常的皮肤变化在妊娠期也是常见的。

乳房更加丰满

最早而且最令人惊奇的变化是孕妇的乳房。一旦发现自己怀孕了，就会开始注意到乳房更加饱满而且有触痛感。大约从妊娠第16周开始，乳头和乳晕（环绕乳头的深色区域）的颜色会明显变深，乳头将变得更凸起，乳晕上的小腺体（蒙格马利疣粒）增大，类似一些鸡皮疙瘩。

这些变化是由于妊娠期体内产生的大量雌激素和黄体酮引起的。这些激素引起乳房内部腺体和导管增生，为在宝宝生下之后分泌乳汁以及进行哺乳做准备。

随着妊娠的发展，乳房上的静脉将变得越来越凸起，乳房的供血量增加。乳头会不断地分泌一种清澈或金黄色的液体，这就是众所周知的初乳。这种液体是在真正的乳汁排出之前产生的，是宝宝最初吸食的东西。在整个妊娠过程中，要仔细护理好乳房，这样会有助于做好哺乳准备，同样

也能帮助孕妇减轻任何可能遇到的不适感觉。

头发和指甲的生长

妊娠时，手指甲和脚趾甲可能会变得比以前任何时候都坚硬，而且生长速度奇快，这归咎于妊娠期激素升高所引起的代谢和循环增强。关于指甲护理的具体描述请详见第126页。

妊娠通常也会使头发生长加快，看起来更浓密。然而，有的孕妇也可能会在以前未曾有过的部位长出毛发，例如腹部和面部。去除毛发的最好办法是拔掉或涂蜡脱毛，最好不要使用脱毛剂或漂白剂，因为这些东西所含的化学物质会对皮肤产生不良反应。妊娠期也不建议使用电蚀除毛和激光除毛术，尽管还没有证据证明这些办法对孕妇和胎儿有损害。

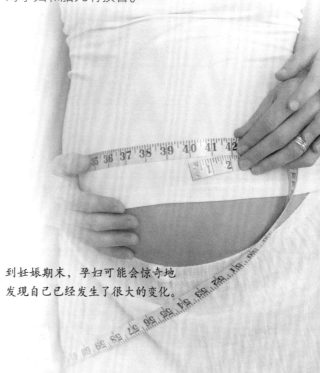

到妊娠期末，孕妇可能会惊奇地发现自己已经发生了很大的变化。

体重增加的正常范围

在正常体重下怀孕，并使体重适度增加，这将使宝宝正常发育，并使孕妇保持健康。体重增加多少受多种因素的影响，其中包括怀了几个宝宝。

右表是推荐给孕妇的孕期体重增加数值。在推算之前，需要知道自己的身体质量指标。

体重指数 先在表中垂直行内找到自己怀孕前的体重（千克），再在横行内找到自己的身高（米），两数值在表中的交叉点就是自己身体的体重指数（BMI）。

表中奶油色区域的数值表示一个妇女在怀孕前的正常BMI范围。

- 如果 BMI 是 19 或更低，为体重不足。
- 如果 BMI 在 19～26 之间，为体重正常。
- 如果 BMI 在 27～30 之间，为体重超重。
- 如果 BMI 超过 30，为临床肥胖。

千克	体重指数（BMI）																
92	39	38	37	36	36	35	34	33	32	31	31	30	29	29	28	27	27
	39	38	37	36	35	34	33	33	32	31	30	30	29	28	28	27	27
	39	38	37	36	35	34	34	33	32	31	30	29	29	28	27	27	26
89	38	37	36	35	34	34	33	32	31	30	30	29	28	28	27	27	26
	38	37	36	35	34	33	32	32	31	30	29	29	28	28	27	26	26
	37	36	35	34	34	33	32	31	30	30	29	28	28	27	27	26	25
86	37	36	35	34	33	33	32	31	30	30	29	29	28	27	27	26	26
	36	35	35	34	33	32	31	31	30	29	28	28	27	27	26	26	25
	36	35	34	33	32	32	31	30	29	29	28	27	27	26	26	25	25
83	35	35	34	33	32	31	30	30	29	28	28	27	26	26	25	25	24
	35	34	33	32	32	31	30	29	28	28	27	27	26	25	25	24	24
	35	34	33	32	31	30	30	29	28	28	27	26	26	25	25	24	24
79	35	33	32	32	31	30	29	29	28	27	27	26	26	25	24	24	23
	34	33	32	31	31	30	29	28	28	27	26	26	25	25	24	23	23
73	34	32	32	31	30	29	29	28	27	27	26	25	25	24	24	23	23
	33	32	31	30	30	29	28	27	27	26	26	25	24	24	23	23	22
	33	32	31	30	29	29	28	27	27	26	25	25	24	24	23	22	22
70	32	31	30	30	29	28	28	27	26	26	25	24	24	23	23	22	22
	32	31	30	29	29	28	27	26	26	25	25	24	23	23	22	22	22
	32	30	30	29	28	27	27	26	26	25	24	24	23	22	22	22	21
67	31	30	29	28	28	27	26	26	25	25	24	23	23	22	22	21	21
	31	30	29	28	27	27	26	25	25	24	24	23	22	22	21	21	21
	30	29	28	28	27	26	26	25	24	24	23	22	22	21	21	20	20
64	30	29	28	27	27	26	25	25	24	24	23	22	22	21	21	20	20
	29	28	28	27	26	25	25	24	23	23	22	22	21	20	20	20	19
	29	28	27	27	26	25	25	24	23	23	22	22	21	21	20	20	19
60	29	27	27	26	25	25	24	24	23	22	22	21	21	20	20	19	19
	28	27	27	26	25	24	24	23	23	22	21	21	20	20	19	19	19
	28	27	26	25	25	24	23	23	22	22	21	20	20	19	19	19	18
57	27	26	25	25	24	23	23	22	22	21	21	20	20	19	19	18	18
	27	26	25	25	24	23	23	22	22	21	20	20	19	19	18	18	18
	26	25	25	24	23	23	22	22	21	20	20	19	19	18	18	18	17
54	26	25	24	24	23	22	22	21	21	20	20	19	19	18	18	17	17
	26	24	24	23	23	22	22	21	20	20	19	19	18	18	18	17	17
	25	24	23	23	22	22	21	21	20	19	19	18	18	18	17	17	17
51	25	24	23	22	22	21	21	20	20	19	19	18	18	17	17	17	16
	24	23	23	22	21	21	20	20	19	19	18	18	17	17	17	16	16
	24	23	22	22	21	21	20	20	19	18	18	18	17	17	16	16	16
48	23	22	22	21	21	20	20	19	19	18	18	17	17	16	16	16	15
	23	22	21	21	20	20	19	19	18	18	17	17	16	16	16	15	15
	23	22	21	20	20	19	19	18	18	17	17	16	16	16	15	15	15
45	22	21	21	20	20	19	19	18	18	17	17	16	16	15	15	15	14
	22	21	20	20	19	19	18	18	17	17	16	16	16	15	15	14	14
	21	20	20	19	19	18	18	17	17	16	16	15	15	15	14	14	14
41	20	20	19	18	18	18	17	17	16	16	15	15	14	14	14	13	13
	20	19	19	18	18	17	17	16	16	15	15	15	14	14	13	13	13
	19	19	18	18	17	17	16	16	15	15	15	14	14	13	13	13	12
	19	19	18	17	17	16	16	15	15	15	14	14	13	13	13	12	12
	19	18	18	17	17	16	16	15	15	14	14	13	13	13	12	12	12
	18	18	17	17	16	16	15	15	14	14	13	13	13	12	12	12	12
	18	17	17	16	16	15	15	15	14	14	13	13	12	12	12	12	11
	17	17	16	16	16	15	15	15	14	14	13	13	13	12	12	12	12
米	1.52		1.56		1.6		1.64		1.68		1.72		1.76		1.80		1.84

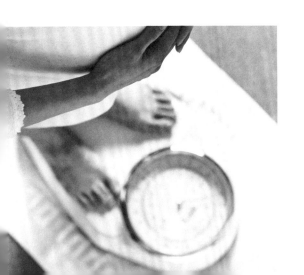

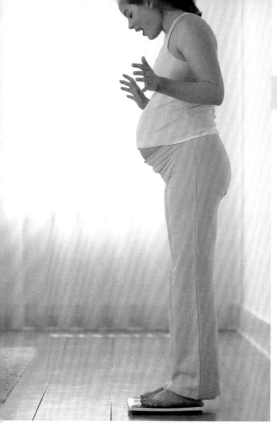

体重指数	正常的体重增加总量
少于19（体重不足）	12.5~18千克
19~26（正常体重）	11.5~16千克
27~30（超重）	7~11.5千克
大于30（肥胖）	7千克或更少

　　这组数字是指整个妊娠期妇女体重增加总量，因此直到分娩时才能知道是否达到这一标准。推荐的数据仅仅是针对怀一个宝宝的孕妇而言，如果怀了双胞胎或三胞胎，那么孕妇体重将明显增加。怀双胞胎的孕妇体重平均增加15.5~20.5千克，怀三胞胎体重平均增加20.5~23千克，具体情况依据妊娠期的长短而定。

体重的增加　前面的图表给出的是孕妇体重指数对应的体重增加推荐数值。请记住，数值代表的是单胎妊娠。孕妇体重增加的速度随妊娠周的不同而不同。可惜人们对妊娠期增加体重的最佳时间知之甚少。一些研究提出，妊娠早期体重很少增加，因为那时可能正遭受早孕反应的折磨，与妊娠中、后期体重不足相比对胎儿生长的影响要少。一些孕妇体重增加很反常，妊娠早期体重增加，而后来却增加很少。这种方式尚不能肯定有什么害处。

　　还要记住，这里所谈的体重增加仅仅是一种指导原则，体重增加略低于或高于平均值的妇女仍然可以生一个健康的宝宝。然而，如果体重增加明显低于或高于平均值，可以向营养师或饮食专家咨询，得到应当吃什么以及吃多少的详细建议。在第四章可以看到更多有关妊娠期健康饮食的内容。

　　不必过于关注自己的体重应该是多少。英国保健医生已经取消了在产前检查时为孕妇称重的项目。因为通过测量子宫底的高度来检查宝宝的生长更为有效，有必要的话，可以做一系列的超声检查。

孕妇的体重增加构成比

- 宝宝39%
- 血液22%
- 羊水11%
- 子宫11%
- 胎盘9%
- 乳房8%

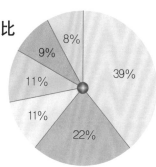

皮肤的变化

妊娠期妇女可能发现自己的皮肤变得更柔细，而且焕发出妊娠特有的红光，前者是由于皮肤的保水能力增强，后者部分原因是激素水平升高所致。然而，也会注意到皮肤有其他变化，其中大部分变化在分娩后6个月内消失，而有些变化会一直保持下去。

黑线

妊娠期妇女可能会注意到从耻骨到肚脐有一条黑线，称为黑线。一般在肤色较深的孕妇身上较明显。

黄褐斑

妊娠期妇女面颊、鼻子和眼睛周围的皮肤也可能变黑，这叫做黄褐斑或"妊娠斑"。在浅肤色孕妇脸上较明显，而肤色较深的孕妇程度较轻。黄褐斑是激素对皮肤色素细胞作用的结果，多晒太阳会使黄褐斑更明显。

蜘蛛痣

小而红的斑点称为蜘蛛血管瘤或蜘蛛痣，可能会突然出现在身体任何地方。这种斑点是血管的密集物，由体内雌激素升高引起，当按压它们时会变白。

痤疮

有些原来长痤疮的妇女会发现怀孕期皮肤好转，而另一些妇女却加重。还有一些原来没有痤疮的妇女却出现了痤疮甚至斑点。可以试着通过减掉脂肪食物和进行有规律锻炼的方法来控制。如果想用药物治疗，一定要先向医生咨询一下，因为有些药物可能含有某些化学物质，会对宝宝产生影响。痤疮或斑点通常到妊娠中期消失。

手癣和脚癣

妊娠期妇女的手掌甚至脚掌可能会发红或形成癣，称之为红斑掌，这是由雌激素增加引起的。如果皮肤奇痒难忍，一定要去看保健护理医生，因为这可能是胆汁淤积的症状（详见247页）。

皮赘

在皮肤经常受摩擦的部位常出现小皮赘，其原因尚不完全清楚。没有必要匆忙让皮肤科医生除掉。

> **Tips: 妊娠纹**
>
> 妊娠纹在皮肤胶原纤维断裂时出现，因皮肤受到快速牵拉或激素的变化使纤维断裂而引起。有3/5的孕妇出现这种情况。妊娠纹最常出现于腹部、乳房和大腿等处的皮肤，这些部位最初呈现浅粉红色皮纹，产后几个月内逐渐变成银灰色或白色条纹。如果怀了两个以上的宝宝，使身体负荷额外加大，或者产生这种条纹的遗传倾向，就更容易出现妊娠纹。
>
> 尽管已用科学方法研制出可降低妊娠纹形成的两种按摩乳膏，但目前还没有防止出现妊娠纹的有效方法。其中，一种乳膏含有亚洲积雪草香精、阿尔法麦胚酚和胶原弹性蛋白水解液；另一种乳膏含有维生素E、潘藤油、透明质酸、弹性蛋白和簿荷醇。

常见症状及处理方法

症 状	针对症状可以做些什么

早晨呕吐

恶心和呕吐可发生于全天任何时间，因此"早晨呕吐"有些用词不当。大约有75%的妇女在妊娠第5～6周开始出现这一反应。早晨呕吐到妊娠早期末减轻或消失。其确切原因尚不清楚，但多数专家认为与绒毛膜促性腺激素有关。

甚至有时恶心并没有引起呕吐，也会使孕妇感到极度不适和虚弱。如果恶心不能控制住，引起体重下降，或不能进食，或感到眩晕或晕厥，应告诉医生，医生会有办法消除妊娠剧吐（详见248页），并开一些治疗药物。

总之，不要因为担心而使症状加重，恶心对孕妇和宝宝没有什么危害。妊娠早期体重增加2千克是最适宜的，许多妇女甚至在妊娠早期体重下降也无碍。

- 少食多餐，不要让肚子空着。不吃带有自己不喜欢气味的食品，尽量吃清淡的、不油腻的食物。
- 穿着舒适合身的衣服，腰带不要扎得太紧，以免引起不适。
- 保证充足的休息和睡眠，疲劳会引起恶心、不适。
- 喝足量的液体。
- 如果刷牙的时候恶心加重，换另一种牌子的牙膏会好些。
- 如果由于口腔唾液存积使恶心加重，喝一点儿柠檬汁。
- 喝一点儿姜茶或含一点儿姜片，对有些孕妇有效。
- 试着吃一点烤面包、土豆和其他刺激性小、易消化的淀粉类食物。
- 在床边放些奶油小饼，起床前吃一点儿会使恶心减轻。
- 试用一下腕部针压按摩带，药房或保健用品商店有售。

疲 劳

令许多妇女惊讶的是，在妊娠早期感到非常疲惫，但这是完全正常的。疲劳可能是身体发生了变化，包括激素水平戏剧性上升等副作用。到怀孕第12～14周时疲劳可能会消失。此时，将感到精力更充沛，几乎和正常人一样，直到第30～34周疲劳再次出现。此时疲劳的部分原因是由于承受了额外的重量。要尽可能休息好，减少身体活动并多睡觉。孕妇通常发现第二次、第三次怀孕较第一次更疲劳，因为同时她们还要照看其他的孩子。

- 讲究实际，做一些力所能及的事，不要为做不到的事而愧疚，没有人要求孕妇似女强人。
- 注意坐着的时候抬高脚，并早睡觉，以保证尽可能多休息。
- 无论何时，只要可能，请其他人帮助做一下家务或其他事情。如果已经有了小孩或自己不能把脚抬高，更需要这种帮助。
- 确认孕期保健食品，不要吃咖啡或糖果，因为后者会快速提高身体产热，而后血糖降低会感到更加疲乏。
- 每天进行适当的活动。

张力性尿失禁

妊娠期的最后月份，一些孕妇在咳嗽、喷嚏、大笑或突然运动时会遗漏出少量尿液，称为张力性尿失禁。这是由于增大的子宫压迫膀胱引起，完全属于正常现象。

- 在有较强便意时再上厕所解小便。
- 有规律地做盆底肌练习，增强盆底肌和尿道括约肌的张力。
- 尿失禁也可能是尿路感染的征兆（详见252页），应当向医生咨询。
- 持续的液体流出也可能是破膜的征兆。医生会做出判断。

头晕和昏厥

妊娠期常会感到头晕。早期出现的头晕是由于体内的血流加快以适应血循环增加的需求所致，后来的头晕是子宫压迫大血管所致。低血糖、低血压、起身过快或过热均会导致头晕发作。

妊娠期昏厥较少见。这种情况是由于脑血流暂时减少所致。昏厥不会伤害宝宝，但应立即报告医生，因为这有可能是严重贫血的征兆。

- 当处于坐位或卧位时，始终注意慢慢地起身，以便让血液有时间流入脑内。
- 当躺着时，要尽可能侧卧而不是平卧。
- 喝足够的液体，补充适当的盐，因为头晕可能是脱水的征兆。
- 每餐吃含蛋白质的食物，或尽可能少食多餐，以保持血糖正常。
- 在外出时，包内带些葡萄干、水果或奶油脆饼，可以快速升高血糖。
- 如果感到很热，松开衣服，特别是颈部和腰部，换一下新鲜空气。
- 穿天然纤维如棉、亚麻或羊毛材质的衣服，如果衣服湿了要及时更换。
- 如果感到头晕，试一下增加脑供血。可坐下，将头置于两膝之间，或躺下把脚垫高超过头部。

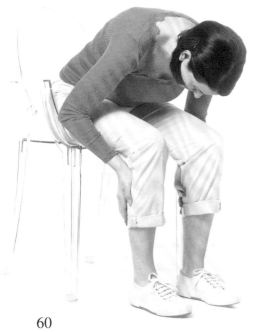

症 状	针对症状可以做些什么

痔 疮

痔疮的实质是肛管静脉曲张。妊娠期患痔疮是由于子宫压迫大血管,使静脉扩张;黄体酮也可使静脉舒张,使扩张的静脉更膨胀。即使避免了妊娠期痔疮,也有可能在分娩时形成痔疮。

痔疮有时会出血。虽然出血并无危害,但如果经常发生,应当告诉医生,他会介绍给直肠专家。如果痔疮非常疼,可以商讨进一步的治疗。

- 避免便秘(详见64页),用力排便会对血管施加压力。大便软化剂安全有效。
- 每天锻炼,有助于保持作息规律。
- 每天坐在温暖的浴室内2~3次,有助于解除肌肉痉挛,后者通常会引起疼痛。
- 用金缕梅精、拧干的冰水毛巾或特制的垫子缓解局部疼痛。如果痔疮犯了,可使用润滑剂将其轻轻地推入肛门内。
- 向医生询问药物治疗。
- 侧卧位睡觉,以减轻对局部的压迫,避免长时间站立。
- 有规律地进行盆底肌锻炼,有利于改善盆部血液循环。

子宫圆韧带疼

在妊娠第18~24周,可能感到一侧或两侧下腹部或腹股沟附近锐疼或钝疼。当快速行走或站立时疼痛会加剧,当躺下时疼痛会减轻,这叫做子宫圆韧带疼。子宫圆韧带是子宫两侧的纤维组织带,连接子宫上端并附着于阴唇。因为子宫在妊娠中期明显增大,使韧带受牵拉而引起不适。这是完全正常的,一般在第24周后疼痛会明显减轻。

- 站立和行走时经常休息一下,坐着时将脚抬高。
- 当进行产前检查时,腹部有任何疼痛都要诉说,以再次保证没有问题。

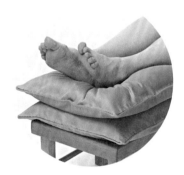

唾液分泌过多

唾液分泌过多通常称为多涎症,可引起不适,但仅仅发生在妊娠期开始的一个半月内。症状包括产生双倍的苦味唾液,舌变厚,颊部肿胀,这是由于唾液腺增大所致。多涎症常见于有早孕反应的孕妇,而且可使恶心短暂性加重。

- 减掉淀粉类食物或奶制品,但是仍然按健康食谱饮食。
- 应吃水果,因为水果可以减轻症状。
- 薄荷糖、口香糖、少食多餐和吃小饼干有助于减少唾液的产生。
- 用薄荷香型产品刷牙或漱口,保持口腔清新。
- 吸吮一片柠檬或几滴柠檬滴剂。

症　状	针对症状可以做些什么

鼻塞和鼻衄

体内高水平的黄体酮和雌激素使血流量增加，导致鼻黏膜肿胀，可以引起鼻充血和黏液分泌过多。血流的增加还使鼻部小静脉压增大，使鼻部容易出血。分娩后鼻塞先加重而后好转。

不必服药或用加了药的鼻喷雾剂，除非医生规定这样做。

- 加大水果的摄入量。
- 让家里潮湿一些，特别是卧室。
- 睡觉时将头垫高。
- 对于严重充血，可考虑吸入热水产生的蒸气，或用含盐的鼻喷雾剂。
- 轻轻地擤鼻涕，以免引起鼻出血。如果发生了鼻出血，可以坐下，抬起头来，将拇指和食指放于鼻骨下方的两侧紧捏鼻子，保持10分钟。尽量不要吞咽鼻血。如果鼻血没有被止住，再次紧捏鼻子10分钟，然后去医院。

排气和胃胀气

在不合时宜的场合嗳气和排气是令人非常尴尬之事，但对孕妇而言却是难免的。在怀孕早期末，孕妇会发现肚子似乎有些胀大，这是令人讨厌的黄体酮作用的结果，因为黄体酮引起水潴留，还能使胃肠松弛和扩张。另外，雌激素使子宫增大，也是孕妇肚子变大的重要因素。

- 防止嗳气或排气几乎是不可能的，应尽力避免便秘，因为这会使症状加重。
- 避免吃得过多，那样会感到饱胀和不适。也不要吃能加重症状的食物。这些情况因人而异。一些常见的诱发食物有葱类、卷心菜、油炸食物、调料和豆类。
- 吃饭不要过快，否则会吞咽下空气，在肠道内形成气袋而导致疼痛。

烧　心

是一种烧灼的感觉，出现于上腹部接近胸骨的部位，在妊娠后期很常见。这是由于胃酸反流到食管的结果，食管是连接胃和口腔的管道。

烧心在妊娠期有两个突出的原因：体内高水平的黄体酮能延缓胃消化，松弛食管与胃之间的括约肌，而括约肌的作用是防止胃酸向上反流。

- 少食多餐,吃饭时坐直,以减轻对胃部的压力。
- 饭后和就寝时服用抗酸剂，但必须核对它是否适用于妊娠期。
- 当感到烧心时，可以咀嚼干乳酪饼，还会减少排气。
- 避免吃辛辣、脂肪类或油腻的食物。
- 不要在就寝前吃东西，因为当躺下时很容易出现烧心。
- 睡觉时用几个枕头垫高头部。
- 如果感到胃灼热，可请医生开些孕期安全服用的抗酸剂.除了碳酸氢钠以外，孕期可服用安全的药物(包括藻酸盐类,如盖胃平片、雷尼替丁、奥美拉唑)。

症　状	针对症状可以做些什么

呼吸急促

2/3的孕妇偶尔会出现呼吸急促，这是由于体内增加的黄体酮使呼吸频率加快引起，在妊娠最后3个月则是由增大的子宫压迫膈和肺而引起。当胎儿在最后几周降至盆腔时，呼吸状况则会改善。

- 精神上放松，尽可能消除压力。感到气喘时不必恐慌，因为这会使症状加重。
- 不要消沉，站直了，舒畅呼吸。
- 如果气喘，并出现口唇或手指发麻、胸痛，或口唇、手指呈蓝紫色，要立即去医院。这些症状可能是贫血引起的，需要治疗。

失　眠

许多妇女在妊娠最后几个月抱怨睡眠不好。部分原因是由于对宝宝即将降生而产生忧虑，还可能由于妊娠后期身体不适引起。随着子宫渐渐变大，采取一个舒服的睡姿有时会非常重要。

- 购买多个枕头，折叠起来塞到隆起的腹下、腿下和两腿之间，并保持一个舒适的姿势。
- 左侧卧位可以防止腹中的宝宝压迫下腔静脉（下半身的血液通过下腔静脉回流到心脏），有助于改善血液循环和脏器的功能。在怀孕的最后几周平躺则会引起心悸和其他问题。
- 睡前洗一个热水澡。
- 喝一杯热牛奶。加热的牛奶会释放色氨酸，这是一种自然存在的氨基酸，会催人入睡。
- 不要在睡前大吃，应在晚上早吃，而后在睡前少吃。
- 呼吸足够的新鲜空气。开一扇窗户，因为在一个不通气的环境中难以入睡。
- 进行有规律的锻炼。

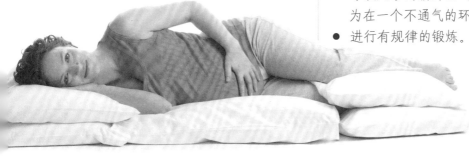

症 状	针对症状可以做些什么

背 疼

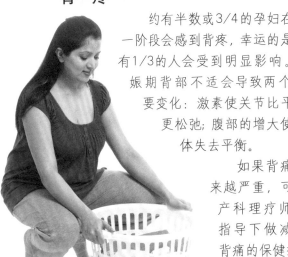

约有半数或3/4的孕妇在某一阶段会感到背疼,幸运的是仅有1/3的人会受到明显影响。妊娠期背部不适会导致两个主要变化:激素使关节比平时更松弛;腹部的增大使身体失去平衡。

如果背痛越来越严重,可在产科理疗师的指导下做减轻背痛的保健操。

- 站立时,调节姿势以适应身体重心的变化。
- 坐一个有合适靠背的椅子,而且让膝部高过臀部。
- 在坚实稳固的褥垫上侧卧睡觉,在两腿之间和隆起的腹部下面塞个枕头,以便支撑背部。
- 上举双臂,不必特意拉紧背部,叉开双腿至肩宽,屈膝但不能屈腰;当上臂上举时,将大腿部一起向上抬,同时保持背部挺直。
- 当携带东西时,应均匀地分配重量。如果手提的是杂物,应分成两袋,每只手提一袋;如果携带的是小背包,应将背带挎在两侧肩膀上。
- 穿矮跟鞋。
- 在疼痛区敷一个热垫,按摩也很奏效。

便 秘

粪便坚硬而难以排出主要是由于体内高水平的黄体酮引起。黄体酮使肠管松弛,意味着废物穿过肠管时非常缓慢。另外,增大的子宫挤压肠管也是造成便秘的因素。服用铁制剂会使症状加重。如果孕妇需要服用补铁剂,可请医生换另一种类型的药物。

- 多吃富含纤维的食物,如粗粮、水果和蔬菜。有些妇女发现吃爆米花很有用,但是应买天然的,不加奶油、油或盐的那种。吃过多的高纤维食物会引起不适、胃胀气或排气,因此可试一下哪种食物比较适宜。
- 喝足量的液体,掺了水的果汁、牛奶和水都很好。
- 每天吃梅脯或喝一杯梅汁。
- 如果需要,可服用如膳食纤维素类的膨胀剂或容积性缓泻药(如乳果糖),这些药可以在药店购买。根据情况也可短期服用刺激性的泻药(如番泻叶),但在怀孕晚期,通常不能服用此类泻药,因为它会引起腹部绞痛,偶尔会引起子宫收缩。
- 进行有规律的锻炼,这能增加肠管蠕动,促进日常排便。

症 状	针对症状可以做些什么

液体潴留和水肿

　　孕妇的身体因为液体在组织中潴留而发胀。这种液体潴留与妊娠期体内正常增加的液体合为一体,有时3/4的孕妇会发展成水肿。水肿通常出现于脚和踝部、手和手指。在傍晚、长时间站立或坐着之后以及在温暖的天气水肿会更明显。水肿可能是先兆子痫的症状之一,因此查体时应告诉医生。

- 不要长时间站立。按时休息,坐着时将小腿抬高。
- 如果手肿胀,将手抬高超过心脏,而不要垂在侧方。
- 避免穿紧身的衣服和挤脚的鞋子。
- 穿有承托作用的袜子,或根据保健医生的意见穿特制的弹力袜。
- 摄入多种液体有助于排除体内多余的液体。
- 即使血压有些高也不要限制盐的摄入。

静脉曲张

　　静脉曲张时常发生于小腿皮下,有时在外阴部,或形成肛门周围的痔疮。这是由于子宫压迫盆腔静脉,使小腿静脉压增高,从而引起血液倒流。血液存积在小腿静脉内引起静脉扩张。如果有家族史、超重、长时间站立或坐着,更容易患静脉曲张。通常曲张的静脉无疼感,但是偶尔会引起不适或疼痛。静脉曲张通常在分娩后消退,但有时消退不完全。游泳和行走与穿弹力袜一样可帮助预防静脉曲张。

- 避免长时间站立。
- 一天中分几次休息,以便减轻脚的负担。
- 坐着时尽量把脚抬高。
- 足部锻炼:脚向两侧旋转8次,然后脚尖用力向上、向下各30次。
- 如果不得不长时间坐着,就不时地活动腿,上、下弯曲脚,以促进血液循环。
- 穿有承托作用的长筒袜,或根据保健医生的意见穿特制的弹力袜。
- 避免穿上端紧箍的长筒袜或短袜。

小腿抽筋

　　小腿抽筋通常发生在躺下之后,而且随着妊娠期的持续,发作更加频繁和疼痛。人们尚不知道小腿抽筋的确切原因,一种解释是与低镁、低钙有关。疲劳和傍晚小腿液体存积也被认为是促发因素。由于坐着时症状加重,因此一些医生认为小腿抽筋可能与血液循环减慢有关。有规律的、舒缓的运动,尤其运动小腿和踝关节,可促进血液循环,预防小腿抽筋的发生。

- 赤脚走动会减轻抽筋疼。
- 伸缩腿和脚或用手抓着脚趾用力向上,有助于减轻抽筋疼(详见110页)。
- 按摩小腿会减轻抽筋疼。

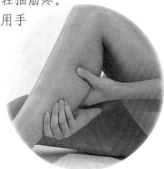

许多妇女通过服用补充性药物来缓解和处理妊娠期症状。尽管一般来说是安全的，但应该在开始治疗前向专业医生咨询。

草药疗法

在妊娠期，水果或薄荷茶是咖啡因较理想的替代物；将一片姜浸泡到滚开的水中，喝后会减轻早孕反应。然而，茶类和含有草药的药物应当引起注意，因为草药可能很有效，但有些可能有毒性。应当在服用任何草药之前向医生咨询，请专家推荐一种特殊品牌的草药，因为不同品牌的草药质量可能不同。

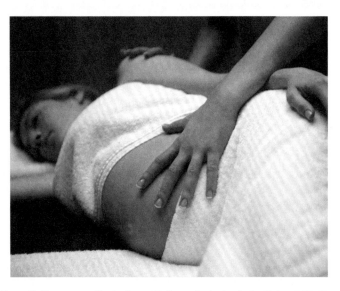

反射疗法

这一治疗方法是基于这种假设进行的：即在脚上和手上的某些点与身体的其他部位相联系。这种方法可以帮助缓解许多妊娠症状，包括背疼和循环障碍，以及分娩时减轻宫缩疼。然而绝不能在踝部附近用力按压，因为踝部与子宫、卵巢相联系，这会导致早产。一些反射学医生还建议，如果妇女有习惯性流产病史，在妊娠的第一时期应禁止用这种疗法。

香料疗法

香料按摩疗法通常是将提炼的植物油与按摩结合应用。这一方法对缓解压迫、促进舒张非常有效。然而，许多提炼的植物油可能有害，因此一些专家劝告孕妇不要用各种植物油。最安全的办法是向香料疗法医生请教。

针灸疗法

这种古老的东方疗法用在妊娠期非常安全，但应该由有资质和有经验的针灸医生来操作。针灸疗法对减轻早孕反应或腰背部疼痛有奇效，然而，应特别注意有些穴位受刺激会引起子宫收缩。

顺势疗法

这种疗法可有效地消除较轻的妊娠症状，如烧心、恶心和呕吐，有些妇女还发现它可帮助分娩。顺势疗法的药物不会对母亲或胎儿有副作用，因为仅含有极其微量的活性成分，而且有特制的剂型。然而，孕妇必须自始至终向顺势疗法医生请教，因为要精确选择正确的药物是非常困难的。

宝宝是否会受到**伤害**

当处于妊娠期，孕妇可能会对自己倾注极大的关注，来保护和养育体内的宝宝。稍加注意，就可以维持往常的生活。

生活方式不仅会影响孕妇的身体健康，而且也会影响胎儿。酒精和咖啡因的影响将在第四章叙述，现在主要说一下吸烟、服用毒品或药物以及某些疾病的危害。

兴奋剂

无论是合法还是违法的有兴奋作用的药物都具有影响和伤害宝宝的可能。酒精的摄入量是许多孕妇关心的主要问题。许多专家一致认为，怀孕期间最好禁酒。如果想喝酒，限制自己每周最多喝1~2次（详见103页）。至于咖啡因，还没有证据表明它能引起宝宝缺陷，但可引起流产和低体重儿。每天喝1~2杯咖啡或茶不会对宝宝有任何伤害。然而，大量的咖啡因会降低铁和其他营养物质的吸收，可能会对宝宝有影响。其他药物尤其是吸烟是非常有害的。

吸烟

吸烟有致肺癌、肺气肿和心脏病的危险。无论如何怀孕期间吸烟都会给宝宝的健康带来危害。

如果在怀孕期间抽烟，香烟中的尼古丁会降低宝宝的血流量，同时香烟中的一氧化碳会降低血中的氧含量。因此，很可能生一个低体重儿。如果宝宝出生时的体重低于2.5千克，在生后一年内死亡的危险是正常体重儿的20倍之多。他们还可能出现发育缺陷。吸烟者的新生儿出生时的体重预计比不吸烟者的平均低0.25千克。新生儿出生时体重的确切差别与母亲吸烟量有关。

妊娠期吸烟还有诱发妊娠并发症的危险，如流产、早产、胎盘前置、胎盘剥离和羊膜早破。研究表明，吸烟与婴儿猝死综合征（SIDS）有关（详见375页）。

父亲吸烟也会影响宝宝出生前和出生后的健康，会增加宝宝患呼吸道疾病和婴儿猝死综合征的风险。

戒烟可能是非常困难的事，然而这是为宝宝做的最有益的事。如果在妊娠期前3个月戒烟，生出低体重儿的危险就会降至非吸烟者的水平。如果发现自己难以彻底戒烟，那么减少吸烟量对宝宝也会有好处。尼古丁替代品和戒烟药在妊娠期不适用。

非法定药品

怀孕期间应当避免服用所有非法定药品，许多研究显示这些药品会增加生早产儿或低体重儿的危险。有些药也会引起发育和行为缺陷。

- **大麻**　大麻的资料不清楚，但吸食大麻的孕妇发生早产或生低体重儿的危险较高。吸食大量的大麻可增加流产和官外孕的几率。
- **可卡因**　这种药品非常容易上瘾。妊娠期使用可卡因会高度增加发生早产和胎盘剥离的危险。可卡因还会增加出生

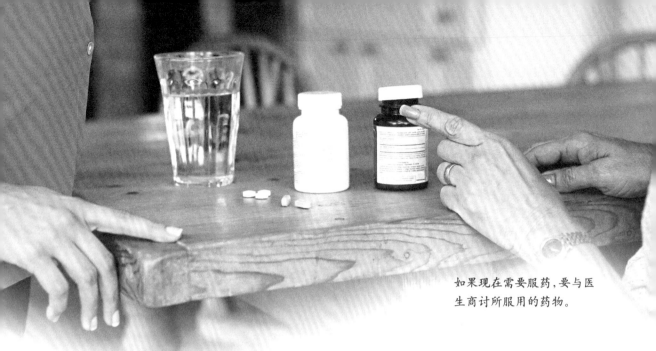

如果现在需要服药，要与医
生商讨所服用的药物。

儿缺陷的机会，如神经缺陷、癫痫发
作、发育缺陷和婴儿猝死综合征（SIDS）。
除了这些不利因素，用可卡因的孕妇还
有患脑卒中、心肌梗死或高血压的危险。

- **麻醉剂和鸦片剂** 这类药品包括海洛
因、美沙酮、可待因和吗啡。在医学监
督允许的情况下，可用麻醉剂处理病症
（如用于术后缓解疼痛，不会伤害宝宝），
在安全的剂量下可连续使用。麻醉剂成
瘾会使孕妇和宝宝有很大危险，它可
引起胎儿发育问题、死胎和小头畸形。
更为重要的是，麻醉剂成瘾会使胎儿出
生后由于戒断作用易患高度危险的并
发症，甚至死亡。如果对麻醉剂或鸦片
成瘾，但在怀孕期间开始戒掉，会最
大限度地减少药物对宝宝的影响。

- **苯丙氨和苯丙氨丸** 这类药物包括
甲基苯丙胺结晶和蓝冰。由于这种药
在历史上不如麻醉剂和可卡因应用广，
因此有关在妊娠期的副作用资料甚少。
然而，它可降低食欲，由此推论会引起
胎儿生长不良。另外，证据显示这种药

会加大胎儿发育异常的危险，包括小头
畸形、胎盘剥离和胎儿死亡。摇头丸可
引起胎儿出现许多先天性缺陷。

值得注意的是，还有与用药有关的
其他危险。滥用药物的妇女较其他妇女
更容易患营养不良，而且性病的发病率
很高。因此，滥用药物可能对妊娠和宝宝
都有危害。

处方用药

有些孕妇因为害怕对胎儿有害，不
愿接受任何种类的药物治疗。许多药物
（例如扑热息痛、大多数的抗生素、局部麻
醉剂和抗酸剂；类固醇药膏，如氢化可的
松，如果不是大面积或长期使用，以及便秘
治疗）在妊娠期是安全的，但最好向医生
咨询，或许在产前第一次看医生时，就要
对可能在以后9个月中需要的药物种类，
包括非处方药和处方药都要有所了解。
医生会开出最安全的抗组胺和减轻鼻黏
膜充血的药物，但是不能使用含有苯肾
上腺素或伪麻黄碱（特别是在妊娠前3个

68

月）的药物和氟康唑。

如果去看不同的门诊，例如去看另一种病，一定要告诉医生自己怀孕了。

如果孕妇患有某种疾病，如哮喘、糖尿病、癫痫、高血压或甲状腺疾病，很可能需要在怀孕期间继续服药。而患慢性病停药，对胎儿的危害风险大于任何药物本身可能引起的副作用。只要发现怀孕了，一定要与医生商量，因为可能需要做一下用药调整。在癫痫症或糖尿病病人或患任何慢性病需要长期服药者，怀孕前最好去看全科医生，以商定最好的治疗方法。在看医生之前，不要随意停止服用处方药或改变用药剂量。

许多药物被标记上"妊娠期禁用"的标签，然而这并不意味着不利的影响已经被公布，或者不能用，因为还没有在孕妇中进行充分的研究和证实。无论何时只要对特殊用药有什么疑问，最好向医生请教。如果医生们的意见不一，不必奇怪，因为不会总有一个正确的答案。

疾病

妊娠时期易患疾病，所患的某种严重疾病对宝宝的影响可能已经体现在产前记录中。但是，即使普通的疾病也会对宝宝有影响。如果自己认为已经与某种传染病接触过，告诉医生是非常重要的。

感冒

感冒会使人感到不适，但不会危及胎儿。在服用任何治感冒药物之前，与药剂师核实一下，因为有些药在怀孕期不建议使用。感冒期间，要多休息，喝大量的果汁、汤和水。如果出现咳嗽，就喝一些加了蜂蜜和柠檬的热水。鼻塞或流鼻涕时，用一大茶杯热水冒出的热气熏鼻子或洗一个热水澡，都可减轻症状。如果患呼吸系统炎症在一周后没有好转，应告诉全科医生。

发烧

虽然发烧是身体抵抗疾病的表现，但它可以对身体造成伤害，特别是在怀孕的早期，因为此时是胎儿的重要器官进行发育的关键时期。如果发烧，应当采用口服扑热息痛、洗温水澡、少穿衣服和喝冷饮的方法降温。如果达到或超过38.9℃，应当求医治疗。

胃病

胃肠炎不太可能影响宝宝，但它通常会持续一天或两天。最好的处理方法是休息和补充足量的液体。可以继续进食，但最好坚持吃刺激性小、易消化的食物。

如果症状在48小时以后没被控制住，那就可能患了食物中毒或传染病，这两种情况都需要治疗。对孕妇而言，一些症状如高烧、便血、严重腹疼或脱水，都需要紧急治疗。

健康第一

妊娠期妇女不应当常规接种活疫苗，如脊髓灰质炎、黄热病和伤寒病疫苗，因为可能对胎儿有害。破伤风、百日咳和流感疫苗是安全的。如要旅行需要接种，应告诉医生自己怀孕了。去有传染病的危险地区，接种疫苗比冒着被感染的风险更有意义。

日常的危险

在日常生活中，孕妇和胎儿都会受到日常用品中化学物质的影响，因此，无论在单位还是在家里，都应当努力营造一个健康的环境。

为自己和正在发育的宝宝营造健康的环境，还应包括日常行为对身体的影响。

家庭用品

日常的家用清洁剂不会伤害宝宝，但应尽量避免使用有毒物质，例如炉灶清洁剂。如果不得不使用会产生大量烟尘的产品的话，就应当确保屋内通风良好，并且不时地停下来去呼吸一下新鲜空气。

如果很想装饰婴儿房间，一定要等到妊娠期的最后一周，或者请别人帮忙粉刷墙壁。孕妇应避免接触油漆，因为其中可能含铅，而有些乳胶漆可能含汞。大多数用水调和的涂料都可以使用，不过一定要看清涂料标签上注明的有害物质。粉刷时要保持屋内有良好的通风。

杀虫剂

偶尔接触杀虫剂不会伤害孕妇和胎儿，但在一段时期内反复接触这些化学物质就有危险。大量接触杀虫剂会造成胚胎发育缺陷。市场上有许多环保产品，它们不会对未出生的宝宝造成伤害。如果不希望在家中见到昆虫，尽量避免使用喷雾杀虫剂，可能的话最好用非化学制品替代。

家养宠物

许多孕妇想知道她们的家养宠物是否对妊娠有危害，事实上养宠物通常不会引起任何麻烦。即使喂养的金灿灿的大型救援狗偶尔跳起来扑向自己隆起的腹部，也不太可能伤害自己或胎儿。唯一能带来些危险的宠物是猫，因为有些户外的猫会携带一种罕见的传染病（如弓形体病），而圈养家里的猫则不会携带弓形虫。由于这些病原体出现在猫的粪便中，孕妇应当尽量避免为猫更换便盆。如果无法避免要在换便盆时戴手套，并在清理后立即洗手。最好每天清理便盆，并将便盆放入开水中烫5分钟。

气泡浴、桑拿浴和蒸汽浴

研究表明，在怀孕的前7周内，如果孕妇体温在38℃以上超过10分钟，就容易流产，或者生出的孩子患有神经管缺陷（例如脊柱裂）。因此，在妊娠期间避免体温过高意义重大。但是在妊娠3个月后，偶尔的气泡浴、桑拿浴或蒸汽浴只要不超过10分钟则是合理的、安全的。

污染

空气质量对于孕妇尤其是那些住在城市里的人来说是一个大问题，怀孕期可能会突然强烈地意识到被污染的空气是多么脏。虽然还没有证据表明城市生活对胎儿有什么危害，但最好的办法是尽量少在高污染地区。值得注意的是，室内空气质量比室外糟糕2~5倍。所以，要尽量少使用家用有毒产品（见上）清理霉菌和防潮，还要检查供暖设施，以防止一氧化碳泄漏。

安全工作

除了从事强体力或高危险的工作外，无妊娠并发症的女性在妊娠期间工作是绝对安全的。有些方法甚至还能使孕妇在这段时间过得更舒服。

许多女性发现，工作能很好地让她们忽略妊娠的不适症状。如果计划在分娩后恢复工作，如何应付目前的工作与妊娠带来的生理上的挑战，或许是孕妇在将来抚养孩子时继续工作的一种重要实践。

安排适宜的日常工作

一旦怀孕就应告诉老板，这样可以商讨使自己在工作时更舒适的方法。这样工作时间可灵活安排，以便应付疲劳或早孕反应。当然，还应得到去医院进行产前检查的时间。

如果工作对体力要求很高，医生会建议对日常工作进行大的调整；如果工作时间长，需要长时间站立或接触任何有害材料，孕妇有权向老板要求得到额外照顾或更换其他合适的工作。

使压力减到最小

赶时间准时上班、开会持续到最后截止时间、还有工作到很晚，都会使妊娠症状无意中被加重，使孕妇感到疲劳或情绪低落。虽然在减小工作的固有压力方面个人几乎不可能做些什么，例如自己不可能改变会议的截止时间，也不可能不去抚平顾客的抱怨，但是可以改变自己的工作态度。永远都要牢记孩子是第一位的，另外，为了宝宝和自己的健康，应尽力排除任何额外的压力。例如，对于加班、过多的出差或接待，要学会说"不"，并尽可能地让

5 种使工作环境更加舒适的方法

1. 大多数公司都有禁止吸烟的规定，但如果公司设有吸烟区，尽量避开它。
2. 在自己的办公桌抽屉里装满水果干、坚果和谷物棒之类的健康小食品。
3. 如果工作的地方非常炎热，比如厨房，应请求更换工作场所，因为高温会伤害宝宝。
4. 如果整日在电脑屏幕前工作，要经常起来在附近走动一下。
5. 确保工作台配备合适。椅子应当可调整高度，有靠背、扶手和脚凳。

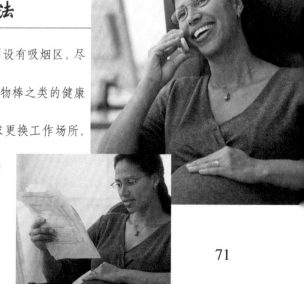

别人代替。要设法得到充足的休息：如果一天中一直坐在办公桌前工作，应时常起来走走或伸伸懒腰；如果整天站着，不妨坐下来把脚放到高处。

决定何时停止工作

如果在妊娠期没有什么症状，从医学上讲就没有理由在分娩前停止工作。尽管多数妇女在过去的 8 个月中因太疲劳而不再工作，但这应该因人而异。有些妇女喜欢继续日常工作，而另一些人则认为在怀孕的后 3 个月应尽早停止工作。如果自己打算比原计划提前停止工作，就与老板商量，并尽可能在剩下的最后几周中再工作一段时间，以便有时间安排别人接替。

妊娠期有些症状出现时，适当减轻工作量或停止工作是明智之举。例如出现了高血压或影响宝宝生长的病症，产科医生会建议孕妇停止工作。

避免事故

因为工作种类多样，而且怀孕个体情况不同，故需要做一点儿调查，以便发现孕妇工作的地方是否存在特殊危险。与健康和安全主管人员（HSE）联系，获取有关信息和安全指导。在初次进行产前检查时，跟医生谈一下有关工作种类的问题。

日常工作

考虑一下自己每天在做些什么，工作是否对身体有伤害？例如，如果是在计算机前工作，坐姿不正确会发生妊娠性背疼，而长时间打字或用鼠标会增加患腕管综合征的危险（详见 252 页）。采取正确的坐姿，使用坐姿定位仪和腕部支撑架，可将两种危害降至最低。请求老板对自己工作的场合做一下评估。如果工作涉及到提或拿，应按正确的要求去做，同时应避免提重物。如果工作需要长时间站立，注意时常休息，以减少水肿和静脉曲张的发生。

使用的仪器

办公室使用的仪器几乎对身体没有什么伤害，但有些妇女担心计算机屏幕会有放射性危害，然而研究显示，辐射量刚好低于国际健康界限。没有证据表明手机与胎儿先天性疾病有必然的联系。

其他行业的危险性依据工作类型而定。应特别考虑自己的工作是否接触化学或生物制剂，如药品、试验室标本或农药。这些物品对孕妇都是潜在的危险，应采取一切手段避免污染。如果妊娠期使用的机械对身体有危险，可请求更换其他工作。

工作环境

虽然工作场所禁止吸烟，但有的同事还会在其他的地方吸烟，例如在室外吸烟，所以要尽量避开。

如果工作场所内的温度非常高，有必要请求调换一下工作环境，因为高温不利于胎儿的生长发育。

要确保在工作场所使用的桌椅、窗框、地板和墙壁不含聚氯乙烯，并要经常开窗进行通风。

安全旅行

怀孕并不意味着常待在家里。只要妊娠进展正常或有心情，而且遵循注意事项，仍然可以周游世界。

记住，出发意味着将离开熟悉自己的医生。如果到国外旅行，产前检查就可能有很大差别，并可能因为语言问题而难以进行。重要的护理可能要自费，因此需要核实一下自己持有的相应保险。向全科医生咨询一下需要做哪些免疫接种，以及对于普通疾病可以用哪些药。避免到高海拔地区旅行是明智之举，因为孕妇和宝宝对缺氧的调节尤其在孕期的后3个月将非常费力。

什么时间去旅行

关键的问题是何时去旅行是安全的。一般来说，最好选在怀孕的第二时期的中间（即第18~24周），这时发生流产或早产的危险性较低。当然还要考虑自身的特殊情况，例如，如果怀了三胞胎，需要经常做产前检查，这时出去旅行是不可取的。

安全饮食

在不发达国家饮食应特别小心，应该坚持按第四章的健康饮食指导饮食，防御任何潜在的危险。选择看起来卫生的旅馆，明白自己在吃什么，如果不清楚盘子里盛的是什么就不要吃。对从货摊和市场买来的食物要小心，盛在盘子里特制的肉类可能是半熟的。吃水果前要去皮。旅行之前打听一下途中的供水情况，因为孕妇需要不断饮水。如果自己一点儿也不清楚饮用水的安全性，还是喝瓶装水为妥，甚至应当用瓶装水刷牙。不要喝放冰块儿的水。

旅行时腹泻

旅行时发生腹泻很常见。虽然腹泻本身并不严重，但它可使身体脱水，会导致孕妇虚弱、昏厥、早产和减少宝宝的血流量。如果发生了严重腹泻，应喝足量的水并看医生。

关心自己的健康

在旅行的地方可能难以找到药房，因此要携带自己认为可能需要的药，并应提前与全科医生核实药物的安全性。如果平常服用处方药（例如治疗哮喘或高血压的药），应保证带的药足够维持整个旅程，而且最好稍微多带一点儿。另外，旅行前和医生讨论一下这些问题。

不论打算离开多长时间，都必须与正在旅行地区的产前检查医生取得联系，弄清楚都需要做哪些检查。例如对妊娠期糖

健康第一

孕妇不应去疟疾流行的国家旅行。疟疾是一种严重的疾病，对孕妇和发育中的宝宝构成严重威胁。虽然有预防疟疾的药物，如有些药物在孕期服用是安全的，但并不是百分之百地有效。如果不能取消旅行，则应向医生寻求有关建议。

尿病病人的血糖快速检测，或选择在合适的时间进行胎儿生长检测。如果是在孕期的后3个月旅行，必须知道附近是否有合适的产房设施，产房设施能否处理像剖宫产或先兆子痫这样的急症？如果需要手术的话，麻醉条件如何？

到热带国家旅行

如果打算游览热带国家，那里一些疾病特别流行，可能需要在旅行前接种疫苗。可以从医生那里得到有关接种的信息。

一般不主张孕妇去疟疾流行的地区旅行，而且昆虫还会传播其他疾病。可以穿长袖衣裤、鞋和袜子以防止叮咬，并用一种含避蚊胺的驱虫剂驱虫，但应注意，用量不能过大。

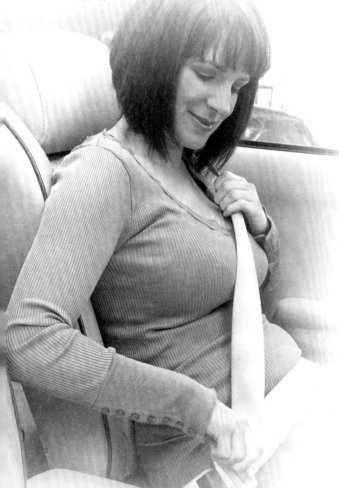

乘车旅行

在妊娠期乘车旅行不会有特殊危险，除非长时间坐在一个地方不活动。在长途旅行中，每2个小时停一下，下车走动一会儿。在行驶中，要系好座椅安全带和肩带，即使发生了事故，它们也会保证孕妇和宝宝的安全。浸泡宝宝的羊水像一个垫子缓冲来自座椅安全带的紧缩。若不系安全带，会有很大危险。研究显示，在交通事故中，胎儿的死亡多是因为母亲先死亡而引起的。

乘飞机旅行

到怀孕的第36周仍然可以乘飞机旅行，但要有一份医生开的旅行安全证明。在旅行之前核对好航线。

● **伸开腿** 在长途飞行中，偶尔从座位上站起来走动一下，因为长时间坐着会引起小腿淤血。走动可促进血液循环，防止深部静脉血栓形成（DVT）。

● **经常吸一点儿水** 随身带一瓶水并时常吸一点儿。空中旅行会发生难以置信的脱水，因为飞机中的相对湿度比撒哈拉沙漠还要低。

● **靠过道坐着** 尽量预定一个靠过道的座位，这样当一次次地去盥洗室时不用担心烦扰周围其他人。

孕妇应始终系上座椅安全带。系安全带时，调整腰部护带，将其放在隆起的腹部下方，不要放在上方，同时要系好肩部安全带。

第
三
章

产前保健

在整个妊娠期，孕妇和胎儿将被密切监护，以确信所有的事情都向着预期的方向发展。产前保健能够提供大量的信息，这是在怀孕期不可缺少的内容，这样可以使孕妇顺利度过妊娠期。

基本保健知识

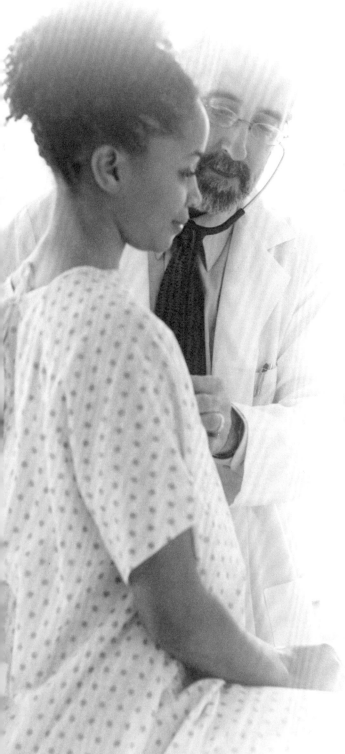

在得知自己怀孕并为此经历短暂的兴奋之后，必须马上开始对自身及胎儿实施适当的保健措施，这意味着要筹划产前检查方案。

任何产前检查的最终目标都是保证能有一个健康的妊娠期，包括母亲和胎儿的健康以及这个新生命的顺利诞生。医学上从来没有像今天这样能确保让孕妇安全地生下宝宝，如果孕妇目前的健康状况良好，生下一个健康宝宝的几率将超过95%。但这并不能作为可以逃避常规检查的理由。实际上相反的事情是存在的，研究表明，早期开始产前检查与生一个体重正常的健康宝宝之间有着非常重要的联系。

产前检查的目的

产前检查包括测试和检查，可以用来提供尽可能多的有关孕妇妊娠的信息资料，包括：

● **评估孕妇的综合健康状况**　详细检查和测试将发现所有存在的医学方面的问题，例如高血压（详见257页）。如果有问题暴露出来，在后续的检查中将会引起注意。孕妇将会被告知，由于妊娠的原因病情会发生哪些变化，另外会对胎儿产生什么样的影响。

● **检查健康状况**　医生在进行产前检查时，将检测孕妇的身体和精神状况。

● **检查胎儿的健康状况**　检查进度表中将有计划地观察胎儿的正常发育和生长。如果发现任何异常，将会进行其他的检查，以证实存在的问题并找出原因。助产士或者医生将会逐项解释，并帮助孕妇采取一些必要步骤，以保护胎儿的健康。

- **检查并发症** 妊娠期常见的症状（如烧心或痔疮）尽管属于轻微症状，但总是件令人烦恼的事。对此，医生会尽可能提出一些好的建议，为孕妇消除症状并尽可能防止复发。产前检查项目的设定包括检测任何隐匿病情，如妊娠期糖尿病和先兆子痫等，这样可以使这些疾病得到有效治疗，从而使其对宝宝发育的影响降至最低。

- **学习和准备做父母** 对如何做父母，许多东西要进行学习。医生将会建议孕妇参加学习班，听如何做父母方面的课。

- **为分娩做准备** 分娩看起来似乎离现在还远，但孕妇将会惊奇地发现预产期会如此快的来临。医生将根据孕妇对分娩方式的要求，不仅帮助其确定分娩方式，而且也会支持孕妇夫妇一同体验整个奇妙的分娩过程。

选择产前检查方式

如果在医院分娩，大多数妇产科医生会与当地医院联合为孕妇提供共享型产前检查，孕妇可以去看妇产科医生和社区助产士，他们将为孕妇做大多数的检查。通常仅有一到两个项目需要到医院去检查或扫描。

在英国的一些地区，有可能顺产的孕妇完全由助产士来进行护理。可以选择在医院或在家里，由助产士承担整个产前检查和分娩及提供产后护理，这种方式称为社区助产士护理或"低风险"护理。如果孕妇在妊娠期出现什么问题，助产士会将其转到医院就诊。

如果孕妇先前存在医疗问题，如出现过妊娠并发症或分娩问题，或者存在一些"高危妊娠"的因素，那么产前检查将在医院产科会诊医生的指导下进行。私人护理也是可行的，在那里将由私人医院的产科医生为孕妇诊视，并担负产前检查、分娩和产后护理。私人护理通常选择在家中分娩。

*T*ips: **产 前 检 查**

大多数育龄期妇女使用从商店购买的怀孕测试盒检测是否怀孕（详见 13 页），然后去医院检查，以确认是否怀孕了，并预约第一次产前检查的时间。第一次产前检查一般安排在怀孕的第 8~10 周（详见 79 页）。

在首次产前检查时，医生将为孕妇建立产前检查记录手册，在每次产前检查时，孕妇都应携带这本手册，外出休假时也不要忘记带上。检查记录包括产前检查预约时间、孕期、体重、血压和尿液化验结果、子宫底的高度（详见 83 页）、胎儿发育的情况、身体是否有肿块（肿瘤）以及其他重要的检查结果。

之后，孕妇根据医生制订的产前检查预约时间表按时到医院检查。如果是低风险妊娠，32 周之前可能只需要进行 3~4 次产前检查，32 周之后每两周检查一次，总共需要大约 10 次的产前检查。

在妊娠期某些阶段要进行一些特殊的检查。如到第 11~13 周时，做早期超声波扫描检查（包括唐氏综合征早期筛查）；到第 18~20 周时，用超声波检查胎儿的身体结构和发育情况，还要化验孕妇的 RH 血型（详见 82 页）。如果存在染色体异常的风险，还要做其他扫描或血液检查。

产前检查人员的组成

全科医生　大多数全科医生可提供产前检查。

产科医生　产科医生专门从事孕期、分娩和生育的医疗工作。产科医生具有特殊的专业技能，能够处理这一领域中的任何并发症。

助产士　所有的助产士都经过特殊训练，以便在整个妊娠、分娩和接生过程中对母亲和胎儿进行护理。他们必须有助产学方面的证书或学位，才有资格从事临床服务。助产士主管经过特殊的教育培训，他们可以帮助和支持助产士提供最优质的产科护理，助产士主管应该把联系方式告诉孕妇。所有英国的助产士都在"护理产科学委员会"登记注册。一名助产士通常既可以在医院、助产单位工作，也可以在社区依附于全科医生工作。他们的工作涉及产前检查的各个方面，主要负责家庭接生和在医院或助产单位接生。一名社区助产士会连续照顾产妇和婴儿直到生育后的10～28天，向保健访问员交接为止。独立助产士的工作不受"国家健康服务机构"管辖，但通常归属于一个助产业方面的团体。

麻醉师　麻醉师负责缓解产妇的疼痛，例如实施硬膜外麻醉。当产妇需要剖宫产、使用产钳或引产时提供适当的麻醉。

儿科医生　儿科医生是专门从事儿童保健的医生，负责检查宝宝出生后的健康状况是否良好。如果产妇出现难产或怀疑宝宝出现问题时，都需要儿科医生亲临产房。

超声波技师　超声波技师是经过专门训练的进行超声扫描的医生。超声波技师为孕妇实施超声检查、颈项透明层扫描和胚胎发育畸形扫描等。

实习生　临床实习是医学院学生在大型教学医院进行的常规活动，他们在产前检查诊室接受产科或妇科学方面的特殊训练。孕妇可以拒绝医学院学生留在诊室内，或请求某些程序只能由有资格的医生来完成。

其他专业医生　产科理疗师会给孕妇提出建议和理疗方法，以减轻怀孕所带来的疼痛，并为产妇推荐锻炼方法，促进产后恢复（详见326页）。营养师为孕妇提供健康的饮食，特别是患妊娠糖尿病的孕妇。

健康随访员　健康随访员由受过专门训练的护士担任，负责随访出生几周内宝宝的健康状况。

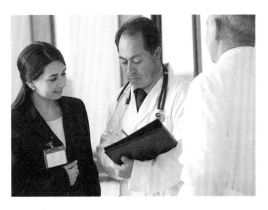

初 诊

在预约登记时，孕妇将被问到一些比较隐私的问题，但是如果对此有所准备，就不会感到窘迫了。

医生可能开始了解孕妇及其丈夫过去和现在的健康状况，按照顺序对孕妇进行一系列检查：测量孕妇的体重和血压；要求孕妇提供尿样；从孕妇上肢静脉里抽取血液，以进行各种实验室检测。如果孕妇近期（3年之内）没有做过子宫颈涂片检查，那就等宝宝出生后再做，因为怀孕使检查结果很难确诊。医生将告诉孕妇有关营养的信息，包括服用叶酸、维生素D补充剂和食品卫生，以及不要吸烟和饮酒。这次就诊结束时，医生将根据孕妇体格检查结果和需要来确定今后的预约检查日期（详见77页）。

病史

收集孕妇及其丈夫的健康资料，是在孕妇第一次就诊时对孕妇提供专业化保健服务的目的之一。这一提问过程称为问病史。医生会问及关于孕妇生活当中各个方面的问题，详见80页框格里的内容。

重要的一点就是要诚实和准确。孕妇所提供的所有细节都会有助于为孕妇建立完整的病史记录，这样更容易从中发现任何危险因素。对于回答有关的隐私问题不要觉得尴尬或不快，例如让孕妇坦露以前是否有过流产等方面的问题时，医生会对此给予同情和理解。如果回想不起先前经历事件的所有细节，要尽可能多地回答提问，医生会尝试着从任何其他细节中做出推测。

身体检查

大多数孕妇不需要做全身检查，但如果孕妇已患有疾病，则需要进行额外检查（如糖尿病患者需要检测肾脏功能）。

通常不做乳房检查，除非孕妇担心乳房的大小或乳头的形态影响哺乳。

骨盆检查也是不必要的，没有证据表明骨盆对分娩有影响。

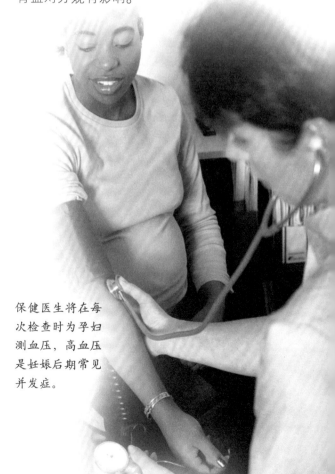

保健医生将在每次检查时为孕妇测血压，高血压是妊娠后期常见并发症。

测量体重

在第一次就诊时要测量孕妇的体重。此后在怀孕的大多数时间里，只有在考虑孕妇是否超重、体重不足，或者体重增加速度似乎不正常的情况下，医生才会为孕妇称量体重。孕妇体重增加太多，医生难以辨别胎儿的生长状况，如果超重，则很有可能出现并发症，例如妊娠期糖尿病。体重不足也不利于健康，如果孕妇体重低于平均水平，医生会更密切地观察胎儿的生长状况，因为胎儿可能不会像预期的那样正常生长（详见253页）。

测量血压

在每次就诊时，医生都要为孕妇量血压，这是产前检查必需的一项检测内容，因为高血压是妊娠期尤其是妊娠晚期一种重要而常见的并发症。以孕妇初次就诊时所测得的血压值为基准，相对于这个基准的任何波动都会被记录下来。孕妇可能越来越熟悉保健医生为自己记录下的血压值，正常标准值是120/70。血压是以毫米汞柱为测量单位，写作mmHg，第一个数值代表收缩压（当心脏收缩时），第二个数值代表舒张压（当心脏松弛时）。孕妇的血压

10个关于初诊的讨论话题

如果孕妇预先有所准备，那么初诊就会非常成功，也是收获最多的一次。另外孕妇还要进行一下调查，与自己的母亲谈一谈，了解一下她的妊娠是很顺利还是伴有并发症？如果有，属于哪种情况？让丈夫从他的母亲那里获取类似的信息。

1. 怀孕前有过什么病史？做过手术吗？做手术用过何种麻醉药以及住过几天院？对哪些药物过敏？丈夫有家族病吗？

2. 怀孕前已经患了什么病，是否在服用药物？怀孕前后是否因患慢性疾病（如哮喘和高血压）而服药？

3. 如果这不是第一次怀孕，距上次怀孕有多长时间？上一次是健康正常的妊娠还是有并发症？应该让医生知道有关前一次妊娠是终止了还是因失败而流产。

4. 进行有规律的锻炼吗？饮食是否有利于健康？吸烟吗？是否经常喝酒，喝多少酒？吸毒吗？

5. 是什么血统的人种？因为某些疾病好发于一些特殊人种，医生可能要求了解孕妇及其丈夫的祖籍。

6. 从事什么类的工作？这种工作对胎儿会有危险或伤害吗？工作中是否接触化学物质或X线？工作环境是否很热或很冷？本人是否是工作狂？

7. 有安全可靠的固定住所吗？环境清洁安全吗？

8. 上一次月经是哪一天？预产期是从这一天开始计算的。特别是月经是否规律，每次间隔多长时间？

9. 在发现怀孕之前采用什么避孕方式？如果用的是宫内避孕器，请告诉医生，因为那样有引起并发症的潜在危险。如果在怀孕前使用口服避孕药丸的话，将不会对孕妇和胎儿造成伤害，但是预产期可能会不准确。

10. 是否有精神健康问题，或者存在与性伴侣的关系问题？如果是的话可能增加家庭暴力或产后抑郁症的危险，应给予额外的帮助。

可能在妊娠期的前24周内下降，收缩压下降5~10 mmHg，舒张压下降10~15 mmHg。然而，当妊娠期接近后3个月时，血压将恢复到怀孕前的水平。如果血压进一步升高，医生会认为孕妇发生了先兆子痫，必要时会开降血压处方药来治疗。

尿液检测

妊娠期孕妇体内的变化意味着更容易患肾和尿路感染，大约有4%的妇女尿样中发现有细菌。由于这样的感染可能引起早产，因此，在妊娠期及时查出感染并进行治疗非常重要。

为了减少细菌感染，将会要求孕妇在第一次产前检查时提交尿样，然后将尿样送到实验室进行检测。在第一次及以后的产前检查过程中，都要检测孕妇尿液中的蛋白，尿蛋白的存在意味着已受到感染，或者发生了严重的先兆子痫或肾脏疾病。

通常，尿液可以用特殊的浸渍测试片进行快速检测，医生会提供这种测试片，孕妇可以在预约的产前检查那天，在家中检测自己的尿液，而后把结果告诉保健医生。应高度重视尿蛋白检测结果是否阳性。

尿液中的葡萄糖也要进行测试。妊娠期妇女时常会有尿糖，但如果在连续的检测中都发现有糖，或者如果胎儿明显大于相应的胎龄，将对孕妇进行妊娠

知 道 吗

关于白衣性高血压

有些妇女的血压仅仅在医院或门诊测量时升高。如果医生怀疑孕妇的血压升高是由医院环境引起的，就会给孕妇佩带一个测量仪在家记录血压。这种仪器运用一个自动袖带每15分钟记录一次，连续24小时。如果有高血压或先兆子痫，就需要每天测一次血压。

期糖尿病检查。这是一种仅见于妊娠妇女的糖尿病，在生下宝宝之后就会消失。

通常尿液不需做常规微生物培养，除非测试片显示有可能感染或出现白细胞、红细胞或蛋白。有复发性尿路感染、肾病、糖尿病或者镰状细胞病的妇女可能需要进行常规微生物培养。

血液常规检测

孕妇可能已经从医生的介绍中知道了血液检测的项目和原因，但如果对某项检查有什么疑问，可以请求解释。在第一次产前检查时，将会要求从孕妇上肢的静脉抽血化验。在以后的产前检查时，将根据孕妇的健康情况和是否发生并发症，决定是否需要进一步抽血化验。所幸的是一大堆检查项目可以用同一份血样来完成。

对风疹（德国麻疹）的免疫力

如果孕妇小时候发生过风疹或接种过风疹疫苗，就不会再感染风疹，胎儿也是安全的。如果在怀孕早期感染风疹（这种情况比较少见），宝宝可能会发生严重缺陷，如学习困难。如果检测发现孕妇没有免疫力，就会在生下宝宝之后接种疫苗，以保护将来怀孕。一般在接种疫苗后会被告知3个月内不要怀孕。如果在接种疫苗后不到3个月就怀孕了，不必过于担心，因为还没有发现因此而引起孩子不良后果的报告。

全血细胞计数

顾名思义，这是指检测血液中各种血细胞的水平，包括红细胞（传送氧）、白细胞（对抗细菌）和血小板（参与血液凝固）。假如孕妇患贫血症，红细胞计数或血红蛋白水平就会降低。铁是构成血红蛋白的基本成分之一，医生将会为孕妇开出补铁的处方来治疗，同时会建议食用富含铁的食物，如深绿色的多叶蔬菜、瘦肉、少量的肝、烹熟的贝壳类（特别是蛤肉）、干果、强化的谷类、强化的面食、面包和鸡蛋等。因为缺铁性贫血最常发生于妊娠第 20 周之后，尤其是后 3 个月期间，因此随着妊娠的进展，要经常复查铁的水平。

血型和 Rh 血型

在妊娠初期，要测试孕妇的 A、B、AB 或 O 血型以及 Rh 阳性或阴性血型，还要测试红细胞血型抗体，同样包括 Rh 血型抗体。这些检查在妊娠期后 3 月内要再复查一次。知道孕妇的血型非常重要，以备万一在分娩时需要输血之用。Rh 血型更是至关重要，因为如果胎儿是 Rh 阳性血型，而孕妇是 Rh 阴性血型，孕妇体内就可能产生攻击胎儿红细胞的抗体。如果再次怀孕而且怀胎是 Rh 阳性血型，孕妇体内的抗体就会破坏胎儿的红细胞，这就使胎儿有可能发生一种严重贫血症，称为溶血性贫血。

由于现代医疗技术的发展，这种疾病相当少见。Rh 阴性血型的母亲怀孕时和分娩后可注射一种免疫球蛋白（anti-D），它是非常安全的，可以防止抗体的形成，从而避免抗体攻击胎儿的血细胞（详见 231 页）。

乙型肝炎

虽然这种传染性肝炎多见于那些在英国以外出生的母亲，但现在对所有英国地区的母亲都在她们的登记预约中列出要进行乙肝测试（详见 232 页）。如果孕妇是乙肝携带者，宝宝出生后就需要接种疫苗和注射免疫球蛋白，以防发生乙肝。

Tips: **关于艾滋病（HIV）测试**

当然，没有经过孕妇的同意不应该做 HIV 测试，但目前所有英国的孕妇都被要求测试 HIV，因为有可能被感染，或是已经感染了而不知道。发现这种病情非常重要，因为可通过及时治疗来减少病毒传染给胎儿的危险，同时还可保护母亲的健康。如果孕妇认为以往有可能接触过危险的发病因素，例如无防护的性生活和共用注射针头等，那么，为了宝宝的健康应该进行一下测试。

如果孕妇被发现 HIV 阳性，医生将会提供咨询，并推荐一位专家来负责孕妇的孕期保健。采用抗逆转录病毒剂——这种当前可行的治疗方法，以及适当地选择剖宫术，使胎儿受感染的机会显著减少，感染概率仅有 1/4～1/5。胎儿出生之后，同样将劝告产妇不要为宝宝喂奶，因为病毒能够通过母乳传给宝宝。

例行检查

与详尽而冗长的第一次产前就诊形成鲜明对比，以后预约的产前检查时间较短，涉及的检查内容也较少。

无论什么原因使孕妇不能按预约进行产前检查，都应重新安排产检时间，不要因为自己感觉良好就试图省略，因为有规律定点产前检查是观察孕妇和胎儿发育的最好方法。

在每次产前检查时，保健医生会询问孕妇是如何应付妊娠症状的，并借此机会与孕妇讨论妊娠可能引起的一些症状，或者有可能出现的症状。随着第一次产前检查的开始，会对孕妇进行一系列项目的检查，有些检查需要在每一次产前检查时进行，有些检查需要在妊娠的某一关键时期进行，以便密切关注胎儿的健康和发育。

筛选检查

医生现在能够在明显的疾病症状和体征出现之前观察到所发生的疾病和问题。整个筛选检查的范围，包括超声波检查、胎儿项部半透明区超声波扫描、羊膜腔穿刺术、绒毛膜绒毛采样、α-胎儿球蛋白测试和脐带血液取样。产前检查目录包含了这些检查的详细内容。

血压和尿蛋白

每次产前检查时都会给孕妇测血压、检测尿蛋白，或者询问孕妇在家中测试的结果，以便及时发现孕妇是否有先兆子痫的体征（详见245页）。在20周之前，先兆子痫几乎不会发生，通常在妊娠后3个月才会显现出来。如果孕妇血压上升或者尿蛋白测试呈阳性，医生将会提醒孕妇到医院做进一步详细检查。可能需要进行某些血液项目的测试，以便发现异常情况，例如血小板低和肝功能指标不正常，这些指标异常有可能伴随先兆子痫的发生。

胎儿的发育和位置

为了跟踪观察胎儿的生长发育，在每次就诊时医生都会触摸孕妇的腹部，并测量子宫底的高度，即测量子宫的顶部与骨盆间的距离。这个距离的长度随着胎儿发育而增长，这样就可估计胎儿月龄和大小。如果医生认为宝宝太大或是太小，他们可能会让孕妇做超声波扫描，以便进行更准确的测量。如果宝宝生长得不是很好，或是生长过快，或者孕妇患了妊娠期糖尿病，可能需要早一点分娩。对于双胞胎或者三胞胎，大约需要

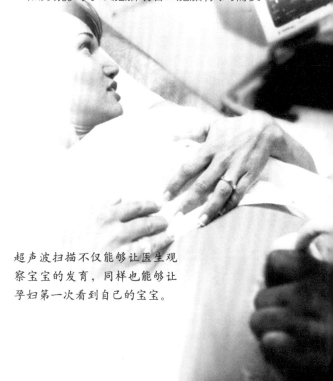

超声波扫描不仅能够让医生观察宝宝的发育，同样也能够让孕妇第一次看到自己的宝宝。

每4周用超声波对胎儿的生长情况进行观察。

在妊娠35周之后，每一次产检时都要检查孕妇的腹部，以探知宝宝的位置。通常情况下，在最后几周宝宝将会处于一种头朝下的姿势。然而在整个妊娠期间，他时常"翻筋斗"，也可能在他最后形成"终末胎位"之前表现为多种不同的姿势。由于自然条件的约束，如女性骨盆的形状和胎儿头部的形状，有超过95%的胎儿是以头先露的方式娩出。在36周之前，胎儿通常并不是处于头朝下的位置，然而，这种情况在36周之后存在就属于异常。医生会建议孕妇采用一些方法，尝试使胎儿转换成正确的方位（详见197页），以便能够正常分娩。

胎儿的心率和运动

在16周之后的每次产检，保健医生都会用手持多普勒听一听胎儿的心率。如果发现问题，医生会随时应用超声或胎心监护仪检查胎儿的发育情况。在妊娠20~22周，孕妇就能感到胎动——胎儿在子宫内扑腾、踢腿和翻滚，这些运动会迅速形成一定的规律。在产前检查时，孕妇要告诉医生感觉到胎动的时间以及胎动的强度，尤其是在30周之后（详见199页）。

百日咳疫苗

由于越来越多的新生儿患百日咳，所以孕妇在28~38周时可注射百日咳疫苗，以提高婴儿的短期免疫力，宝宝出生两个月之后才能进行免疫接种。即使孕妇先前注射过免疫疫苗，为了增强免疫力，最好再注射一次。

第一次扫描检查

第一次重要的超声波扫描是在医院由超声波医生来进行的。看着宝宝在里面运动、他的小心脏在不停地跳动，这实在令人吃惊和激动。这或许是孕妇在怀孕后的第一次"真实"感受，特别是非常侥幸没有早孕反应，也没有任何其他明显的体征提示自己已经怀孕了。

扫描的目的是确认胎儿在正常发育，能清楚地显示胎儿，而且没有任何问题。有些测量指标可以证实胎儿生长良好。在妊娠的某个阶段，还会检查胎儿器官发育方面的问题，如神经管缺陷。大约在第16周可能为宝宝做一下性别猜测，但这仅仅只是猜测，不可作为装饰宝宝房间的真实依据。

到预约产检的最后阶段，医生有可能

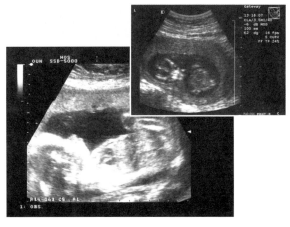

确定孕妇的分娩日期，或者根据胎儿的大小给孕妇一个更准确的判断。在整个产前就诊过程中，由丈夫或者亲密朋友或者亲属陪同非常重要，一方面可以给予支持，另一方面也可以和孕妇分享快乐的体验。每次扫描检查结束后，几乎总会提供一张胎儿扫描的打印图像。

特殊的**妊娠**

虽然每一位孕妇都应被特殊关照，但更需要对高龄孕妇、怀有双胞胎的孕妇和患有其他疾病的孕妇进行密切关注，确保孕妇和胎儿始终保持良好的状态。

在病史部分（详见79页）向孕妇询问的问题，将作为确定是否需要更密切观察和特殊护理的依据。例如，如果孕妇超过了35岁，并且患有某种疾病，如哮喘病或糖尿病，或者是以前有过孕期并发症，医生会让孕妇做更多的筛选检查，并要求增加产前检查的次数。同样，如果孕妇怀有双胞胎或多胞胎，产检医生将密切关注孕妇所有的变化。

高龄孕妇

如果超过了35岁，期望怀孕和分娩均平安顺利无任何病症发生几乎是不现实的。当今，孕妇很可能拥有健康的身体，再加上医疗技术的进步，已经增加了妇女生一个健康宝宝的机会。如果听到医生称自己为"高龄初产妇"或者"成熟初产妇"，不要感到不快，这只是一个简单的医学术语，表明孕妇超过了35岁，而且怀的是第一个宝宝。初产妇是初次分娩的简写，意味着这是孕妇第一个宝宝，如果是第二或第三次怀孕，将会称为经产妇。

研究显示，如果一位妇女怀孕了，很可能会有意识地做更多的努力，通过健康的饮食、规律的身体锻炼以及避免受到伤害来增进胎儿的健康，如果认真准备而且身体健康，就很有可能会拥有一个良好的妊娠期。

也有证据显示，高龄孕妇（不管生活水平如何）生的宝宝更健康、不容易生病或发生意外。

影响健康的危险因素

对大龄孕妇来说，主要危险因素是胎儿染色体异常的机会增大。绒毛膜活检（CVS）或羊膜腔穿刺术是用于鉴别染色体变异的诊断方法。令人高兴的是，对观察新生儿结果的大量研究显示，只要染色体正常，大龄母亲所生的宝宝就会和35岁以下妇女生得一样正常。

大龄妇女同样会使发生妊娠期糖尿病、妊娠期高血压和先兆子痫的危险略微增加。因此，医生可能会提供更多的产前检查机会并做多次超声波扫描，来密切观察胎儿的发育情况，尽可能早地发现问题。

高龄父亲

高龄父亲是指胎儿父亲的年龄在40岁以上。最近发现，高龄父亲存在染色体畸变的高风险，这与他们的后代出现自闭症和精神分裂症的发病率上升有关。科学家已证实15~30%的自闭症或精神分裂症患者的父亲是高龄父亲。高龄父亲的常染色体显性基因易发生畸变，只有一个突变的基因拷贝就有可能导致遗传性疾病。与染色体异常相比（如唐氏综合征），常染色体显性遗传性疾病（如亨廷顿病）是非常罕见的，所以迄今为止没有针对每一种染色体显性基因异常的特异性检测方法（已知的染色体显性基因异常达数千种），目前也没有一种针对男性的常规检测方法。

唐氏综合征

任何妇女都有可能怀上一个患染色体疾病的胎儿，如唐氏综合征。这种疾病会随着年龄的增长而比较多见。如果怀孕时35岁，所生孩子患唐氏综合征的几率是1/300，也就是说，会有99.7%的机会生一个正常、健康的宝宝。

某些对胎儿无损伤的、能显示胎儿可能发育异常的检查，例如胎儿项部半透明区扫描（详见230页）和血清学检查，是产前保健的常规检查项目，但是如果要明确诊断还必须做进一步的检查。对胎儿有危险的检查包括绒毛取样（CVS）和羊膜腔穿刺术（详见236页），这两项检查

年龄	唐氏综合征发病率
25	1：1500
30	1：900
35	1：350
40	1：100
44	1：30

是采集少量的胎盘绒毛组织或羊水进行分析，医生将为孕妇提供咨询和讨论可能与之相关的全部阳性结果的含义。

如果孕妇需要更多的信息或建议，以消除疑虑，要毫不犹豫地与医生联系，在整个孕期之中，他们都会为孕妇提供帮助。

双胎或多胎妊娠

孕妇发现自己怀有两个或两个以上的胎儿时，可能会感到震惊和无所适从。一些

8 种自我护理方法

无论怀的是双胞胎、三胞胎还是多胞胎，都需要格外仔细。以下提出的几点建议可用来消除或减轻多胎妊娠的主要症状，同时尽可能使妊娠安全和舒适。

1. **少食多餐** 可能在仅喝了一杯果汁和燕麦片后就觉得饱了，这是因为随着胎儿的长大，胃的空间被挤占，所以不必担心。少食多餐要细嚼食物，这样可以保证得到基本的营养和能量。

2. **睡午觉** 孕妇会感到日常生活中很容易疲劳，因此怀孕后需要更多的休息。制订每天的休息时间尤为重要，特别是最后几个月，可以睡觉或进行一些松弛练习。如果不这样做，将会在分娩前就筋疲力尽，或许不得不在最后几个月住进医院。

3. **消除背部疼痛** 由于额外负担着胎儿的重量，孕妇的脊柱特别是下部过分地弯曲而加重腰背疼痛，所以要对自己的姿势有高度清醒的意识。记住，要站直和坐直。可请丈夫或朋友试着用手为自己做背部按摩。

4. **游泳锻炼** 在水中能减少重力对胎儿的影响并提供一些必需的支撑。游泳是最好的锻炼，特别是缓慢的蛙泳和仰泳不会导致背部拱曲，而是能缓解耻骨所承受的压力，也有助于减轻背部的疼痛。

5. **与枕头交朋友** 多胎妊娠常发生剧烈背疼，为了减轻和预防背疼，购买或借用一种专门设计的枕头，用以支撑后背的下部，而且无论到什么地方都要携带着它。

6. **取得帮助** 无论在外还是家务杂事都应争取丈夫、朋友和家人的帮助。此外，尽量不要提重物，包括提购物袋和抱小孩。

7. **慢慢地拿取物品** 因为妊娠时血管比平时要扩张许多，因此当站起来的时候，血液就会涌向脚部，会感到眩晕或者晕倒，所以不要快速起床。要学会从平躺的体位先翻转成侧身，然后再慢慢地起来。

8. **舒适的睡眠** 当睡觉或休息时，可将自己的身体依在枕头或小布袋上，以避免大血管受到压迫，不然会限制胎盘的血液供应。或许需要尝试几种体位，直到找到一种舒适的姿势为止。

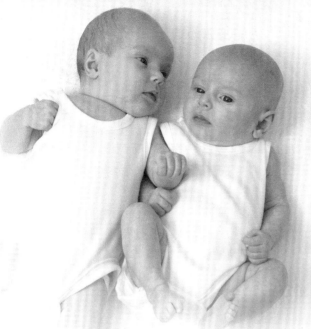

孕妇会感到难以置信,尤其是如果她们已经生过双胞胎或者已经有了一个宝宝,直到她们在超声波扫描中看到确切的证据时才相信。如果怀着双胞胎或多胞胎,与怀着一个胎儿相比,偶尔妊娠症状可能会加重,因此妊娠早期严重的晨吐和极度的疲劳可能提示这与单胎妊娠有些不同。

早期多胎妊娠可由超声波扫描诊断出来,这种早期的"警告"能够使孕妇和医生设计一个特别恰当的测试与检查日程表。在怀孕第12周到第14周所做的超声扫描可鉴别出当前有几个胎儿,而且通常情况下,也能够检测出是否是同卵双胞胎。

感觉如何

意想不到地发现多胎妊娠,可能会使自己感到很"特别":竟然会成为少见的双胞胎、三胞胎或更多胎的父母。然而兴奋之余,一种对即将有一个以上宝宝的恐惧和矛盾的心理会随之产生。如果孕妇夫妇是第一次做父母,当他们考虑到将来如何应付两个宝宝这一现实问题时,对如何做父母的忧虑可能会日渐增强。毫无疑问,开始

时会比较艰辛,但将很快发现自己能够独立承担,并制订一系列计划来养育和爱护这些新生的小生命。对于那些想要多个孩子的父母来讲,在怀孕过程中发现双胞胎的确是一个意外惊喜,因为他们想要的东西能够在一次怀孕和分娩中得到。

在妊娠早期,如发现自己怀了双胞胎,可以和丈夫有一个调整情绪的时间,这样可以为两个宝宝的需要做些实用性准备。当然,这将需要额外的必需品,如小床、衣物、汽车安全带、尿布等等,在制订一个所需物品清单时数量要加倍(详见191页)。做这些准备工作同样可以帮助孕妇减轻对临近分娩的极度焦虑,因为她会觉得什么都在掌握之中,对那些要用到的必需品已做好了准备。

为了得到更多的指点和信息,准妈妈可能希望与双胎和多胎分娩协会(TAMBA)联系,与其他双胞胎的父母聊聊天,听听他们的经历,必将会发现各种方便、实用的忠告。

期待什么

怀着双胞胎要比怀单个胎儿复杂得多,因为医生将密切关注各种情况的进展,而且孕妇也有许多期待。

● **次数更多的检查** 先兆子痫是多胎妊娠常见的并发症,为了发现先兆子痫的征兆,将会更多地检查血压和尿蛋白(详见245页)。如果早期检查显示血红蛋白已经下降,这不但是因为双胞胎需要更多的养分,而且因为孕妇的血液被稀释了,医生会建议服用一种铁补充剂,每天60~100毫克,叶酸每天4毫克,以便恢复正常并防止贫血。

- **多次超声波扫描检查** 由于采用简单的检查方法观察双胞胎的生长和发育比较困难，医生将会定期补充做一些精确检查来观察胎儿在子宫里的生活。如果胎儿是异卵双胞胎，可能需要每4周做一次扫描；如果是单卵双胞胎，要每2周扫描一次，因为这种情况下更容易出现并发症。

- **早产** 双胎妊娠中有50%的胎儿在第37周早产，如果孕妇出现任何疼痛、出血或阴道水样排出物的征兆，要立即与医生联系。

- **在医院分娩** 如果原本打算在家中分娩，发现怀有双胞胎之后必须改在医院分娩的事实会让孕妇感到失望。然而，医生必须从对孕妇最有利的情况来考虑。尽管孕妇怀双胞胎很正常，而且第一个胎儿是头先露，请记住，对怀有双胞胎的孕妇而言，可灵活选择分娩途径，要求采用剖宫产术分娩是很正常的事。有关双胞胎体位和阴道分娩的更多介绍详见218页。

- **额外的产假** 怀孕期如果孕妇有工作，感到很疲惫而需要休息，可能意味着必须早一点儿停止工作而增加休息时间。

高危妊娠

如果在先前的妊娠期间出现过并发症，就容易再次发生同样的情况。孕妇要在第一次产前检查时把病史告诉医生，尤为重要的是重度先兆子痫和早产。而先前有过一次流产不会对当前正常健康的妊娠有什么影响；即使流过三次产，仍然大有希望再次怀孕，并且可怀宝宝满9个月。与医生谈谈自己关心的所有问题，他们会安排更深入细致的产前检查。尽管妊娠期先兆子痫复发率为30%，但很可能并不严重而且发生于晚期。如果医生对此感到担心，将会为孕妇提供更多的产前就诊，检查血压是否正常，查看是否有水肿体征，例如踝部和手部肿胀。医生会给开一张小剂量的阿司匹林处方，每天75毫克，在整个妊娠期服用。有些研究提示，此法有助于减少发生先兆子痫的危险，或者至少可以延迟发病。

如果上一个宝宝早产超过3周，尽管早产有一定的原因，这样的事情容易再次发生。医生可能会要求孕妇做更多次的产前检查，特别是在妊娠后3个月。同时会建议多休息，以减少比预产期太早分娩的可能性。向医生询问预示早产的征兆和症状是什么，以便在这样的问题再次发生时，能尽早告诉医生。

慢性疾病

即使孕妇患某种慢性疾病得到了较好控制（如糖尿病或高血压），也可能还会担心这将对宝宝产生什么影响。同样，怀孕将会对孕妇的疾病有什么样的影响也很重要。所以必须与医生讨论，因为很可能需要另外的专业医生来做更详细的检查。

根据病情，有可能对孕妇提供更频繁的就诊，以对血压、尿蛋白和胎儿发育做经常性的检测。如果患糖尿病，在下一次怀孕之前很有必要与医生讨论一下自己的打算，这样就可能在最佳的身体状态下受孕。

第四章

怀孕9个月的
健康饮食

多样化的平衡饮食将为孕妇提供妊娠期需要的能量和养分,同时还能让宝宝将来拥有一个健康的身体,这是作为母亲所能给予孩子的最伟大的礼物之一。

做健康调整

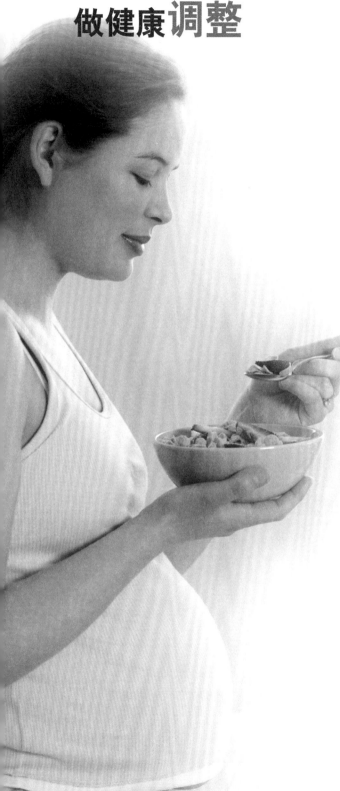

在妊娠期间，孕妇可能比任何时候更希望建立健康合理的饮食习惯。多样化的、有营养的膳食为宝宝创造最好的基础，同时也能让孕妇自己受益。

怀孕时要吃得好并不那么神秘，实际上仅需要按保健食谱饮食即可，也就是吃由不同食物组成的、含有充分营养的均衡食物。对照94页的食物营养类型表，分析一下自己每天的饮食，可能会发现自己已经开始实行一个均衡健康的食谱。可能只需做少许调整，比如吃的食物含铁不足，或含糖太多，还有几种食物要避免吃（详见104页），但没必要为自己树立无法完成的目标。

为巨大回报做出微小改变

吃是一种享受，即使在妊娠期间也是如此。但是，有的孕妇可能会考虑是否还需要做些什么，以改善自己的饮食习惯。例如，原先可能经常不吃早饭，水果也不多吃，或者因为太忙而下班后没有时间做饭。偶尔吃一次快餐无可非议，但不能经常吃，因为它们不像新鲜食物那样富有营养。当了解了营养早餐和水果究竟能为自己和宝宝带来何种益处时，就会愿意用它们填饱肚子了。

为了自己和宝宝的健康吃营养滋补的膳食并不意味着整日都要泡在厨房里：做一些食物并储藏在冰箱里；尝试快捷、健康的烹饪方法，例如用旺火炒、烧烤和蒸煮食物。如果累了或感到恶心，最好让丈夫或朋友代理烹饪或暂时叫些外卖。

避免急剧的变化

要记住妊娠期间从根本上改变自己的饮食习惯并不合适，所以不要由一个肉食者转变成素食者，反之亦然，因为身体可能需要几个月的时间才能适应饮食方面的巨大变化。较好的方法是顺应目前的饮食习惯，这样宝宝才可能吸收到最好的营养。如果认为现在吃的食物类型不足以提供所有需要的营养，可以向医生或营养学家咨询，他们会针对孕妇的需求提出一些建议。

新的食物结构

在妊娠期间，孕妇的味蕾、食欲以及消化系统都会出现一些反常，所以要为某些怪异的、令人惊讶的饮食方式做好心理准备。妊娠早期，如果出现早孕反应，会根本不想进食。孕妇同时会发现，很想吃一些以前最陌生的食物，而讨厌原来最喜欢的食物。到妊娠中后期，会发现自己喜欢不停地吃东西，进入一种少食多餐的模式。最后，当婴儿生长到占据了腹部大部分空间时，喝一杯牛奶或吃一根香蕉都会觉得饱了。

对食物的喜好

如果对食物的喜好或厌恶突然变得与怀孕前不同，不必惊奇，这很常见，特别是妊娠早期。如果发现自己突然离不开辣的或腌制的食物、糖果和巧克力、牛奶、水果、果汁还有像冰淇淋之类的冷制品，

这说明身体处于健康状态，而以上的食物是孕妇最喜欢的。相反，也会突然厌恶一些东西，例如茶、咖啡甚至肉类。

有些人认为，想吃什么就意味着身体缺少什么营养，然而这一理论还有待证实。虽然孕妇突然喜欢某种食物的原因还不清楚，但一般认为，体内激素（如雌激素）的改变是口味发生变化的原因。

总而言之，只要对饮食的好恶大体上与合理的食谱不冲突的话，可以按自己的意愿吃，而且不必担心。有些精神因素会影响人的好恶，例如开始厌恶咖啡或酒精，就是因为它们对宝宝有害（详见103页）。如果觉得某些不喜欢的食物是有营养价值的，可以用与它营养价值相近的同类食物作为替代品（详见94页）。

为两个人吃

有的人可能会想，怀有一个胎儿，需要吃两个人的饭。实际上，只需在妊娠最后3个月多吃一些，差不多每天比妊娠前多830焦热量，一天总共8 980～9 620焦热量。这些比以前增多的能量可通过以下方式轻易

*T*ips: 奇怪的爱好

有的孕妇会患上一种罕见的病症——异食癖，这是一种嗜吃异物的强迫症，例如吃冰、泥土、粉笔、煤、牙膏，甚至吃烧过的火柴。人们提出各种理论来解释这种怪异的习惯，但无一被广泛接受。一种理论认为，孕妇们之所以吃各种非食物物品，是因为她们下意识地努力补充缺少的营养。有些研究将异食癖与缺铁联系到一起，但患者喜欢的东西含铁量微乎其微。然而，人们已明确的是，异食癖会影响人体对必需矿物质的吸收。如果用那些奇怪的东西填饱了肚子，势必减少营养食物的摄入。如果有任何极端的癖好，一定要告诉医生。

得到补充：

- 一碗麦片粥和一碗低脂牛奶。
- 两片加奶油或人造黄油的烤面包片。
- 一杯牛奶和一根香蕉。
- 一杯果汁和一个煮鸡蛋。

但是，每个人对热量的需求因各人情况不同而有所变化，若很在意自己的体重，就告诉医生。如果在怀孕初期体重不足，而且怀的是双胞胎或三胞胎，那么就需要更多的热量。如果孕妇超重的话，将会被建议在妊娠后 3 个月之前应尽量控制体重的增加。

妊娠期间不是限定饮食的时候，因此绝不能为减肥而控制能量的摄入。充足的能量不仅提供给孕妇能量，还有助于宝宝的生长。如果发现自己体重正快速增加，规律地锻炼，减少脂肪的摄入，多吃水果、蔬菜和未经提炼的碳水化合物都会有所帮助（详见 93 页）。如果患有饮食障碍，应去看医生或向营养学家咨询，他们会提供一份合适的妊娠食谱。

健康的选择

除了要保证摄入足够的热量，还要确保这些热量的来源是健康的。缺乏营养的食品，如含高糖或高脂肪的快餐，虽然能满足能量需求，但却无法保证营养需求。不

830 焦热量与营养成分对照表

	5 个饼干	低脂奶糠皮饼
能量（焦）	830	830
蛋白质(g)	2.9	8.4
纤维(g)	0.7	6.5
维生素 B$_1$(mg)	0.06	0.5
维生素 B$_2$ (mg)	0.04	0.8
维生素 B$_3$ (mg)	0.7	7.6
维生素 B$_6$ (mg)	0	1.3
叶酸／叶酸盐(mcg)	5.7	130
钙(mg)	53	145
铁(mg)	0.9	10.1
锌(mg)	0.3	2.1

必为每一口食物而担心，但是无论如何要尽可能吃多种类型的新鲜食物。在选购食品时，要考虑营养价值，以便发现除了热量之外还得到了什么。左方的图表显示，两种含 830 焦热量的快餐其营养价值有所不同。

保证吃饭次数

如果平时很忙，很有可能已经养成了不吃早饭或午饭的习惯。但妊娠期间不仅不能限制饮食，更不能不吃饭，因此要有意识地保证适当的进食，至少一天吃三顿。

有时可能发现自己在吃饭时不想吃东西，所以要吃些小吃以满足能量需要。不要吃缺乏营养的小吃，例如饼干和糖果，与那些没有营养仅提供能量的小吃相比，尽量吃干鲜水果、生蔬菜、牛奶什锦棒、酸奶及果脯。如果有工作，手提袋或抽屉里放些营养小吃，这样可以随时嘴里嚼点什么。

怎样达到膳食平衡

最理想的健康饮食不是由什么神秘配方或照着能否吃什么的食物列表来决定，而是以此为依据从这个框架范围内来选择食物，从各类食物中均衡地摄取营养。

其实选择食物并不难，设计膳食只需参照94页的表格就行了。它会告诉人们日常五大类食物中各种食物所起的作用。

哪些是必需的食物

大多数营养学家把食物分为五类：复合碳水化合物类；蔬菜水果类；乳制品类；鱼、肉等高蛋白食物；油、脂肪及糖类食物。复合碳水化合物类和蔬菜水果类食物是最重要的两种，它们占每天摄入食物的主要

在冰箱中多存些新鲜食物，这样就能想吃什么就吃什么。

部分，剩下的一小部分是奶制品和高蛋白食品。油、脂肪及糖类食物的确含一些有用的养分，但不能吃太多。只有不偏食，才能获取孕妇和胎儿需要的各种营养。

复合碳水化合物

面包、早餐麦片、面点、大米和土豆大约应占食物总量的1/3。最好吃未经精细加工的谷物，如糙米和全麦面包及全麦面食。因为保留了麸糠（谷物外面的保护层）和胚原基（每粒谷物基部的一小块区域），这使它们含有更多的营养。加工过的谷物，以精粉和白米为例，大部分B族维生素、维生素E及必需脂肪酸都损失掉了。另外，约20%的蛋白质及大量的纤维素也随着精炼而丢失。适量地摄入纤维素对消化系统非常重要，还能有助于预防常见的妊娠并发症，如便秘（详见64页）。

与人们普遍的观点正好相反，碳水化合物本身的热量含量并不高，但它们常常被浇盖上一层高脂肪、高热量的食物，例如黄油和含乳脂或油的沙司。如果孕妇的体重增加过快，应少吃高脂和高热量的食物，而不是少吃碳水化合物类食物。碳水化合物类食物能让人很容易吃饱，而且不容易饿，因为它们在体内分解较慢。

水果和蔬菜

食谱的主要组成还应该包括各种水果和蔬菜。水果和蔬菜除了提供水和纤维外，还能提供许多重要的维生素和矿物质（详见98页）。低温冷藏的水果是在刚摘下

93

健康均衡的饮食

油、脂肪和糖类 摄入量不高于每天热量的30%。

高蛋白类 每天2～3份，每份有85克肉、115克鱼或140克熟扁豆。

乳制品 一天3份，每份有200毫升牛奶、140克酸奶或40克干酪。

水果和蔬菜 每天至少5份，每份有1杯橘汁、1个水果(如1个苹果)或3汤匙炒菜。

复合碳水化合物类 它们将构成每日主食，每天6～7份，每份有2片面包、140克土豆、4汤匙米饭、或6汤匙通心面。

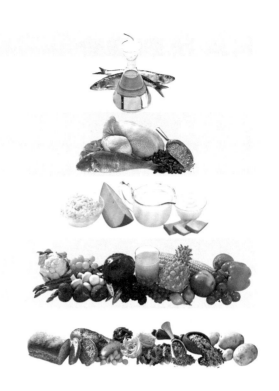

来后数小时内就被冷藏起来的，因此，比普通超市里摆了一、两天的鲜果营养价值更高，更值得选择。为了使营养全面，应当吃各种水果和蔬菜，例如：

- 柑橘类、草莓、猕猴桃和石榴，都富含维生素C，有助于铁的吸收。
- 黄色水果，如芒果、桃子和杏，都富含β－胡萝卜素，即植物型维生素A。
- 橘子、橙子、黑莓、山莓及香蕉都含适量的叶酸。妊娠期间（尤其是妊娠期前3个月），叶酸很重要。
- 果干是铁及其他微量元素的绝佳补充物。
- 绿叶蔬菜，特别是深绿色蔬菜，比如圆白菜、紫椰菜及菠菜含有大量的叶酸、维生素C和β－胡萝卜素，还有铁和其他重要的微量元素。
- 像胡萝卜、萝卜和甘蓝等根类蔬菜是维生素 B_1 的丰富来源。

- 包括扁豆、豌豆在内的豆类，富含蛋白质、纤维素、B族维生素及矿物质。
- 果汁或蔬菜汁，如苹果汁、橘汁、番茄汁及胡萝卜汁不仅含有大量的水分，而且还富含维生素和矿物质。

乳制品

　　牛奶、干酪及酸奶富含的钙元素是妊娠期最重要的矿物质之一。钙能加快胎儿骨骼和牙齿的生长，同时也能保护孕妇的骨骼。牛奶在提取出部分脂肪后依然保持原来所有的矿物质和水溶性维生素（详见98页），所以最好选择低脂乳制品。除非买的是低脂浓缩牛奶，这种牛奶被提取出的不仅是脂肪，还有维生素A、D等脂溶性维生素，不过牛奶并不是这些维生素的主要来源，所以不需要担心会因此缺少这类维生素。一杯225毫升的牛奶就能满足每日钙需求量的 1/3，也就是说每天喝 3 杯牛奶，就不用担心缺钙了。乳制品还富含B族维生素和蛋白质，但有些干酪却不适合孕妇食用。

高蛋白食物

蛋白质是所有生物体内必需的成分，在肉、家禽、鱼、鸡蛋、干酪、麦片、豆类（豌豆、蚕豆、扁豆）和坚果中含量较高。蛋白质用于构建胎儿的细胞、组织和器官。高蛋白食物中的维生素（如B族维生素）和矿物质（如铁和锌）含量也较高。

有些构成蛋白质的氨基酸人体内无法合成，因此只能通过食物吸收。不同食物的氨基酸含量与种类不尽相同，肉、鱼、牛奶及干酪等食物中的动物蛋白含有各种各样的必需氨基酸；植物则不然，在干的豌豆和蚕豆、坚果、籽仁与面包及其他谷物制品中的氨基酸不仅含量少，种类也少。这就意味着素食主义者不得不吃各种各样的高蛋白植物，以补充所需的氨基酸。

油、脂肪及糖类食物

这类食物的热量较高而营养价值低，所以被叫做无营养食品。因此，还是少吃这类食物为妙。时常吃过多的脂肪或糖类食物，意味着少吃其他四类高营养食物。但也没必要将油炸食物、脆薯片、碳酸饮料、糖果及饼干等美味拒之门外，可以把

它们当做一种消遣偶尔吃一点儿。但如果吃上了瘾，会导致各种疾病，像肥胖症和心脏病。

然而吃少量的糖和脂肪却是每个人的健康所必需的。它们可以提供能量、保养皮肤和头发，还能运输体内的脂溶性维生素（详见98页）。更重要的是，人体无法合成必需脂肪酸，因此只能从瘦肉、鱼、鱼油、植物、种子、坚果、植物油等食物中吸收（见下面的方框内）。

如果可能，要尽量选择含不饱和脂肪酸较多而饱和脂肪酸较少的食物。不饱和脂肪酸在常温下呈液态，主要来自植物类和鱼类食物，因此鱼油和植物油是健康脂肪的来源。饱和脂肪酸室温下呈固态，来自动物类食物，吃得太多易引起心脏病。

别忘了补充水分

妊娠期间要注意补充水分，以保证血循环量增加和为胎儿输送营养。而且妊娠时体温升高，这就使孕妇更容易脱水。每天至少应喝8杯水（225毫升一杯），最好是白水，但牛奶、草药茶、果汁或蔬菜汁也都是很好的选项。要少喝咖啡因及酒精类饮品，它们可使孕妇脱水并对胎儿造成影响（详见103页）。

素食者的均衡饮食

在妊娠期间，当孕妇已经在按健康食谱饮食时，必须储备充足的营养食品，以

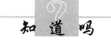

知 道 吗

有些脂肪有益于身体健康，含油多的鱼如青鱼、沙丁鱼、鲑鱼和鳕富含一种叫ω—3的必需脂肪酸。这种脂肪酸是胎儿眼睛及大脑发育的关键成分。实际上，胎儿大脑的60%是由各种必需脂肪酸组成，所以在妊娠最后3个月，胎儿大脑重量要增加4～5倍，吃这类食物就显得特别重要。必需脂肪酸对孕妇的身体也有益处，能减少患妊娠期高血压的危险。因此妊娠期间，建议孕妇每星期吃两份鱼，而且其中一份是含油多的鱼。

确保自己能摄入足够的蛋白质、铁、钙、维生素 D 和 B$_{12}$。如果担心自己缺少什么营养，可以去请教医生或饮食学家，他们将提供答案。

高蛋白食物

如果孕妇食谱是干酪和鸡蛋，那么这些食物能提供丰富的蛋白质。然而，如果不喜欢吃这些东西，应当食用各种富含蛋白质的植物性食物，以确保获取所有的必需氨基酸。例如，将豆类（豌豆、蚕豆和扁豆）与全粒谷物混合后食用。同样，所有的黄豆制品，如豆腐、印尼豆豉和日本豆面酱，都是蛋白质的丰富来源。

摄取富含铁的食物

铁是孕妇和宝宝必需的营养成分（详见 100 页），特别是对于血细胞的生成十分重要，在妊娠期大约每天需要 14.8 毫克的铁。由于植物性食物中的铁比动物性食物中的铁难以吸收，所以要多吃富铁食物，如各类豆类、深绿色的多叶蔬菜和大豆制品等，一些水果干也能增加铁元素。维生素 C 能增进铁的吸收，所以吃富铁食物时要喝橙汁。

摄取富含钙的食物

如果孕妇不吃奶制品，就必须通过进食足够的绿色蔬菜来增加钙的摄取量，如椰菜、大豆制品、干无花果和芝麻。摄入足够的维生素 D 会更有效地促进钙的吸收，所以也要进食鸡蛋和奶制品。如果孕妇是一个严格的素食主义者，可以从强化谷类中获取维生素 D，或者向医生讲明，服用补充剂。

孕期饮食计划

孕妇感到疲倦时，很容易选择外卖食品或快餐，但这些东西不能给予平衡的营养。预先计划自己的饮食会节省时间和力气。这里是每周食谱的一些建议。

如果孕妇工作的场所没有多少健康的午餐可供选择，则吃个盒饭，或把晚餐作为主餐，尽量按健康食谱烹调自己喜爱的食物，包括大量的新鲜食品。

同样要平衡饮食。例如，丰盛的主餐加少量的甜点，或以蔬菜为主食，外加以蛋白质为主的甜点，如酸奶或干酪。

早餐
- 强化早餐麦片粥外加低脂牛奶和水果。
- 煮熟的鸡蛋外加一个百吉饼和低脂涂抹物。
- 香蕉和草莓上撒些麦芽精。
- 几片烤瘦肉外加西红柿和蘑菇。
- 麦片粥外加低脂酸奶，撒上些葡萄干或果干。
- 炒蛋加两片涂有多不饱和人造黄油的全麦面包。
- 低脂酸奶内加杏干。

午餐
- 一大片马铃薯上面加上金枪鱼、黄瓜和绿豆。
- 鹰嘴豆或椰菜汤外加一个百吉饼。
- 面包片加青椒或西红柿等蔬菜。
- 烤面包加青菜、豆腐。
- 上面有蔬菜的比萨饼。

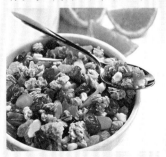

补充维生素 B₁₂

维生素 B₁₂ 主要存在于动物制品中，如鸡蛋和奶制品。发酵食品，如印尼豆豉也含有维生素 B₁₂。一些酵母提取物、豆奶、食草动物的干酪和面包涂抹物都是用维生素 B₁₂ 强化过的，因此应储备这些食品。如果孕妇是一个严格的素食主义者，会发现要满足维生素 B₁₂ 的日需求量是很困难的，所以要向医生讲明，在整个妊娠期服用补充剂。

其他类型的食物

在妊娠期间，如果孕妇因为医疗或其他方面的原因而不得不限制饮食，可以向营养师或医生征求专业化的帮助和建议。他或她会告诉孕妇如何最大化地摄取营养，这样胎儿就能够得到所必需的养分。下列

饮食规则值得一记：

- 如果孕妇不愿吃乳糖，可以通过吃带骨的鱼罐头、芝麻、芝麻酱、暗绿色叶蔬菜、水果干和强化的豆奶来提高钙的水平。
- 如果孕妇对谷蛋白过敏，则需要储存以下几种类型的碳水化合物：土豆、去谷蛋白面包、大米和玉米。
- 如果孕妇患有糖尿病或妊娠期糖尿病（详见 245 页），医生将会给予密切观察。通常，日常摄取量大约有一半来自碳水化合物，如意大利面食、糙米和全粒谷类。
- 全麦面包放上乳酪后烤干，外加一盘西红柿和生菠菜色拉。
- 加有胡桃、葡萄干和绿洋葱的米饭色拉，淋上橄榄油。

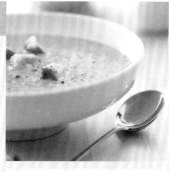

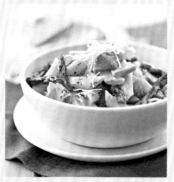

- 一个烤鸡，色拉三明治加粗面粉面包。
- 鲑鱼片，加一盘由生菜、西红柿、胡椒粉和芝麻制成的色拉。

晚餐

- 清蒸鲑鱼和芦笋，拌意大利面条和酸辣酱。
- 橄榄油烤茄子、西红柿、小西葫芦和胡椒粉，拌上意大利面条。
- 烤地瓜，加酸奶干酪、利马豆和蒸蔬菜，如蒸胡萝卜或蒸椰菜。

- 烤鳕鱼，加上绿豆、捣烂的土豆和细辛花番薯。
- 菜花加干酪、风干西红柿沙司和新鲜的绿色拉。
- 咖哩粉加竹笋和小西葫芦拌蒸大米。
- 油炸瘦猪肉或豆腐，生姜和蘑菇拌米饭。

甜点

- 苹果干和其他果干。
- 覆盖有水果、天然乳酪的蛋白甜饼。
- 薄脆饼干，选一种干酪。
- 柠檬馅饼。

必需的营养

所谓对宝宝的营养，就是指通过饮食，为宝宝输送各种重要的构筑机体组织的蛋白质，并提供能量的碳水化合物以及各种维生素和矿物质。

虽然人体可以自行合成一到两种维生素，但大多数维生素主要由食物提供。101页的图表将告诉孕妇在妊娠期间各种维生素和矿物质的每日需求量及其来源。有些食物可以提供多种营养，例如绿色蔬菜（维生素A、B、C和钙）和各种谷物（维生素A、维生素 B_2、维生素C、铁和锌）。

妊娠期间必需的维生素

目前已知13种维生素对人体健康所起的作用。身体内能够储存脂溶性维生素A、D、E，但无法储存水溶性维生素，如维生素B、C，所以这类维生素应当定时补充。

如果在怀孕前各种维生素的摄入量都比较理想的话，那么从理论上讲，在妊娠时不改变食谱也能满足宝宝对各种维生素的需求。这是因为8周后，胎盘开始活跃地从孕妇的血流中汇集大多数维生素。但事实上，这会造成母体维生素轻度缺乏。因此，妊娠期间摄取足够的各种维生素是非常重要的，其中有几种对孕妇和正在发育中的宝宝尤为重要。

维生素A

天然维生素A以两种形式存在：视黄醇和 β – 胡萝卜素。前者是一种存在于动物体内的成熟形式；而后者存在于植物中，可以在体内转化成维生素A。维生素A对胎儿细胞、心脏、循环系统以及神经系统的发育都起着重要作用。因此，当胎儿体重增加的速度达到最快时（在妊娠最后的3个月），对维生素A的需求量就会增加。幸运的是，大多数孕妇每天都能够按照推荐标准摄入这种维生素。

大剂量摄入视黄醇将会增加婴儿先天性缺陷的危险，但要摄入太多几乎不太可能。动物肝脏是唯一含有大剂量视黄醇的食物，所以建议孕妇不吃肝以及肝制品，检查一下服用的各种营养补充剂，确保所含的维生素A是 β – 胡萝卜素，而不是视黄醇。

B 族维生素

B 族维生素包括维生素 B_1（硫胺）、B_2（核黄素）、B_3（烟酸）、B_6（吡哆醇）、B_{12}（钴胺）以及叶酸盐（见下）。B族维生素帮助人体将食物转化为能量，在新细胞的形成过程中起主要作用。它们在妊娠早期——细胞分裂率最高时显得尤为重要。在这个时期，足量地摄入B族维生素（特别是 B_2 和 B_3），将会使宝宝有一个令人满意的出生体重。同时还要增加维生素 B_6 和 B_{12} 的摄入，前者关系到婴儿神经系统的发育，而维生素 B_{12} 则参与红细胞的制造。富含B族维生素的食物有：强化早餐麦片、蔬菜、各种谷物、鱼、肉、蛋、奶。

叶酸

叶酸属于B族维生素，在妊娠期前3个

月十分重要。研究表明，女性在受孕前以及妊娠的前3个月通过补充叶酸，可明显地减少婴儿患像脊柱裂这类神经管缺陷（详见367页）疾病的危险。到第12周时，胎儿的神经管已经完全形成，服用叶酸已经失去意义。

虽然叶酸存在于绿叶蔬菜、橘子、香蕉中，但单纯食用这些食物不足以满足需要。所以建议吃一些叶酸补充剂（400微克）和人工加入了叶酸的强化食物，如一些面包和早餐麦片。与其他维生素恰好相反，人工合成的叶酸比天然叶酸更容易被吸收。

维生素C

妊娠期间孕妇对维生素C的需求增加，因为它会帮助机体制造新的组织，促进胎儿的生长发育。它还能帮助人体吸收食物中的铁，所以食用富铁食物时最好喝一杯果汁。酸梅、橘类水果和土豆都富含维生素C。

维生素D

皮肤暴露于阳光紫外线下时，就会合成维生素D。维生素D对人体钙的吸收起着至关重要的作用，是宝宝骨骼和牙齿发育所必需的。常晒太阳的人通常可以合成足够的维生素D。然而，有些国家（如英国）无法保证充足的阳光照射，所以建议每名孕妇服用维生素D，每日10微克。

维生素E

这是一种抗氧化剂，有助于修复损伤细胞。缺乏维生素E会诱发子痫（详见246页），所以应吃些鳄梨、种子、坚果和植物油。

孕期必需的矿物质

人体自身不能产生矿物质，所以必须通过食物吸收。有几种矿物质（如铁、钙、锌）对处于妊娠期的妇女特别重要，下面将作详细介绍。同时还要注意补充碘、镁、硒等元素，它们涉及到人体从调节新陈代谢到遗传物质产生的各种功能的正常进行。

钙

钙是机体内最丰富的矿物质，其中99%都在骨骼和牙齿中。它参与人体血液凝固、肌肉收缩以及神经发出信号等活动。同时可以预防高血压，从而降低子痫的发病率

5 种方法让孕妇获得更多营养

1. 我们当天买的许多水果还没有熟，等它变软和变了颜色之后再吃，这时水果不但口感最好，维生素含量也最高。
2. 新鲜蔬菜在短时间内就会失去营养，所以要经常购买，最好当天买的菜当天吃或立即吃掉。
3. 蔬菜的大部分营养都集中在表皮，所以如果可能的话要连皮一起吃。像胡萝卜这样的根类蔬菜应尽量擦洗，而不要削皮。
4. 水果、蔬菜不管怎么切都会损失营养，因此尽量把它们大块地吃下去。
5. 养分会进入汤汁，所以应生吃蔬菜或用高压锅蒸熟后吃。至于肉类和家禽则可用干燥加热的方法，如烧烤。如果做调味汁或肉汁，可以用菜汤烹饪。

（详见246页）。在妊娠期，孕妇将从食物中摄取更多的钙，储备的钙将提供给宝宝。然而，许多孕妇摄取的钙低于推荐的量，因此，孕期补钙非常重要，尤其是妊娠的最后3个月，这时的宝宝开始发育骨骼和牙齿。如果孕妇小于25岁，摄取足够的钙就更重要，因为直到25岁左右，骨骼的发育才算完成。

铁

这种矿物质对新细胞及激素的形成至关重要，而且是构成红细胞的主要成分。在妊娠期间，血容量是以前的两倍，所以对铁的需求量大大增加。

对于孕妇和来月经的女性，建议每日铁的摄入量为14.8毫克。妊娠后、月经停止了，身体也变得能更有效地摄取食物中的铁，所以理论上女性则不需要额外地补充铁。但许多女性特别是青少年由于月经过多，或吃的食物含铁不足，已经有了轻度缺铁，因此提高体内铁元素水平将减少缺铁性贫血的发生（详见244页）。

动物和植物类型的食物中都含铁。动物类食物，例如红肉、鸡鸭和鱼含有一种血红素铁，它比植物类食物，如蔬菜、水果、坚果、面食、谷物以及强化型早餐麦片中所含的非血红素铁更容易吸收。

维生素C能促进铁的吸收，所以在吃过含铁的饭后，应喝一杯橘汁或其他富含维生素C的物质。由于茶和咖啡会阻碍铁的吸收，在饭后约一小时后才宜饮用。

锌

锌是人体生长、伤口愈合和免疫功能必需的元素，关系到细胞的复制。妊娠期间摄入量不足将导致婴儿出生时体重偏低。由于铁和钙的存在，孕妇的身体变得能更有效地利用锌，所以如果怀孕前已经能够摄入足够量的锌的话，妊娠期间就没必要增加锌的摄入量。然而，如果孕妇服用铁补充剂，它就会干扰锌的吸收。总体上说，锌主要存在于高蛋白食物，如鱼和肉中。来自植物中的锌不容易被吸收。

是否需要服用营养补充剂

理论上，如果孕妇的饮食健康、均衡，就不需要额外地服用维生素或矿物质类补充剂。但是很可能确实缺少某些营养，面对那些营养品究竟吃还是不吃，将会怎样选择？

最好征求医生的意见，他们将告诉孕妇缺什么，该怎样补充。他们会推荐一种维生素与矿物质合理搭配的补充剂。如果怀疑孕妇饮食中的铁不足，他们会建议改用铁补充剂。

尽管孕妇很想服用其他的补充剂，以弥补自认为食谱中缺乏的某种物质，但用与否一定要在医生做过检查之后再决定。不仅是因为它们具有潜在的危险，对它们的依赖还会让孕妇盲目地认为自己的各种营养都不缺。其实不然，适量地摄取维生素和矿物质，仅仅是健康饮食所提供的一个方面。还需要碳水化合物来提供能量，还有蛋白质、必需脂肪酸以及纤维。有专家质疑那些营养品的有效性，因为食物中营养成分的吸收需要依赖其他成分的协助，而后者可能具有其他的促进健康的特性。即使医生建议补充某种维生素或矿物质，请记住它不是健康食物的替代品，孕妇应当继续执行健康饮食方案。

如何满足孕妇每天的维生素需要量

维生素	每天的需求量	食物来源
A(视黄醇/β－胡萝卜素)	700 微克	鱼油，动物肾脏，奶制品，蛋黄，黄色及红色水果，红、黄、绿色蔬菜
B$_1$(硫胺)	0.9 毫克 （怀孕后 3 个月）	加强型早餐麦片粥，全麦面包，豆类，猪肉，牛奶，酵母汁，鸡蛋
B$_2$ (核黄素)	1.4 毫克	牛奶，全麦面包和谷类，蛋黄，奶酪，绿叶蔬菜
B$_3$ (烟酸)	13~14 毫克	全麦面包，加强型早餐麦片，豆类，瘦肉，鱼
B$_6$ (吡哆醇)	1.2 毫克	鸡肉，鱼，鸡蛋，全麦面包和谷类
B$_{12}$ (钴胺)	1.5 微克	瘦肉，油性鱼，牛奶，乳酪，鸡蛋
叶酸/叶酸盐	600 微克 (怀孕前和怀孕的前 3 个月) 300微克 (怀孕中后期6个月)	加强型早餐麦片和面包，绿叶蔬菜，香蕉，橘汁，浆果，豆类
C （抗坏血酸）	50 毫克	橘类水果及其果汁，野玫瑰果，猕猴桃，酸梅，草莓，木瓜，椰菜，绿叶蔬菜，土豆，胡椒粉
D （钙化醇）	10 微克	油性鱼，鸡蛋，多不饱和人造奶油，黄油

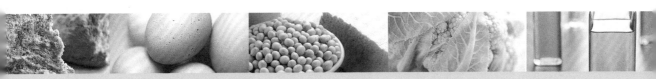

如何满足孕妇每天的矿物质需要量

矿物质	每天的需求量	食物来源
钙	700~800 毫克	牛奶，干酪，酸奶，带刺鱼罐头(如鲑鱼和沙丁鱼罐头)，豆腐，绿叶蔬菜
碘	140 微克	海鱼，含碘盐，奶制品，鸡蛋
铁	14.8 毫克	瘦肉，鱼，蛋黄，全粒谷类，菠菜，豆类，强化面包和早餐麦片
镁	270~300 微克	豆类，坚果，谷类，菠菜，花生酱
硒	60 微克	油性鱼，肉类，全麦面粉，巴西坚果
锌	7 毫克	瘦肉，鸡蛋，沙丁鱼罐头，全粒谷类，豆类

远离危险的食物

妊娠期间尤其是前3个月，孕妇容易受食物中细菌的感染，而且会进一步感染胎儿。但通过遵守一些简单的规则，你的膳食就会既有营养又安全。

细菌毒素存在于某些食物中，有些是由不良的烹饪技术引起，细菌会从母体的血液经过胎盘传染给胎儿。妊娠期间，孕妇的免疫力也会因体内循环及新陈代谢的变化而略有降低。这就是为什么一定要减少孕妇食物中细菌的重要原因。

精明地购买食物

食品安全要从购买时开始。买乳制品、肉、家禽和鱼时，要选择距离保质期时间最长的食物，而且等到购物最后再挑选这些商品，这样能尽量减少他们离开冷藏环境的时间。过了保质期的食物永远不要吃。在挑选其他食物时，千万不要买包装破损的

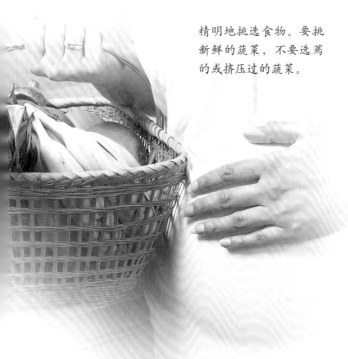

精明地挑选食物。要挑新鲜的蔬菜，不要选蔫的或挤压过的蔬菜。

食物，例如有凹陷的罐头或塑料袋破碎的食品，这样才能保证安全。

是否必须选择绿色食品

人们可能会渐渐地选择无公害绿色食品，因为这种食品种植时不用化学杀虫剂或化学除草剂，许多人相信无公害绿色食品更有益于身体健康。他们认为，这些化学物质不仅破坏环境，而且其积累作用以及其他污染（如吸烟、酗酒）都会对胎儿造成伤害。

然而，这并不意味着按常规生产的食物是不安全的。农民对化学杀虫剂及除草剂的使用都有严格的标准，而且，通过彻底地清洗水果和蔬菜，也能将有毒物的摄入量降到最低。至于要不要选择绿色食品，完全看个人喜好。当然应考虑到，绿色食品价格较高，但是蛋白质、维生素、矿物质及植物纤维含量不一定比普通食品高。

保证食物的卫生

孕妇可能已经了解最安全的烹饪方法，但现在怀孕了，有理由重新检查一下自家厨房各方面的卫生。检查时要注意做到以下几点：

- 购物回家后，立即分开存放冰冻与冷藏的食物。烹饪的食物剩余时，一旦凉了要立即把它们盖好并冷藏或冷冻存放。
- 把生的与熟的食物分开存放。生肉和鸡鸭应包好后放到冰箱的底部，以防汁液滴到其他食物上。
- 避免在冰箱外解冻食物。

- 不要再次冰冻已融化的食物。
- 烹饪前后要将手、烹饪器具及接触食物的所有工作台面清洗干净。
- 切生肉与家禽的菜板与切其他食物的菜板分开。
- 肉、鸡鸭、蛋类食物要做熟。
- 保证再次加热食物时要煮沸，不要再第二次重新加热。
- 不吃未经巴氏消毒的蜂蜜。

远离感染

妊娠期间，应远离那些易携带某些细菌的食物。由食物中的细菌造成的感染，最常见的是李氏杆菌病、沙门氏菌病，而弓形体病较为少见。

李氏杆菌病

引起李氏杆菌病的细菌，称为单核细胞增多性李氏杆菌，它在自然环境尤其是土壤中广泛存在。1/3的李氏杆菌病例发生于孕妇，而且病情严重。这种病会引起流产（详见270页）、死产、早产或新生儿的感染（如脑膜炎，详见355页）。李氏杆菌来源于以下几种食物：未经高温消毒的牛奶和干酪、霉菌催熟的干酪（如法国布里白乳酪）、有蓝色脉络的干酪（如斯第尔顿奶酪）、未经高温消毒的羊奶（山羊或绵羊）及羊奶制品、冷冻的熟食、做好的凉拌卷心菜热狗、煮得欠熟的家禽、生鱼和生贝类。

沙门氏菌病

由于沙门氏菌抵抗力强，而且耐受高温，所以任何潜在的病源，如蛋类和家禽，都应完全煮熟后才能食用。孕妇明智的做法是，不吃生的或火候不够的鸡蛋和可能含生鸡蛋的食物，如自制蛋黄酱、奶油冻及冰淇淋。

弓形体病

这种病由一种叫弓形虫的微生物引起，能潜入胎儿体内并导致大脑损伤和失明，这在妊娠最后3个月特别危险。病原体由动物尤其是野猫的粪便携带，但也出现在土壤、生的或未煮熟的肉和鸡鸭中。所以，一定要保证孕妇吃的肉是煮熟了的，例如猪肉熟透了，就只吃猪肉。另外，蔬菜、水果一定要洗干净，抚摸过宠物后要洗手，避免为宠物换便盆，摆弄花草时要戴手套，还有做饭和吃饭前都要洗手。

常见问题

除了那些病源专家建议远离的食物外，还有一些食物和饮料一直是人们争论的对象。由于安全概念的不断变化及来自朋友、报刊的各种互相矛盾的忠告，对到底该吃或喝什么做出正确的判断很难。以下是一些答案。

能否喝酒

孕期喝酒一定要注意适量，并考虑到个人情况。有许多科学研究表明，每天喝酒或豪饮会造成严重的并发症。不管是每天适中地喝一两次，还是偶尔地狂饮，都会增加流产、分娩时并发症和婴儿出生体重偏低的危险。孕妇酗酒（每天喝酒5杯以上）使胎儿容易患胎儿酒精综合征(FAS)，包括各种先天的缺陷，如心脏缺损、学习困难、四肢或面部畸形以及发育问题，甚至发生死亡。虽然几乎没有证据显示偶然饮酒能否对胎儿造成伤害，然而专家认为最保险的做法是怀孕时不喝酒。有些医生认为，在妊娠期前3个月最好不喝酒，因为胎儿的主要器官都在这个时期形成，而过了这3个月，有节制的饮酒则不会造成什么伤害。如果孕妇想偶尔喝些酒的话，要明白喝下去的酒精会随着血液传给胎儿。酒精饮料一次只能喝一两杯，一星期喝一两次。而且饮酒最好选在吃饭时，因为食物可以减少酒精的吸收量。因此，没有所谓的更健康的酒精饮品，无论一听啤酒还是一小杯白酒，酒精含量都差不多。

能否喝含咖啡因和不含咖啡因的其他饮料

每日摄入超过200毫克的咖啡因会增加流产和低体重儿的危险。通常情况下，一杯咖啡大约含80毫克的咖啡因，所以妊娠期间一天喝1~2杯咖啡为宜。但这只是指普通的咖啡杯，而不是咖啡店里的那种大号咖啡杯。在其他的饮料和巧克力中也发现含有咖啡因。新的饮食指南建议：每天可喝4杯茶，或5听可乐，或3听能量补充饮料，或5块巧克力。

是否控制盐的摄入量

无论是家人或朋友都会建议孕妇少吃些盐，以预防脚、踝水肿，但这并不是现代医学的观点。水肿是水滞留体内的结果，是体内激素作用的结果。妊娠期的激素使血中的钠含量上升，钠是从尿液中排出的。所以，吃盐不能太多，但也不必限制。

吃鱼和贝类安全吗

鱼非常有营养，所以一星期应至少吃两次，而且其中一次应当是含油多的鱼（详见95页），但不能吃生的或半生不熟的鱼及贝类。同时，不能吃旗鱼、鲨鱼和枪鱼，而金枪鱼一星期最多吃一块新鲜的或两听中等大小的罐头。这些鱼中有一种叫甲基汞的化学物质含量较高，会影响胎儿神经系统的发育。

吃坚果会让宝宝过敏吗

儿童花生过敏是一个日益严重的问题，但到目前为止，还没有找到确切的原因，进一步的研究还在进行。如果妊娠或哺乳的妇女喜欢吃花生，无需将花生从食谱中去掉，因为这是健康均衡饮食的一部分。但对于食物过敏的女性（尤其是婴儿的父亲或兄弟姐妹对食物过敏者），在妊娠和母乳喂养期间应避免吃坚果和花生。

第五章

孕期锻炼

妊娠对妇女的心理和身体提出了更高的要求。在妊娠、分娩过程中和分娩后，锻炼和放松是保持健康、维护良好精神状态的基础。

锻炼前的**准备**

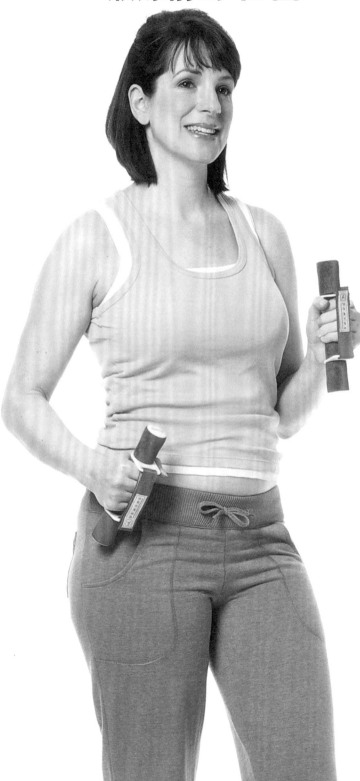

要有规律地进行锻炼，使孕妇身体处于良好的状态，以迎接妊娠的考验。但是锻炼时要量力而行。

妊娠期间的锻炼将提高孕妇心肺的适应性，改善孕妇体态，增加血液循环，控制体重，减少消化道不适，缓解肌肉疼痛和痉挛，使肌肉更加强壮。

身体锻炼能使脑释放某些化学物质，如5-羟色氨、多巴胺和内啡肽，它们能帮助孕妇减少情绪波动和精神压力，并保持一个乐观向上的心态。当孕体逐渐显山露水时，锻炼能使孕妇得到极大的满足感，因为锻炼能使怀孕的体态出现减慢。研究表明，健康的身体能使孕妇精力充沛，顺利分娩，并且产后快速恢复（肌肉酸痛减轻、快速恢复体形），以便有更大的精力投入到对宝宝的照顾之中。

安全锻炼

无论孕妇自身的健康状况如何，锻炼时都需要特别保护。在锻炼前，听从医生或有生育经验的妇女的建议，制订一个锻炼计划，以避免运动可能带来的伤害。某些妇女原本身体状况就不好或锻炼中出现不适，这就要当心了（见注意事项）。在某些状况下，如果不适的症状得到控制，锻炼可以继续进行，然而某些疾病是禁止所有活动的。

如果孕妇仍想坚持锻炼的话，必须有人陪伴，并必须学会体会自身的反应和变化，因为妊娠不会提醒孕妇注意安全。对于不能保证安全的锻炼项目，请不要尝试。要明白，妊娠阶段我们需要的是保持健康，而不是改善健康。并且永远不要有减肥的念头！无论如何，规律性锻炼能使孕妇的体重最小限度的增加。遵从这些安全指导将会使自己受益匪浅。

慎重选择锻炼项目

选择那些可以和伴侣或者朋友一起参与的项目。如果喜欢它，就有更大的积极性坚持锻炼下去。不要做那些易摔下，易失去平衡或者易损伤腹部的危险项目，如骑马、翻滚、高山滑雪或参加篮球、排球队。妊娠期间避免潜水，以防气泡进入胎儿的血流。推荐的锻炼项目详见115页。

锻炼要适度

尽量避免或限制用力的活动，散步要以原来的步速。尤其在妊娠的前3个月，不要过度劳累，要经常休息。通过测心率来判定锻炼的强度（详见113页）。

在妊娠后期，即使在静坐的状态下，孕妇也会感到呼吸短促，因为孕妇的心率比正常平均值每分钟快15～20次，这是正常现象。当锻炼的时候，尽量保持呼吸均匀而有规律。不要憋气，否则会增加胸腔压力而感到头晕无力。

保持体温正常

由于胎儿产生的热量通过孕妇的皮肤散发，故孕妇的体温比正常略高，这叫做"健康妊娠玫瑰热"。这种体温的升高表明在锻炼时孕妇将对高热敏感、易疲劳甚至脱水。如果太热，体内的温度高于39.2℃，特别是在怀孕早期对胎儿有害，这非常重要。因此，在锻炼前后和过程中，当感到热的时候就要停止活动并且大量饮水。每天饮水量不小于2升（详见95页），喝水要一口一口地喝，多喝几次。如果不适应潮湿闷热的环境，就不要在那种环境中进行锻炼，可以在一天中最凉爽的时间进行锻炼。适当穿衣，无论天气是温暖还是凉爽，穿衣服都不要太多。如果室外较冷，多穿几层，当感到热时可以适当减衣。锻炼时要穿着优质的运动内衣并戴好护腕以保护脚踝。

健康第一

孕妇如果符合下列任何一条，请勿锻炼或直到症状消失时再进行锻炼。

- 持续的宫缩，每小时多于6～8次；有习惯性流产史或早产史（详见270页）。
- 胎动减弱。
- 呼吸系统有病或有心血管病，如高血压或先兆子痫（详见245页）。
- 贫血（详见244页）。
- 有出血斑或流血（详见267页）。
- 双胎、三胎或多胎妊娠。
- 胎儿大小与妊娠月份不符。
- 前置胎盘（详见268页）。
- 宫颈关闭不全（详见271页）。
- 过量吸烟。
- 肥胖。
- 癫痫症未能得到很好控制。

安全伸展

妊娠期间，一般认为胎儿产生的松弛素可以软化关节周围的结缔组织，使分娩时更有弹性而且对损伤更敏感。锻炼前后的舒展活动能帮助减少损伤，而且温和的舒展活动能保护孕妇柔软的躯体，注意不要舒展过度，避免扭伤关节，如轻撞或严重碰撞。

选择适当的姿势

妊娠4个月后不要仰卧锻炼，否则子宫将压在血管上影响血液流回心脏，并影响血液供应胎儿。可以选择些适合妊娠的姿势进行锻炼，如在平地上，可以坐着、站着或侧卧。在其他活动中，也要选择良好的姿势。随着妊娠的进展，孕妇将承载腹部额外的体重，使身体的重心转移，孕妇会感到稍微不平衡。

充足的营养是锻炼的基础

多吃清淡食物，主要是碳水化合物，以增加能量，如粗面粉、面包、意大利通心粉、大米和土豆，用餐30分钟至一个小时后方能锻炼。

保持水分

在进行锻炼时，身边要放上准备好的饮用水，在锻炼的过程中不时喝上几小口，当锻炼结束时可多喝一些水。

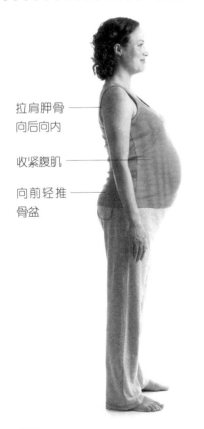

拉肩胛骨
向后向内

收紧腹肌

向前轻推
骨盆

如何保持正确姿势

随着妊娠的进展，重心前移将导致不良姿势，以至上背和肩部疼痛，下背不适。坚持锻炼以便维持好的姿势，可以帮助去除这些压力和紧张。起初，必须有意地去纠正和保持平衡的姿势，但是以后不久将发现，这就成为自然习惯了。

为了发现舒适的姿势，两脚分开站立，与臀同宽，两臂自然下垂，这时体重均匀分布于双脚上。站直并上拉颈部——可以想象一根绳子通过头顶向上牵拉，尽量站直，使下巴与地面平行。放松肩部。如果发现肩部向前塌陷，应拉肩胛骨向后向内，直到感到舒适为止，这样将扩大胸腔。

许多孕妇常犯的错误是，让颅顶骨向前拉脊椎，这样对下背部就施加了压力。应自然拉紧腹壁，以使下背强壮并保护胎儿。保持舒适的姿势，不要让上肢向前或向后推骨盆。

怀孕时进行重心稳定性锻炼，对维持身体姿势和预防背痛非常有帮助。

制订训练计划

找一项自己喜欢的锻炼项目，要制订一个时间表。一旦感觉不错，就要持之以恒地坚持锻炼。

医生是锻炼计划的最好建议者。她或他能够建议在坚持锻炼并且在身体情况良好的状态下怀孕，怀孕后仍然要继续锻炼，只不过锻炼的项目和时间要进行适当调整（详见107页）。

如果在怀孕以前没有锻炼，开始锻炼之前要咨询专业医生，她可能会规劝孕妇在怀孕6个月之前不要锻炼。当流产和过热的危险减少时，将有更多的精力进行锻炼。当孕妇被允许进行适当活动的时候，一定要循序渐进地执行健身计划。然而，无论自己的健康水平如何，在锻炼期间必须时刻保持警惕。

正确的锻炼步骤

锻炼步骤包括热身运动、有氧运动、肌肉伸展、放松结束。锻炼前要进行充分的热身准备。有氧运动能增强心肺功能。针对不同部位进行反复活动，以增强肌肉的伸展性和耐力。结束时，轻柔的伸展和呼吸，使身体恢复到正常状态。

热身和放松

每次活动前后，都需要热身和放松，即使是像散步那样的轻微活动。每次锻炼前后5～15分钟的热身和放松，可以有效地防止肌肉疼痛和僵硬。

最好的热身运动包括低强度有节奏的活动，例如在固定地点散步、原地左右摇摆，要控制好速度和伸展幅度。准备活动时轻微的运动可以增加四肢的血流，温暖上下肢的肌肉，在正式锻炼的时候不易受损。

正如缓和地做准备活动一样，当锻炼结束的时候，也要缓慢地放松。放松运动包括依次松弛紧张的每组肌肉，并且做深呼吸。如果喜欢伴随着悠扬的乐曲进行，放松的效果会更好（详见117页）。

如果已经开始进行运动锻炼，可继续进行，但随着妊娠时间的进展，要适当调整运动量。如果刚开始进行锻炼，可每次进行有氧锻炼15分钟，每周3次。然后逐渐增加到每次30分钟，每周4次或每天1次。如果运动时气喘吁吁，说明运动得太剧烈了。

安全第一

安全警告 当有如下症状时，应立即停止锻炼，并且要咨询专业医生：

- 阴道出血。
- 阴道流水——可能是羊膜早破的信号。
- 不明原因的腹痛。
- 持续的头疼或视力变化。
- 不明原因的头晕无力。
- 明显疲劳心慌、胸痛或严重的憋气感。
- 面部、手、脚踝突然肿胀。
- 腿肚突然红肿痛。
- 胎动减弱。
- 子宫收缩疼痛。

109

伸展运动

伸展运动是锻炼开始和结束的重要组成部分。它能够帮助缓解某些常见的妊娠不适，例如腿脚抽筋。但是，在伸展活动以前，先要柔和地活动肢体，以使肌肉逐渐加热，并当心伸展过度（详见108页）。

腿部伸展

两脚稍微分开，右脚后退一步（图1），左膝稍弯曲。压右脚跟，上身稍微向前倾斜（图2），直到右腿肚有牵拉感，然后复原。如果腿肚牵拉感不明显时，则向后移动一下右脚。再换左脚，反复进行。

伸展大腿前部

两脚分开与臀部同宽，左手扶椅背，微屈左膝，向前抬右腿，手抱小腿（图1）。然后屈右膝，使右膝与左膝并列，右脚踝位于臀部之下。稍微向前倾斜骨盆（图2），保持一会儿，直到有牵拉感，然后松开。再换左腿做同样的动作，并反复几次。

侧伸展

两脚分开与肩同宽，膝部微屈。左手卡腰，向上伸右臂至头顶上方，身体向左弯，幅度超过左肘关节，保持一段时间，直到感到有牵拉感为止，然后复原。再换右侧做同样动作，并反复几次。

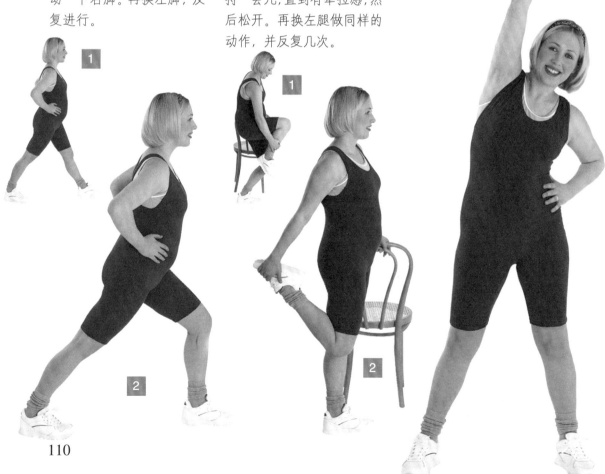

110

上臂的伸展

两脚分开与肩同宽,收腹,向上伸右臂（图1）。后屈右肘关节,手指伸达两肩胛骨之间。左手放在右肘关节上,轻轻向后拉右肘（图2）。坚持一段时间,直到右侧背感到有牵拉感为止。然后复原,再用左臂重复进行同样的动作。

腿部的伸展

坐在地板上,双腿前伸,将右脚放在左膝上（图1）。轻轻屈左膝,向躯体侧滑动右脚,保持腹部肌肉拉紧（图2）。保持一段时间,直到右大腿和右侧臀部感到有牵拉感为止。然后复原,用另一侧重复进行。

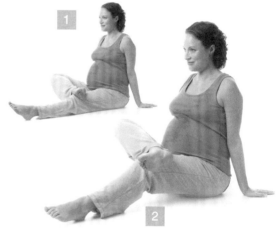

胸部的伸展

坐在地板上,两腿轻松交叉,手放在臀部,使腹部肌肉拉紧,脊柱伸展,两肘关节向后拽,两肩胛骨向中线靠拢。坚持一段时间,直到胸部有牵拉感为止。如果需要,反复进行。

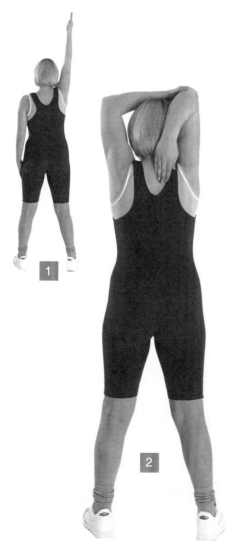

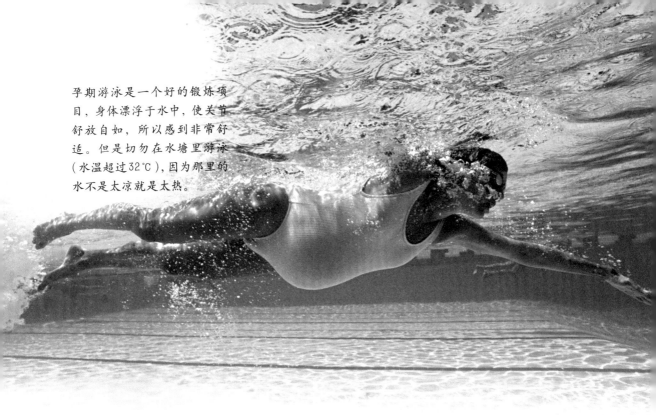

孕期游泳是一个好的锻炼项目，身体漂浮于水中，使关节舒放自如，所以感到非常舒适。但是切勿在水塘里游泳（水温超过32℃），因为那里的水不是太凉就是太热。

锻炼心肺功能

有规律的有氧运动能增加血液循环，并改善肺功能，也称为心血管锻炼。心血管锻炼主要活动大的肌群，如四肢肌，连续活动15～30分钟。在锻炼时，肌肉的需氧量比平时增加，为满足这额外的需要，心跳和呼吸频率必须增加。经过反复地锻炼，心肺功能大大增强。

无论是在附近公园内轻松的散步，还是游泳，或者参加孕妇健康锻炼班，增加一些活动项目，对自身的健康都大有好处，会使孕妇能胜任分娩和阵痛的体力消耗，并且在分娩后能很快恢复。

强化肌肉锻炼，适应分娩的需要

妊娠本身就像一个举重训练，因为它承受的是额外的负荷，所以锻炼出强壮而又有耐力的肌肉显得更为重要。就像在体育馆内练习举重、在游泳班内学习游泳，每组肌肉都须得到训练。在锻炼之前，要仔细考虑如下事宜：

- **正确地使用技术** 要弄清楚如何进行训练，如何徒手举重，或怎样正确使用举重机进行练习。如果不清楚，要请有经验的教练进行示范，若做不正确，还不如不做。

- **切勿举得太重** 一般来讲，用比较合适的重量举12～15次为宜。如果认为举的次数太多，则应减少次数，增加每次的重量。总之，要量力而行。一般每组肌肉锻炼12～15次，重复2～3个循环。

- **量力而行** 如果参加举重或拳击班，注意保护胸前区（详见下一页）。锻炼时，可以站着，或者坐着背部用力，或者侧面用力，以减轻活动量。

- **保持呼吸顺畅** 当运动时，保持呼吸均匀，学会利用呼吸帮助锻炼，即用力时呼气，放松时吸气。

如何确定锻炼强度

对于孕妇的活动频率和运动量是否适度有一个简单的检测方法，要遵循有氧运动原则（FITT），即锻炼的次数、强度、时间和类型。

锻炼的次数

最新研究显示，除了患有疾病外，大部分孕妇每天至少应该锻炼30分钟。如果以前不常锻炼，每天也不要心血来潮地跑上几千米或打网球，锻炼时要逐渐增大活动量。如果在怀孕前已经开始有规律的锻炼，只要没有不适感就要坚持下去，但是要调节活动量（见下表）。

制订好计划是进行锻炼的良好开始，每周应锻炼3次，若少于3次将不能增进心肺健康。然后再逐渐增加活动次数，如果身体感到太疲劳，就要适当减少活动量。

锻炼强度

对于一项工作所付出的努力程度叫做强度。整个妊娠期间，锻炼适度是关键——强度太小起不到锻炼的作用，强度太大将会过于劳累甚至有危险。锻炼强度必须周密计划（见下面方框），所以不要过于苛求自己。因为孕妇的心率已经比正常人每分钟快15～20次，所以不能再劳累了。通过测量脉搏来决定锻炼强度。

如何确定锻炼强度

测量心率是确定锻炼强度过大还是不足的有效方法，心率是按每分钟跳动的次数计算的（bpm）。可根据下面的图表来确定理想的锻炼强度。首先沿着图表的底部找到自己的年龄，然后再看其上方加亮的心率指标带。在锻炼的时候，使心率保持在心率指标带内的最小值和最大值之间。如果经常锻炼，心率可保持在心率指标带内的较高水平；如果不经常锻炼，心率则维持在较低水平。要注意身体反应，感到疲劳就要放慢速度。

如果在体育馆锻炼时，可以用检测心血管的

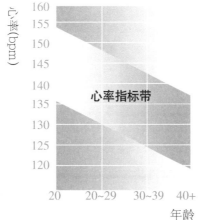

仪器，如原地自行车和横向训练机，这样可以通过金属垫或拇指夹随时测定自己的心率。手提心率机可固定于胸部测量心率，在保健器材商店可以买到。如果没有上述仪器，锻炼时可直接测脉搏。测脉搏时，把一只手的食指和中指放于另一只手的腕部，即大拇指的下方，摸到脉搏（血管的跳动）。如果在腕部摸不到，可在颈部摸到较强脉搏，即将食指和中指放于颈部一侧，颌下约三指处。

测10秒钟的心跳数，乘以6，即得出自己的心率。

另一个测定锻炼强度的简单方法是"讲话测试"。当锻炼时能连续讲话，无需停下来喘气，说明心率在正常范围内，锻炼强度合适。如果气喘、说话困难，那么就要减小活动量，直到感到舒服为止。此时的心率可能在正常范围之下，但那才是正常锻炼强度时的心率。

锻炼时间

开始时，每次运动时间要短，因为时间太长会引起肌肉疼痛和疲劳。在开始几周，每次活动15分钟，心率在正常范围内是适当锻炼的良好开始。在这个心率水平上会感到应付自如，然后每次增加2分钟，直到每次活动量达到30分钟为止。有经验和规律的锻炼，会在连续活动的30分钟内心率仍然保持在正常范围内。

然而，即使在怀孕前已经开始锻炼，在怀孕第14周以前也不要增加活动量。但在妊娠的4~6个月时要增加活动量，这时孕妇的精力充沛。第7~9个月的时候会感到疲劳，这时应该减少活动量。

如果感到劳累，就要减少活动次数，锻炼的目的是使肌肉强壮。不要忘记，开始一

一天比一天更强壮

制订一个尽善尽美的锻炼计划，锻炼盆底肌和腹肌，这对妊娠健康和分娩都有极大的好处。

完美的骨盆托板

盆底肌在骨盆内形成了一个吊床，支托着阴道、尿道和直肠。盆底肌锻炼又叫做凯格，是由阿诺得凯格医生提出

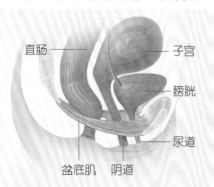

直肠　子宫

膀胱

尿道

盆底肌　阴道

的这种锻炼方法，可以帮助增强盆底的肌肉，支撑胎儿不断增长的重量，并且在分娩时增加产力。而且在分娩后可保持盆底肌的张力，促进这些肌肉尽快恢复，以帮助预防例如压迫性尿失禁（详见60页）之类的问题。

在进行盆底肌锻炼时，首先要辨别出需要锻炼的肌肉；其次是练习排尿，排尿过程中人为停止排尿而确保尿液不再滴落。记住这种感觉，这块可以止尿的肌肉则是盆底肌。当辨别出这些肌肉，在排尿过程中不要再重复练习，如

果膀胱每次都不能完全排空，将导致尿道感染。盆底肌锻炼可以在乘车、看电视甚至站着排队的时候准确进行。将盆底肌夹紧，保持一段时间，即从一数到五，然后慢慢放松。练习时，想象盆底像一个电梯，当上升的时候尽量收紧盆底肌，直到完全收紧，然后电梯一层一层下降时逐渐放松盆底肌，直到彻底放松。这样反复训练5次。

开始可能会有困难，即使仅仅从一数到五。因为这些肌肉容易疲劳，但如果一天反复练习几次，将很快就可以收放自如了。

定要做好热身活动并且以舒适的放松结束。

锻炼类型

　　一项好的运动项目是以有氧运动和肌肉强壮为目的的，而不在于是单独活动还是集体活动。此类项目包括游泳、散步、爬楼梯、原地扭腰和水中有氧体操。散步和游泳是安全的，大部分妇女可以一直锻炼到分娩前。如果孕妇有跑步习惯或经常慢跑，可以在怀孕期间继续进行跑步锻炼，但不要在很热的环境中进行，尤其是在怀孕的前12周，因为过热会对胎儿造成伤害。还要提醒的是，

孕激素、松弛素可使关节和韧带松弛，所以孕妇受伤的概率更大。运动时要穿合脚的鞋子。如果可能的话，尽量在平坦的地方进行跑步锻炼，避免摔倒，尤其是由于妊娠腹部隆突，使身体的重心发生了变化。在妊娠的最后几周，可考虑散步或游泳。太极和瑜伽是另外的好项目，它们能帮助放松，并提高悟性。然而瑜伽的一些比较难的动作，孕妇不要做。所以要听从教练的建议或者选择适合孕妇的特别项目。如果想锻炼承重关节，如臀部、膝部或踝关节时，尽量选择可以部分承载体重的项目，如骑车或水中活动。

束腹带

　　从胸廓到骨盆有几组强壮肌肉，能帮助维持良好的姿势，并且在分娩时增加产力。

　　尽管平时可以仰卧和束腹带，但在怀孕4个月以后不能这样做（详见108页）。而此时应采取坐姿、站姿或侧卧进行锻炼。手平放于大腿上、身体两侧或者放于头部后方，使身体向膝部慢慢弯曲，收缩腹肌，然后再放松，反复进行。尽量多做几遍，但不要引起身体疲劳。

用垫子支持后背

向上拉宝宝

保持脚平直

安全第一

腹直肌分离　在开始进行腹肌锻炼之前，检查自己是否存在腹直肌分离的情况。

● 侧卧屈膝。

● 下巴内收，到达膝部，双臂前伸。

● 如果腹肌已经分离，在胃部中线以下将出现一个隆起。如果出现这种情况，可向医生进行咨询，因为现在需要适合自己的腹部锻炼。

运用放松技巧

如果从未学习过放松技术，妊娠是理想的机会。孕妇学会如何放松，将帮助维持孕期健康、顺利分娩，并享受与胎儿共处的每一刻。

利用妊娠期学习如何自我放松可是个难得的机会，否则将永远有做不完的事情。今天必须做什么？明天又要做什么？什么是根本就不必做的？如果有人让孕妇做过度劳累的事情时，要学会巧妙地说"不"。每天为自己和为夫妻两人共处留出一点时间。

由于自己是孕妇，应该放松，不必为自己的放松而有罪恶感。

如何缓释精神压力

一定的精神压力在人的一生中是必要的，它可以使人提高竞争能力，应付和处理遇到的任何危机。压力太小不能使人充分施展才能，压力太大又能使人烦躁、易怒、易疲劳并且容易生病。

胎儿在子宫内发育时就遇到身体所分泌的压力激素，这对胎儿是有好处的。这将为其在出生过程中经历压力做准备。但如果孕妇的血液中持续存在这种化学物质，就会对宝宝产生不利的影响。正确处理好压力，能提高机体的应急能力。

怀孕阶段身体和情绪的巨变，使身体的每个组成部分都会受到影响，例如呼吸、心血管、神经、排泄、内分泌和生殖系统等。孕妇可能为患有莫名的头痛、胃痛和肌肉痛而感到害怕和担心，这些疼痛信息都是由于肌肉紧张引起的。适应一段时间以后，会感到舒适一些。孕妇要穿宽松的衣服，这对胎儿生长有利。每天留出一些时间锻炼10步减压法（详见下一页），这将使孕妇体会到，当肌肉紧张时是怎样的感觉，放松时又是怎样的感觉。

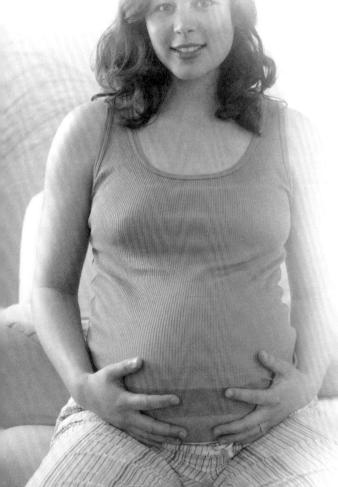

做深呼吸。当吸气时会感到肚子在推自己的手，而当呼气时肚子将复原。

学习如何呼吸

人可能不知道肺在自己的机体内占据多大空间,肺从锁骨上方向下延伸至膈肌。仅做浅呼吸是不能够满足身体对氧的需求的,尤其大脑的耗氧量最高,而且缺氧会使机体的应急能力降低。

花一点时间测定一下自己是否具有健康的呼吸机能。方法是,坐着将双手放置于腹部隆起处。当吸气时将气吸入肺内,会感到腹部隆起,呼气时腹部又变得较平坦。当然,许多人是用相反的呼吸方式,即吸气时腹部变扁。

肩膀放松意味着呼气。吸气时肩膀尽量下沉,体会怎样做深呼吸,最大限度地下沉或放松双肩就能达到深呼吸的目的。

当肩膀放松的时候,呼吸是均匀的,要养成经常检查双肩是否放松的习惯,尤其是当感到紧张的时候。高举双臂,慢慢向前、向后甩动双臂而转动双肩。毫无疑问,当双肩松弛时呼吸是均匀的。

快速清除紧张情绪

当感到紧张的时候,为了立即放松可用快速放松法锻炼。深深吸气,使肺部完全被气体充满,然后慢慢从口中呼出,让气流带着紧张情绪从头顶流向脚趾。当气流完全排出,再吸气,将肺充满。然后轻轻呼气,同时依次放松前额、上下颌、肩、手、腹部和腿。呼气能清除身体的紧张情绪。无论任何时候,只要感到紧张就做深呼吸。

10 步法缓解压力

每天拿出约20分钟的时间,找出肌肉紧张和放松的区别。

1. 戴上耳机,调暗灯光,坐在舒适的椅子上或躺下。怀孕4个月后不能平躺,可用垫子支撑着腹部侧卧。

2. 用一段时间平静下来,脑子中不考虑其他事情。

3. 现在伸展脚趾,感到牵拉力,然后慢慢放松,再摇动数下。

4. 用力绷紧两膝和大腿肌,保持几秒钟,感到用劲儿。保持几秒钟,然后放松,让大腿向两侧摆动。

5. 绷紧腹肌,给胎儿一个大的紧缩力,然后尽量放松,使胎儿的活动空间加大。

6. 握拳,保持一段时间,然后松开手指。

7. 尽量向上提肩,保持一段时间后再放下,反复进行。使双肩感到放松和舒适。

8. 口微微张开,皱紧面部肌肉,然后放松,反复进行。

9. 放松一会儿,体会身体的感觉。在深呼吸和静息时,胎儿会得到更多的氧气。

10. 每当准备打哈欠、伸懒腰时,就慢慢坐下,准备做必须做的放松10步法。

117

按摩放松

怀孕阶段，按摩是帮助放松的理想方法。因为按摩能刺激身体分泌一种叫做内啡肽的自然镇静物质，它能使人产生幸福的感觉。另外，按摩对循环、消化和排泄系统都有好处，尤其在有压力时。

尽管按摩没有大的危险，在进行任何形式的按摩前，最好要告诉按摩师自己已怀孕了。在妊娠的前3个月，避免按摩腹部和背部下方，如果感到任何手法不适，要立即告诉按摩师。

妊娠期间或在分娩过程中，能让伴侣做按摩师是一件极好的事情。这样他可以清楚地了解，孕妇身体的哪些部位易于承受压力，什么样的按摩使对方感到放松。下面介绍一些简单的技巧和建议：

- 尽量放松。
- 按摩开始时要告诉孕妇一声。
- 保持按摩缓慢而有规律。
- 按摩时确保至少一只手与孕妇接触。
- 不断询问压力的大小和按摩位置是否合适。
- 通过询问清楚了解按压的是什么部位，孕妇对哪些部位紧张，如何按摩才能使她放松。
- 当按摩结束时，要通知孕妇一声。

与丈夫多尝试不同的按摩方法，找到使孕妇得到最好放松的一种。要知道，在妊娠期间适合的按摩方法在分娩过程中不一定有效。

缓 解 疼 痛

按摩能解除孕妇的某些不适，并且能了解分娩前的一些情况。按摩的每一种手法至少要重复10分钟的时间。

背部按摩

跪在床上或地板上，头和胸部舒适地轻贴在枕头上，并且在小腿和臀部之间垫上枕头，以免影响血液循环。

按摩时，按摩师将他的左手平放在孕妇的左肩部，沿脊柱左侧按压，缓慢下移至左臀部。在拿开他的左手之前，按摩师将右手平放于孕妇的右肩，以同样的方式按压脊柱的右侧，直至右臀。左右两侧交替进行，要随时告诉按摩师，压力的大小是否合适。

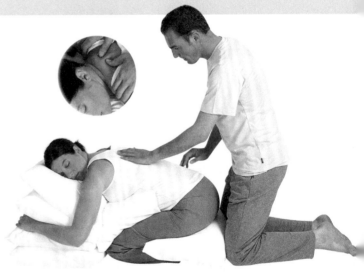

接着按摩师用两个拇指在脊柱两侧的沟内做旋转按压，一个椎骨接着一个椎骨地缓慢进行。在孕妇的背部下方，按摩师用整个手掌用较大旋转的方法按压臀部。

哪种按摩油最安全

按摩油主要是提供令人舒适的香味，有人认为它还能缓解疼痛，并能够促进睡眠。在高级芳香疗法中，应该选用按摩师推荐的按摩油。妊娠期间，一些按摩师不用任何的按摩油按摩，因为他们认为，像鼠尾草油、迷迭香油、椒薄荷油和穗花薄荷油对胎儿不利，一定不要用。

像杏仁油、橄榄油是安全的，并且能使按摩师的手不损伤孕妇的皮肤。按摩师在手心倒一点按摩油，暖一暖，然后轻轻地涂在孕妇身上。按摩师应当选择一个恰当的姿势按摩，而不是弯腰弓背。按摩时，按摩师的放松很重要，否则他会在孕妇身上用力不均。

保持平和的心态

妊娠期间，孕妇处于高度的兴奋状态，在平常与她无关的事情也会使她着急落泪。其实，她对于自身的变化和情绪的波动非常清楚，但是某些事情可能是由于孩子引起的，也会使她浮想联翩。

作为准妈妈，孕妇非常清楚身体要经历哪些变化。通过深入反复地思考，孕妇对思想情绪的领悟得到极大的提升，以此获得更高的放松境界。

如果感到情绪低落，一定要及时就医，这是防止苦思闷想的最好方法。如果认为生活对自己不公平，就需要深刻地反省自己的所作所为，但这是痛苦的。祈祷和想象是用来解决思想问题的两种简单方法，尽

足部按摩

妊娠期间，孕妇喜欢做足部按摩，所以妊娠期间应该尽早进行足部按摩。

按摩方法是：孕妇坐在椅子上，伸出一条腿，放在有软垫的凳子上。按摩师屈膝蹲在孕妇前方，一只手轻托孕妇的脚后跟，另一只手从脚踝到脚趾依次按压。这种手法缓慢重复进行3~5分钟。

下一步按摩师用手指按压孕妇的脚趾间，然后握住脚后跟，使孕妇的脚趾向上弯

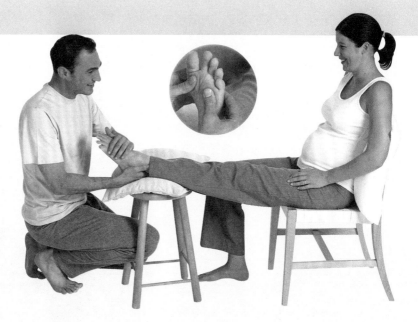

曲，再用拇指在脚掌进行旋转按压。如果按压正确，孕妇不会感到脚痒。以同样的方法按摩另一只脚。

量改变认为世界不公平的想法，在祈祷中改变自己的固有思想，将会发现想象力使自己的思想和感情得到了升华。

在祈祷中思考

找一处安静的房间，在那里没有强光和噪音的干扰。舒适地坐着，专注于呼吸。深深地吸气，轻轻地呼出，这时整个身体放松，反复进行，直到感到身体彻底的放松为止。

在祈祷中，应该在心里不断反复默念某个词，如"宝贝"、"放松"，每默念一个词应与呼吸同步。当吸气时默念"宝"，呼气时默念"贝"；或者吸气时想"放"，呼气时想"松"，或者只默念"和平"。

排除一切杂念，思想集中在重复的词上，当走神时要马上收回心绪，继续在心里默念，以便专注于默念的词语。随着练习的不断进行，会发现自己的思想开阔了，找回了自我，并与自我和平相处。

憧憬未来的宝贝

默念是清除杂念的一个极好方法，想象能使人集中精力，在分娩中非常有益。尝试一下如下注视烛光的锻炼。在下面的练习中，选择一件特别有意义的事情，例如想象给未来的宝贝买的玩具、在自己童年发生的事情或者想象亲朋好友的照片。

坐在舒适的椅子上，前方放一盏点亮的蜡烛，眼睛凝视着烛光，将看到火焰有不同的颜色，烛光有不同的强度。火焰中心是白色，向周围渐渐变黄，最外是橘红色，橘红色的火焰忽明忽暗。当眼睛感到疲劳时，轻轻闭上双目，继续注视脑海中的烛光。想象烛光中心是宝贝的可爱笑脸，周围光芒四射，让宝贝激发想象，让自己沉浸在幸福之中。

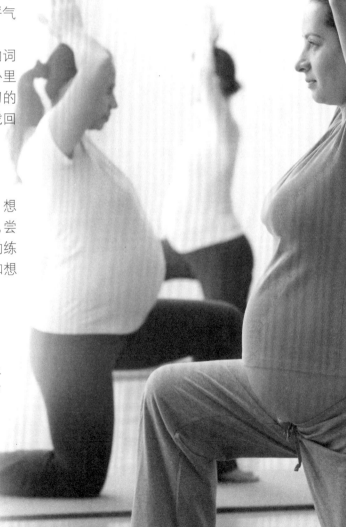

参加培训班。许多培训中心将开设基本课程以帮助孕妇学习各种孕妇锻炼技巧。

120

第 六 章

怀孕之美

怀孕给了女人一个倍加呵护自己身体的完美理由，尤其对娇生惯养者来说。妊娠期间，要给予自己的头发、皮肤、牙齿、乳房和脚特别的关注。

从头到脚的呵护

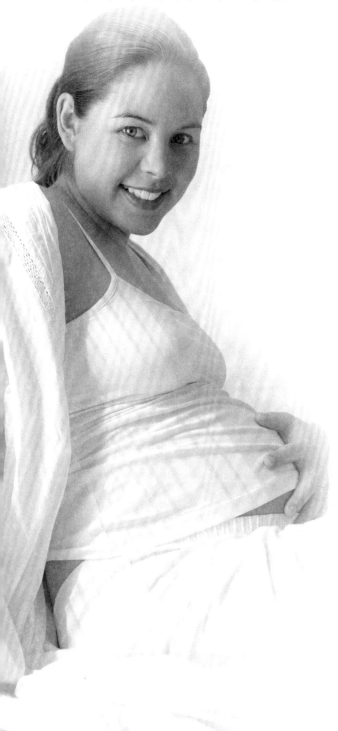

妊娠期间，适应身体的所有变化有时确实是个挑战，但当看到孕妇丰满的线条、光泽的头发和容光焕发的皮肤，这些变化确实与妊娠的负面反应有巨大的反差。

人们谈到妊娠的话题便滔滔不绝，如肤色的红润、有光泽的头发等；但是她们常常没有注意到不愉快的方面，如乳房疼痛、足部肿胀及易掉皮屑。要明白，这些变化只是妊娠反应的一部分，还有许多情况可能还不清楚。这就是我们为什么要花费纸张讨论孕妇保健和注意身体变化的原因之所在。

对于健康的皮肤，昂贵的化妆品并不重要，始终如一的彻底清洁，对皮肤的健康才是关键，这能使皮肤保持在最佳状态。对于孕妇使用任何漂亮的物品都不重要，即使她们喜欢。除非效果确实理想，否则就不要使用。然而，偶尔为治疗购买昂贵的商品也无可非议。

健康的头发

孕妇的机体代谢和血液循环增强，头发生长快而且很少掉，所以头发厚密又有光泽。然而，某些孕妇的头发会出现油脂增多或干燥无弹性的情况。请不要担心，这是暂时的，很快就会恢复正常。

护发的技巧

妊娠期间，孕妇的头发会变得非常柔软。以下是对护发比较有用的措施：

- **使用特别的洗发水** 油腻严重的头发，用特别配方的洗发水勤洗头，少梳头，以减少油脂。
- **保持头发在最佳状态** 如果头发干燥而飘逸，用热油治疗。使用浓软化剂，每周一次。用一定量的发乳固定发型后，不要再梳头发，以防头发散乱。
- **保持简单的发型** 孩子出生后，选择一种容易梳理的发型。整个妊娠阶段和产后，保持易梳理的发型使头发好看而健康。
- **如果发现有头虱** 不要用化学药品、中草药和"天然"疗法，只需将蛋液涂在头发上，用篦子梳头即可除去头虱卵。

秀发的打理

尽管一些理发师给孕妇染发和焗油是谨慎的，没有证据说明其对胎儿有危害。许多年前，染发剂中含有像福尔马林之类的令人担心的物质，但是目前大部分染发剂不再含有这些化学物质。如果孕妇在怀孕早期完全避免染发和焗油的话，在怀孕中后期可选用仅从蔬菜中提炼的护发制品。人们知道，妊娠激素可能与染发剂发生反应，所以尽量不要染发。

没有证据表明烫发剂中的化学物质对胎儿及孕妇有害。然而，不可否认，头发能与它们发生反应，所以孕妇不要烫发。

头发蓬松剂含有化学物质，尽管没有证据证明它们是危险的，但也没有它们是完全安全的证据，所以最好不用。

容光焕发的肤色

较大容量的血液在孕妇的体内循环，快到分娩时，一半以上的血液流经皮肤，加上体温的升高，就出现了柔软红润的孕妇皮肤特征。皮肤柔软是由于发胖，皮肤中保留较多的水分所致。如果孕妇的皮肤变得异常干燥或多油，甚至产生色素斑或痤疮，也不奇怪。

有人也可能注意到其他变化，如在面颊出现蜘蛛痣（极小的不连续的血管）和黄褐斑。黄褐斑又称为妊娠斑，遍布鼻子和面颊周围（详见58页）。分娩之后，大部分斑点将消失，皮肤又回到从前。但是，如果要使皮肤颜色均匀，要用质量好的遮瑕霜而不是增亮液，因为后者含有危害皮肤的漂白剂。

防晒

激素使孕妇皮肤更易接受阳光，更易受损伤，所以在出门前至少15分钟，用含有遮光剂的粉底霜或润面乳，涂于皮肤的暴露部位，以防紫外线的损害。不要忘记保护嘴唇，因为它比平常干燥，用手指或唇棒涂抹平时用的润唇香脂，以防干裂。

面部保护

妊娠开始，常规地护理皮肤即可。随着妊娠的进展，注意肤色的变化，进行微小的调节。下列就皮肤的健康保护进行指导，它适用于任何情况：

- **清洗面部至少一天一次** 选用适合自己皮肤的洁面乳，其中不含皂基。因为肥皂太粗糙，也不容易除油，不适合面部皮肤。如果面部出现斑点，更要注意面部的清洗，以保持毛孔清洁。
- **用温和的收敛剂** 这种收敛剂能清洁油性皮肤及彻底清除毛孔污物。
- **干性皮肤充分保湿** 干性皮肤大量使

用油润霜，能使霜剂浸入皮肤内而保存水分。如果皮肤出现干燥斑，则用结合疗法，即在均匀涂抹的基础上，干燥区增加使用湿润霜。

如果怀孕之前已进行美容，则怀孕后无需停止。况且美容是皮肤放松的很好方式。妊娠期皮肤可能对化妆品更敏感，选用适当的化妆品不会损害皮肤。

抗皱霜

尽管抗皱霜内含有维生素A，似乎不会有问题，但怀孕后最好不用，因为其中的营养成分可能会通过皮肤吸收，进入血液。有证据表明，补充维生素或服用含维生素A的药物能够引起出生缺陷（详见98页）。至于用什么最安全，首先请教医生。

牙齿和牙龈的保护

妊娠期间坚固牙齿和牙龈比维持牙的卫生还重要。机体内的妊娠激素可引起牙龈肿胀，故在刷牙和使用牙线时牙龈易出血，容易导致牙龈细菌感染并且形成嗜菌斑。

坚持每天刷牙

孕妇每天至少刷牙两次，每次饭后都刷牙，应该作为一项工作对待。

- **使用柔软的牙刷** 用柔软的牙刷刷牙不易引起牙龈出血。刷牙后，再用指尖轻轻按摩牙龈，以增加牙龈的血液循环。
- **天天用牙线** 使用牙线时也要轻柔，若用牙刷更要点到为止。
- **咀嚼口香糖** 当不能刷牙时，咀嚼无糖的口香糖能防止产生嗜菌斑。

安全第一

虽然现在还没有确凿证据证明日光浴床对怀孕有害，但日光浴床可使体温上升到危险的温度。孕妇的皮肤格外敏感，日光浴床发出的紫外线辐射会加重黄褐斑，并可引起皮肤的损伤。研究显示，日光浴床发出的紫外线还会使体内的叶酸降解，所以在怀孕的前 12 周忌用日光浴床，因为叶酸可保护胎儿的神经系统发育。

用柔软而无损的牙刷刷牙每天至少两次，这样可以减少损伤牙龈，并且不会引起牙龈出血。

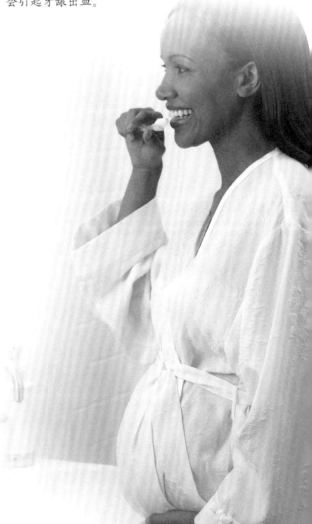

- **经常看牙医** 怀孕后要比平常多去看牙医，一般 6 个月一次。应告诉牙科医生，你已怀孕，以避免使用 X 光。尽管在进行 X 光检查时可以屏蔽腹部，以减少 X 射线对孕妇的损害，但此时最好还是避免进行 X 光检查。任何大范围的治疗都应等到宝宝出生后再进行。若需要大面积治疗，也应询问大夫能否等分娩后再进行。

洗牙

妊娠期间最好避免系统洗牙。系统洗牙常用过氧化物或紫外线进行，尽管此物质对机体的影响尚不清楚，还是小心为妙。

保护肌肤

孕妇皮下血流增加会感到发热，所以较平常容易出汗。天天洗澡就显得很重要，甚至一天洗两次。洗澡要用温水而不是热水，因为热水将使毛孔张开，更易出汗。如果是干性皮肤，应使用淡的液体沐浴露，或洗澡后使用润肤乳液保护皮肤。

穿纯棉的内衣能防止出汗，而人造纤维或紧身的棉织品内衣裤也会引起出汗。所以，穿天然而非人造纤维做的衣服，能使孕妇保持凉爽。

保持皮肤光亮而柔软

可能不需要提醒特别注意自己的腹部和乳房，此处的皮肤由于伸展可能感到干燥和发痒。用保湿霜或润肤油按摩腹部，是与胎儿交流的一种极好方式，并且能使皮肤放松。如果乳房干燥，也用同样的物质按摩。然而，乳头不能使用过多的湿润剂，当它们变得太柔软和潮湿时，会感到疼痛。如果确实感到乳头疼痛不适，在家休息时，偶尔暴露一下乳房即可。腹壁、乳

5 种方法减少妊娠纹

1. 适量饮食,避免体重增加过快。如果短期内体重迅速增加，皮肤必须充分伸展，以适应体形变化的需要。
2. 妊娠期间要戴合适的胸罩，以便更好地支托不断加重的乳房。
3. 如果乳房大，要戴乳罩睡觉，不分昼夜地呵护好乳房。
4. 保持皮肤柔软并且不痒。在乳房和肚皮上用乳液按摩，以增加它的弹性。使用杏仁油能更有效地改善孕妇的皮肤。
5. 局部涂擦维生素 E 油以湿润皮肤。

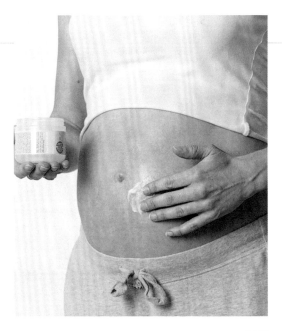

房及大腿极易产生妊娠纹，一旦产生，目前还没有办法预防和治疗，唯一能做的就是减轻症状。

许多妇女喜欢按摩，特别是怀孕后按摩，用芳香油按摩效果更佳。许多按摩师为孕妇提供特别的按摩床，此床中央有洞，这样，孕妇可以俯卧和放松腹部。

脱掉多余毛发

穿比基尼泳装时，面部和暴露的大腿用蜡疗去除多余的毛发。方法是：涂上热蜡，冷却后从皮肤上揭走，皮肤的汗毛也一起除去。蜡内未发现含有对胎儿有害的物质，所以孕妇也可以做蜡疗。

尽管还不知道脱毛药或漂白粉对胎儿是否有损害，即使皮肤与它们不发生反应，这些化学物质还是可以进入血液。用电针除毛即使对胎儿无害，也不提倡。刮除或拔除多余的毛发既安全又可靠。

纹身和穿刺

妊娠期间，即使参加著名的纹身协会，也不该纹身，以防感染。

乳房整形

妊娠期间，孕妇的乳房形状逐渐发生变化，不适合做乳房整形手术。在任何情况下，大多数医生不建议为孕妇进行不必要的手术。如果在怀孕前乳房已经做过硅胶或生理盐水植入，怀孕不会影响其完整性，但在孕期和哺乳期，由于乳腺组织的延伸和收缩，就可能影响乳房的整体效果，将来可能需要再次手术。有些孕妇由于乳腺组织的生长引起乳房触痛，而且随着乳腺组织的生长使乳房体积增大，加之植入的硅胶等使乳房表面的皮肤紧绷，引起不适。

手和脚的保护

妊娠期间，如果指甲易撕裂和折断，要经常剪短并且保持清洁，做家务时也要注意戴橡皮手套。当在菜园劳动时，也要戴手套，以免细菌感染（详见249页）。坚持涂擦护手霜和常修剪指甲，此举值得推荐。

妊娠使孕妇的双脚承受了额外的重量，它包括必须承受的身体重量和身体的浮肿（详见65页）。晚上，孕妇可以用温水泡脚或洗澡，洗浴完后再用薄荷油按摩足部，这对解除疲劳很有帮助。

经常剪脚趾甲，但不要剪得太短，和皮肤平齐即可，否则它会向内生长。妊娠后期，如果自己不方便，可以请人帮忙，或请专业修指甲师。若到美容厅做，感觉可能更舒适、更卫生。

健康第一

非正式外科处理　因为他们使用的浓缩的化学物质对未出生的宝宝有什么影响还不清楚，所以在怀孕期间不提倡做化学脱皮、纹身和胶原注射，哺乳期间也不要做。

孕妇服

最近几年，怀孕这一沉重的话题已经成为时髦的代名词。孕妇的时髦和时尚已经成为一道街景，所以，从时尚的观点来看，这是怀孕的好时机。

当一旦被证实怀孕了的时候，孕妇可能急切地想去买新的孕妇服，但一定要打消这种念头，除非从前的衣服穿不上了。在怀孕的20周之前，经产妇在14周之前，孕妇的体征是不明显的。孕妇服可等到需要穿时再买，当宝宝出生后可能就不用了。

随着腹部的隆起，衣服显得越来越紧，易使腹部受压。随着乳房的生长，胸部也感到发紧。这时，还可以选择原有的衣服穿一段时间，以做缓冲。尽量不拉裤链，上身穿一件宽松的上衣加以遮盖即可。以后则是购买衣服的好时机。要选择下摆有松紧带的上衣，这样有弹性。上衣前开身的款式可以有扩大的空间。但是这些孕妇服，产后只能对它们说再见了。

衣服随时间而变化

当然，不同阶段都需要增加衣服。去名牌商店要慎重选择衣服，要有长远打算，即妊娠的前几周、前几个月，甚至产后身体复原时都能穿。如果打算母乳喂养，选择的衣服无论内衣还是外衣都要宽松、易穿，衣服前面最好有系带或者扣子。

5 条对孕妇有用的提示

1. 在妊娠早期，随着孕妇胸围的增加，可以通过放松胸罩扣来缓解胸部的压力。以后，从胸罩扣眼上系根带子挂在挂钩上，以达到减压的目的。

2. 孕妇束腹带的前部由特殊材料制成，以适应腹部的膨大，并且束带位置越高则越紧。如果患有脚疼或静脉曲张（详见65页），则购买可调节松紧的腹带。只在下床前才穿上腹带。

3. 短的孕妇裙裤既舒适又方便。如果患背疼，将背部调节成半硬的板状即可。

4. 支托带是一个特殊的带子，应围在腹部最高点的下方，起支托、紧背和减轻腿疼的作用。当怀巨大

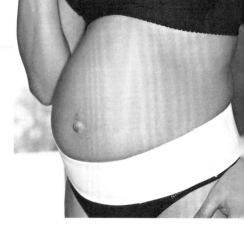

儿或多胎时，此带特别有用。如果购买了支托带，不要一直系着，否则会影响腹肌。

5. 游泳是孕妇最安全和最有效的锻炼项目。

穿出自己的风采

如果怀孕了，没必要改变自己的形象，如果从前不喜欢鲜艳的衣服或系大蝴蝶结，现在为什么不试一下呢？如果从前没有炫耀自己的形象，怀孕可是个最好的时机。长而宽松的上衣能轻松地遮盖住腹部，每天穿运动衫会感到很舒适。要注意孕妇的上衣不要收腰，并且下边要遮盖臀部，否则，随着腹部的膨大隆起，衣服则向前牵拉，导致衣服的背部难看。如果更欣赏能显出体形的衣服，则选择弹性成分多的面料。

整个妊娠期间，避免穿短裙、裤子、灯笼裤或穿有松紧带裤腰的紧身衣。这些衣服除了穿着不舒服外，其弹性还影响血流。同样，如长袜、吊带袜或护膝可以影响腿部血流，并且能导致静脉曲张（详见65页）。

孕妇服的选择

孕妇服最好等需要穿时再买。如果孕妇的工作环境需要漂亮的打扮，最好购买套装和周末穿的休闲服。什么时候穿端庄优雅的，什么时候穿宽松的要看场合。如果感到疲劳，就穿那些容易整理、不用熨烫的衣服，这样可以节省时间。

孕妇服的主要优点是根据孕妇的体形特点而精心设计。孕妇服的裙子和外衣一般是前面比后面长，所以当腹部不断隆起时，下缘不会出现波折。百折裙更适合孕妇，随着腹部的增大，它仍能自然下垂。罗纹布和特别伸展的面料做的衣服，能容纳不断挺大的肚子而不太影响衣服的美观。扣子的位置是可以调节的，在扣子和扣眼之间系上松紧带，可调节衣服的松紧度。这

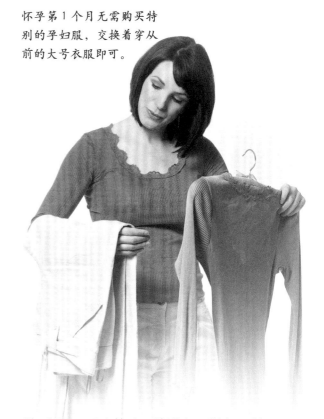

怀孕第1个月无需购买特别的孕妇服，交换着穿从前的大号衣服即可。

样，衣服可以随着肚子的增大而增大，看起来依然风情万千，直到分娩。孕妇服可以到孕妇装专卖店购买，也可以参阅各种各样的购物宣传品，这样可能会令人眼花缭乱。实际上，亲自到商店购买是明智的选择。但不要买得太多，仔细挑选几件既漂亮产后又能穿的衣服为最佳。一些邮购公司提供了多种方式的衣服邮购业务，这包括衣服的选择和搭配，例如上衣、裙子、帽子和裤子，它们有各种各样的搭配形式。非常值得寻找优质商店和销售二手孕妇服的商店，因为处理的衣服非常便宜。但是，决不能购买处理胸罩，因为孕妇需要既合身又有良好支托功能的胸罩。等分娩后，将孕妇服清洗干净，适当保存以备以后使用或送给好朋友。

乳房的良好支托

作为一名准妈妈，呵护好乳房是非常重要的。乳房本身没有肌肉，需要胸肌支撑。若支托不好很可能使乳房变大或者成为袋状乳房，所以即使从前不戴胸罩，怀孕后一定要戴上胸罩。

购买合适的乳罩

检查一下现在的乳罩和罩杯是否合适，如果支托作用不好或有挤压乳房，就要购买新的使其更合身。到怀孕9个月时，罩杯可能要比怀孕前大两个号，加上胎儿的生长和胸腔的扩大，需要更大号的乳罩，测量其大小是沿着乳房下缘测量胸廓的长度。产后一旦停止哺乳，乳房将变小，可能其大小及形状与妊娠前相比都有变化。

孕期的大部分时间不需要戴特别的妊娠乳罩，但当乳房增大时，应该购买相应大小的乳罩，否则会由于乳房受压而感到不舒服。大部分孕妇认为，在孕8周左右需要新的乳罩，而另一些人则认为约孕24周才需要购置新的乳罩。接近孕36周时，大部分孕妇需要大号乳罩，这在产后的第一周也是有用的，以后再买哺乳乳罩。每个人的发育不同，所以乳罩的购买要根据自己乳房的大小和形状，而不是根据妊娠月份进行购买。如果乳房长得特别大而且重，可以购买那种夜间用的睡乳罩，这样可能感到更舒服。当购买乳罩时要考虑如下几点：

● **可调节的宽肩带** 窄肩带将压疼皮肤，而宽肩带能使重量均匀分布，所以可调节的宽肩带乳罩更舒服。

如何测量乳罩的大小

要保持乳房舒服，主要是使乳罩在妊娠的任何阶段都能适当地支托乳房。当购买新的乳罩时，会发现专业测量乳罩大小的方法

非常容易，但是当邮购时则必须清楚自己乳罩的尺寸。

首先，取一个卷尺，沿着乳房下的胸廓进行测量。这就是乳罩的尺寸。

接着，用卷尺沿着带着乳罩的胸部最饱满处进行测量。第二次测量结果与第一次之差就是罩杯的型号。见表左侧显示两次测量结果的差，右侧是其对应的乳罩罩杯的号码。

罩杯型号		
0厘米	=	A
3厘米	=	B
5厘米	=	C
8厘米	=	D
10厘米	=	DD
13厘米	=	E
15厘米	=	F
18厘米	=	G
20厘米	=	H

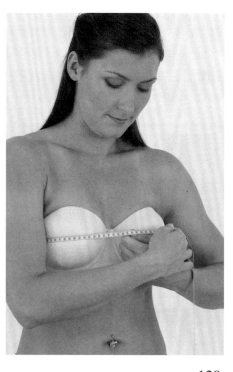

- **主要含棉织品** 棉织品透气性好，能使皮肤自由呼吸。
- **罩杯下方有较宽的松紧带** 当乳房变大加重时，这种乳罩能更好地支托乳房。
- **可调节大小** 理想的乳罩要有四排搭扣，当胸廓扩大时可以调节松紧。
- **不要钢圈乳罩** 硬的钢丝能夹疼乳房并能损伤乳房组织，所以要选柔软乳罩。

选择哺乳乳罩

如果打算母乳喂养，那么在妊娠后期就要买特别设计的哺乳乳罩。一个好的哺乳乳罩要具备以上所说的特点，并且在哺乳时能很容易地暴露乳房。

可买到的几种乳罩类型包括：罩杯悬吊式，此种乳罩的罩杯与肩带不相连；罩杯拉链式，此种乳罩是前面开口，两个罩杯之间用搭扣相连，其下方无拉链。如果更喜欢高档的乳罩，也可以买到，而且这种乳罩具备孕妇乳罩的所有优点。买乳罩时尽量多试几种，争取买到最适合自己的。无论买哪一种乳罩，要保证哺乳时用一只手打开和关闭都很方便，因为另一只手要抱着孩子。

透气的内衣

在妊娠期间常常发生瘙痒和霉菌感染，所以要选择透气性好的纯棉或超细纤维内裤，使皮肤自由吸吸。比基尼款式的内衣会使隆起的腹部比较舒服。

舒适的鞋子

由于怀孕时脚肿，所以要购买较平时大一号的鞋子。一些妇女发现产后她们的脚仍然较平时大。当买鞋时要注意以下几条：

- **不穿高跟鞋** 此种鞋除了不舒服外，还影响姿势，强迫肚子向前，并且可能导致背痛。
- **穿舒适的低跟鞋** 鞋料要透气，不要穿平跟鞋，因为穿着它不容易保持平衡。
- **避免穿系带鞋** 由于妊娠后期不容易弯腰系鞋带。
- **交换穿鞋** 至少要有两双鞋交换穿着，隔一天换穿一双，另一双晒干，最好作为规律坚持下来。
- **选择紧口布鞋** 最好穿手工制作的布鞋，由于这种鞋透气性好。但不要太紧，配一双短袜，使腿部静脉不受压，在家时尽量赤着脚，这样能锻炼足部的肌肉，改善血液循环。

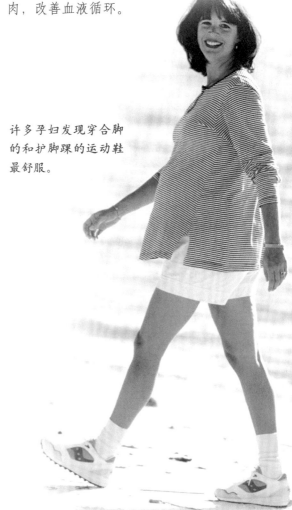

许多孕妇发现穿合脚的和护脚踝的运动鞋最舒服。

第七章

宝宝在子宫内的生活

宝宝需要在子宫内发育生长9个月的时间，在这期间宝宝进行着紧张的活动，学习着在外界生存所需要的全部技能。

子宫的安全性

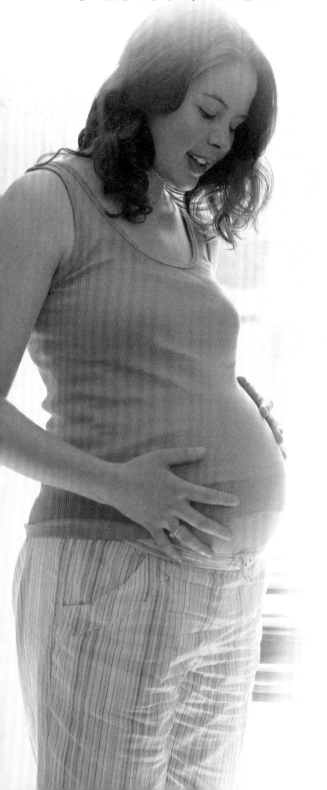

由于有羊膜囊的保护，加上胎盘提供氧气和营养物质的支持，所以子宫是宝宝生长的理想环境。

科学研究的进展极大地促进了我们对宝宝在子宫内生活的认识。早在第8周，宝宝只有葡萄样大小时，就开始了活动；大约从第9周开始，宝宝就练习如何进行呼吸了；到第12周时，翻跟斗、做后滚翻，展示了宝宝的杂技技能；在孕晚期时，宝宝开始通过感官来体验生活，具体表现在胎动，可能对声音甚至是气味和味道做出反应。

宝宝的生命维持系统

从怀上宝宝那一刻起，母体就为宝宝的正常发育提供了所需的一切。最初，子宫内膜（贮存营养物质）为胚胎的发育提供营养支持。在此期间，母体正竭力准备一个更为有效的生命维持系统，即胎盘。

绒毛膜绒毛

在最初的几周里，从受精卵的壁上发出一些海绵状突起，这些突起被称为绒毛膜绒毛。绒毛之间含有来自子宫组织的丰富毛细血管。至第8周时，绒毛内已经出现了血管，为胚胎输送着营养物质和氧气。这些血管逐渐参与形成了胚胎的血管系统，最终参与脐带的形成。胚胎植入处深部的绒毛生长茂盛，将参与形成胎盘，在整个孕期，由胎盘维持胚胎的生存和生长。

胎盘的结构

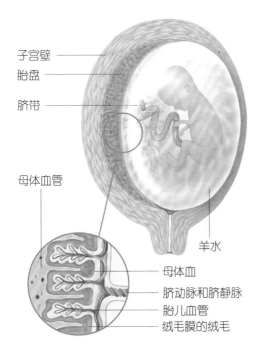

子宫壁
胎盘
脐带

母体血管

羊水

母体血
脐动脉和脐静脉
胎儿血管
绒毛膜的绒毛

胎盘

胎盘主要负责为宝宝提供营养物质和氧，并排出代谢产物；另外，胎盘还能产生重要的妊娠激素，如孕酮，在维持妊娠方面发挥着重要的作用（详见第52页）。

胎盘附着于子宫壁上，其内含有母体和胎儿的血管。在单卵双胞胎的情况下，两个胚胎共用一个胎盘；在非单卵双胞胎和三胞胎的情况下，各个胚胎拥有各自的胎盘。宝宝通过脐带与胎盘相连，脐带则有一条静脉和两条动脉组成。虽然胎盘内血管相互缠绕，但是各自相互独立，所以母体的血液和胎儿的血液实际上是不相混的。两个血流之间的物质交换是通过扩散过程来实现的——宝宝需要的营养物质、抗体和氧从母体的血流中扩散进入宝宝的血流中，并通过脐静脉进入宝宝体内；而代谢废物和氧含量低的血液则通过脐动脉运出宝宝的体外，继而扩散进入母体的血液中，通过母体的肾脏最终排出这些代谢废物。

虽然宝宝也会摄入，但宝宝的生长和发育完全依赖于母体的摄入，所以母亲的健康、平衡的饮食是至关重要的。要避免摄入任何可能损害宝宝的物质。一些研究表明，母亲摄入食物的味道和气味也可能通过胎盘进行传递（详见第134页）。

约在第34周时，胎盘达到顶峰时期，以后便开始老化；之后2～3周，胎盘转运营养物质的效率降低，并开始纤维化，出现了凝血块和钙化斑——这是血管老化的征象；危险的是40周以后，胎盘便开始坏死，将不能为宝宝的生长发育提供充足的营养物质和氧气。

---

*T*ips:　　　　　　　　　　　　**羊膜囊**

在子宫内那段日子里，宝宝生活在羊膜囊内，其内充满了羊水，用以缓冲压力、保护宝宝；羊膜囊也为宝宝提供了一个生长和运动的空间。羊水是由来自胎盘的液体、胎尿和胎肺内的液体组成。第40周时，宝宝周围有0.5～1.5升的羊水。

宝宝的感觉

宝宝在一个充满水的世界里梦幻般地漂浮着，并非完全意识不到周围发生的事情，而是在忙于感觉的发育。而且不可思议的是，在子宫内也有足够的刺激促进感官的发育。

孕妇体内的活动以及来自外部世界的信号刺激未出世宝宝的触觉、味觉、嗅觉、听觉和视觉的发育。宝宝学着识别母亲的声音，或者嗅到母亲吃的食物气味，感觉到其味道，这样出生后能够给宝宝一种熟悉感和安全感。

触觉

触觉是最早发育的一种感觉。在第7~8周时，宝宝开始活动，几乎同时，宝宝对触压有了反应。起初，只有唇部对触压是敏感的，但很快颊部和前额也都有了反应。到第10~11周时，宝宝的手掌变得对触压非常敏感，并开始触摸自己的脸，也许是想知道自己的模样吧。第14周时，除了后背和头顶之外，宝宝的全身对触压都有了反应，反应的方式和新生的宝宝相似。

勇于探索

随着宝宝的长大，部分身体将接触母体的子宫壁，宝宝不得不蜷曲身体以适应子宫内的空间。另外，超声检查经常显示，宝宝会不时地翻跃脐带，或吊在脐带上，或玩弄脐带。有意思的是，宝宝对触摸面颊的最初反应是从受刺激侧移开，也就是说，如果宝宝的手触及右侧面颊，宝宝将把头转向左侧。这种对触摸的早期反应是宝宝中枢神经系统发育不成熟的结果。以后，这种反应变为将头转向触摸侧，这可能是寻找反射的开端，在母乳喂养过程中寻找反射是非常重要的。

敏感的口

在子宫内，宝宝可能就会吮吸手指，尽管他还不能将吮吸手指同满足饥饿联系在一起。在未成熟的宝宝体内，舌内有上百个神经末梢，是身体最敏感的部位之一。吮吸是感知事物的一种很好的方法，这在年幼的孩子身上也可以体现出来。年幼的孩子将嘴贴在不熟悉的物品上，以了解它的成色和质地，而不是用笨拙的手去触摸它们；在子宫内，宝宝也是通过吮吸手指，知道了皮肤的感觉、发现了手指的形状，也可能像出生后的宝宝那样通过吮吸获得了一种满足感。

味觉和嗅觉

大约从12周开始，宝宝便开始不断地吞咽羊水，羊水是羊膜囊内围绕在宝宝周围的液体。一些专家认为，正是通过这种吞咽活动，宝宝开始认知味道和气味，因为羊水内也有孕妇所摄入食物的味道和气味。

举例来说，当孕妇进食了大蒜，宝宝就可以通过以下几种途径来品尝和嗅到大蒜：一是大蒜通过母体的血液进入宝宝体内，刺激宝宝鼻内的感觉受体；二是大蒜气味直接扩散进入羊水，当宝宝呼吸和吞咽时，就可能品尝和闻到大蒜的气味；三是宝宝排尿进入羊水，大蒜素也被排出体外，这时宝宝就可能通过吞咽羊水再次品尝大蒜。所以当孕妇进食大蒜时，在孕妇的体内，大蒜的味道只能保持几个小时，而在宝宝体内则可以持续24个小时，甚至是更久。

喜好的培养

研究表明，未出生的宝宝似乎就能区别甜味和酸味的不同。当品尝到甜的物质时，宝宝会吞咽多一些；而品尝到较苦的东西时，则会吞咽少一些。所以，宝宝并不需要太长时间来识别孕妇的饮食。出生后饮食突然改变，宝宝则需要较长的时间来习惯母乳喂养。

听觉

因为听觉是在子宫内最易受到刺激的一种感觉，所以关于胎儿对声音的反应方式已进行了广泛的研究。大约在第24周时，宝宝开始对声音有了反应，声音越大，反应就越强烈。

宝宝的生活环境中充满了丰富的、各种各样的声音：母亲的心跳声、通过大动脉和大静脉时血液搏动形成的交流声以及来自母亲胃肠道的间歇的咕噜声。来自外界的声音，就像噪音、音乐和电视的声音，也能穿过腹壁，被宝宝听到，但是这些声音要比来自母亲体内的声音弱得多，这是因为当声音向母体传播时，大部分声波被反弹回去，或者被衣物和皮肤吸收，所以只有一小部分声音穿过腹壁，进入宝宝的耳内。高频的声音易被反射折回，因此宝宝听到更多的是低频声音。

宝宝喜欢的声音

在宝宝听到的所有声音中，最持久的是母亲的声音，因为宝宝通过两种方式听到母亲的声音：一是母亲发出的声音通过

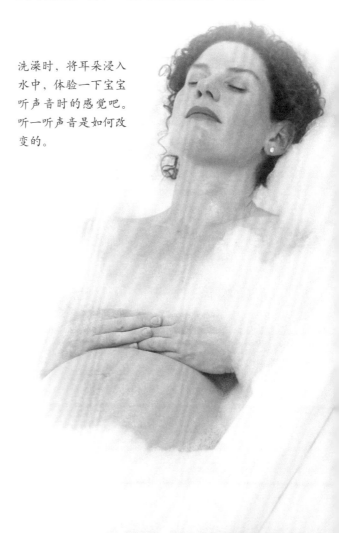

洗澡时，将耳朵浸入水中，体验一下宝宝听声音时的感觉吧。听一听声音是如何改变的。

空气传播进入宝宝耳内；二是母亲说话时产生的震动通过身体传播进入宝宝耳内，这同听到自己讲话类似，也可以解释听自己的录音和听自己讲话为什么有所不同——因为当听录音时，听到的只是空气传播的声音，而没有震动传播的声音。

身体的震动可有效地将声音传给宝宝，所以无论孕妇何时讲话、唱歌或呼喊，宝宝都能听到。因此出生时宝宝能更好地识别母亲的声音，就不足为怪了。尽管出生时宝宝一般能辨别男人和女人的声音，却不能很好地识别父亲的声音。

母亲的声音并不是宝宝出生前认知的唯一声音。研究者将耳机置于母亲的腹部，来观察宝宝如何对熟悉的或不熟悉的曲调做出反应。在第26～27周时，宝宝听到熟悉的曲调会活动增多，简直就像闻歌起舞，而听到不熟悉的曲调则保持不动。在有些情况下，熟悉的音乐对新生的宝宝有镇静作用，使他/她们在哭闹时平静下来，但是，如果不经常使用这个策略，镇静效果会逐渐消失。

视觉

在充满水的世界里，视觉是最少受到刺激的一种感觉，也最晚发育。一直到大约第27周，宝宝的眼睑始终是闭合的，之后眼睛睁开并开始眨眼，可能是在练习出生后需要的眨眼反射。

但是在子宫内，宝宝的世界实际上是漆黑一片，因为腹部的皮肤和所穿的衣物阻止任何光线到达宝宝。如果孕妇穿着比基尼，在阳光明媚的日子里进行日光浴，宝宝也许会感觉到弥散的、橘黄色的光透过母亲的皮肤，就像将手罩在手电筒上所看到的一样。研究表明，从第33周开始，宝宝的瞳孔就能够开大、缩小了，这时宝宝甚至可以分辨出模糊的轮廓。

5 种刺激宝宝的方法

1. 轻轻推一下宝宝，看他是否能对此做出反应，如果能做出反应，就夸奖他，这样他会学着再去做。
2. 将耳机置于腹部，为宝宝播放一段音乐，准妈妈就可以感觉到宝宝在活动或跳舞。
3. 和宝宝说话，并唱歌给他听。宝宝喜欢母亲的声音，所以讲故事给宝宝听或为他唱摇篮曲。让丈夫一起参加，宝宝可能对父亲的声音有不同的反应。
4. 和宝宝进行心灵的对话。躺在一个安静的屋子里，去想象肚子里的宝宝，用自己的思想传达对他的爱。
5. 去游泳，和宝宝一起享受那失重的感觉。

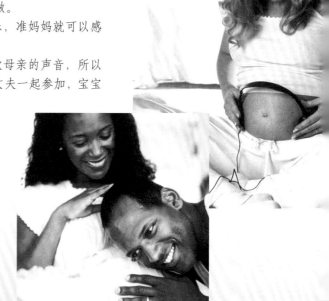

活跃的宝宝

在子宫内，宝宝就像一个小杂技演员，到出生时，就已经掌握了开始新生活所必需的一系列活动。

宝宝的运动在关节和肌肉的正常发育过程中发挥着重要的作用。发育中的关节通过不断运动塑造了各自的外形，保证骨与骨之间能够协调运动。而且就像锻炼可以维持人的身体健康一样，宝宝的运动也是一项健身项目，有助于促进肌肉的发育，这样宝宝出生时，就能以良好的状态顺利通过产道。

最初的胎动

在怀孕第7~8周时，宝宝便开始运动，这时宝宝只有2.5厘米长，但在脊柱两旁已经出现了肌肉。因为宝宝太小了，所以这时孕妇根本感觉不到它的存在，胎动也只能借助超声检查才能察觉得到，研究者将这个时期的胎动描述为痉挛样或涟漪样运动。

在第12周时，宝宝开始滚、打，甚至是皱眉头；在以后的几周里，宝宝的活动趋于多样化，怀孕早期可以区别出20种以上的动作类型，包括吮吸、打哈欠和打嗝；在第13~17周时，宝宝竭尽全力锻炼各种各样的动作。

活动模式

大约从第9周开始，阵发性地出现胎动，有时持续长达7分钟，但更经常的是，只持续1~2分钟。很可能宝宝也有一个中意的休息场所，一般位于羊膜囊的最下部，活动后经常再回到那个地方。

活动支配

宝宝最初的活动只是由肌肉的电活动产生的，大脑还不能支配肌肉。在怀孕早期，胎动是连续不断的，而且很有力。但随着神经系统的发育，脊髓、脑干和脑的高级神经中枢开始支配宝宝的运动。较大的动作，如后滚翻和滚动，便为更精细的动作（活动眼睛、伸腿）让路了。比如，活动手臂是比翻筋斗更复杂的动作，因为手臂的每个关节都有可以屈伸的肌肉，所以为了使宝宝的动作变得更优雅、更易受控制，宝宝必须学着如何去支配这一系列肌肉。

宝宝习惯用左手还是右手

宝宝最初的一些活动是单一的，不依赖于手臂的运动，而手臂的运动出现于大

知 道 吗

宝宝进行呼吸锻炼 在充满液体的子宫环境里，宝宝不能呼吸空气，生活需要的氧是通过胎盘由母体血流进入宝宝体内的。但是大约从第9周开始，宝宝就利用膈肌和胸廓来进行规则的、有节律的呼吸运动，一直到大约第30周，30%的时间里，宝宝都在进行呼吸。这种呼吸运动对宝宝肺脏结构的发育是必需的，也是自主反射的开始，而自主反射又是在空气环境中进行生存所必不可少的。

约第10周，这时约有90%的宝宝经常活动右手臂，而其他10%的宝宝更喜欢活动左手臂，成年人的比例也是一样的。这种偏爱会一直持续整个孕期，也就是说，第10周时惯用右手的宝宝，到第36周时，依然习惯使用右手。统计数据表明这种偏爱会持续终生。

过去一直认为左右两大脑半球结构上的差异导致了个体惯用左/右手的不同，但是这种偏爱是出现在两大脑半球发育出现差异之前，所以可能是运动左/右手臂的不同导致了两大脑半球结构上的差异，换句话说，就是宝宝的运动可能塑造了大脑。

孕妇的感觉

第一次感觉到胎动是令人难忘的重大事件之一。如果是第一次怀孕，可能到第20周时，也可能会更迟一些，一直到第24周，才能感觉到胎动。这些早期的胎动感觉就像颤动，或像肚子里的蝴蝶在拍动翅膀，起初自己甚至感到纳闷：是不是起风了。如果以前怀孕过，也许能够更早地感觉到胎动，因为通过第一次怀孕，已经知道了这些征象。

孕妇的很多感觉取决于宝宝的生长速度，宝宝的快速生长让孕妇意识到他的存在，因为宝宝只有足够大时，才能推挤、触碰孕妇的身体。当孕妇确实感觉到胎动时，

睡眠和做梦的模式

到第36～38周时，未出世的宝宝的活动是相当协调的，具有明确的活动和休息周期，而且就像新生的宝宝一样，大部分时间都在睡觉。

研究表明，在睡眠的一段时间里，宝宝的眼睛进行快速运动，在成年人这是做梦的征象，由此科学家认为，未出生的宝宝可能也会做梦，以此强化白天的体验。也许宝宝正在梦中伸出他的肢体或听母亲那美妙的声音或玩弄自己的脐带。

研究显示，以下各时期可能占用了宝宝大量的时间：

静息睡眠 约占40%，宝宝不进行活动，或只是偶尔活动，好像正在睡觉。

活跃睡眠 约占42%，宝宝看起来好像正在睡觉，但仍在活动，用肢体做一些随机的、大幅度的动作，这时也许正在做梦。

活跃清醒 只占10%，宝宝精力充沛地动来动去，这个时期经常出现在夜间孕妇试图睡觉时。

静息清醒 占2%～3%，宝宝并不活动肢体，但眼睛经常运动，那神态就像新生的小宝宝静静地、聚精会神地观察正在发生的事情一样。

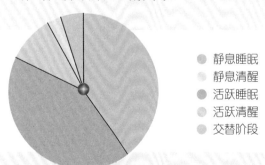

- 静息睡眠
- 静息清醒
- 活跃睡眠
- 活跃清醒
- 交替阶段

也不是通过子宫内膜来感觉的，因为子宫缺少必要的感觉受体，而是当宝宝踢动时，子宫触及了腹壁的肌肉或其他器官（如膀胱），正是这些肌肉或器官提供了胎动的感觉。胎盘的位置也会影响胎动的感觉，如胎盘位于子宫的前壁而不是子宫的后壁，可能同样感觉不到胎动。

后期的胎动

随着宝宝的长大，胎动不再那么频繁了，但是孕妇能更明显地感觉到它。在怀孕晚期，孕妇可能感觉到宝宝猛烈地踢自己的肋骨和膀胱，以证明他的存在。胎动次数的减少部分归因于宝宝的长大，也归因于更精细的动作需要加强以及神经系统内神经连接的发育。

活动模式

孕妇可能会注意到，进食时宝宝变得更加活跃，可能是甜的食物为宝宝提供了能量而引发一阵胎动；另外，情绪激动时，或只是变换体位，感觉比较舒服时，宝宝也会变得活跃。夜间，不受白天的纷扰，静静地躺下来，舒适安详，这时胎动会更多一些。研究表明，大约在午夜前后宝宝的活动达到高峰，这可能预示着宝宝的睡眠和清醒周期就像新生宝宝的睡眠周期一样。

本体感觉的认知

运动使宝宝具有了本体感觉，即对自己作为一个独立实体的理解。通过宝宝自身的运动、母亲的运动以及子宫的收缩，宝宝对自己身体各部分是什么以及它们是如何连接的、在何处开始又在何处结束等具有了感觉。

在特定的时间里，我们都需要知道我们的肢体在何处，例如：要捡起一个茶杯，我们需要知道手臂的位置、茶杯的位置以及如何将手臂从现在的位置移向茶杯。对宝宝而言，将腿掠过子宫壁这个动作，也需要重要的信息。每一个动作都需要激活一个感觉通路，强化正在形成的本体感觉。

另外，宝宝还要学习位置感觉。大约到第25周时，大多数宝宝具有了"正位反射"，使他们在子宫内采取头朝下的姿势。即使在充满水的世界里，宝宝也能感受到重力。当孕妇走来走去时，宝宝也在感受这种运动，坐、躺、走、跑和弯腰——孕妇所做的一切，宝宝都能感受到。

Tips: **分享感情**

最近有学者观察，孕妇的情绪是否能影响宝宝的行为。意大利学者发现，孕妇受到地震的惊吓时，未出生的宝宝会更活跃。澳大利亚学者发现，孕妇看情感片比观看较为中性的影片时，宝宝要活跃得多。孕妇的情绪反应越大，宝宝的反应就越强烈。这并不是什么"心理连锁反应"，而是当孕妇的情绪发生改变时，机体会释放一些化学物质入血，宝宝就会对血液中的化学物质做出反应。情绪上的波动并不会伤害宝宝，但孕妇要掌握一些放松的技巧（详见第116页），使自己的情绪尽快平静下来，从而使宝宝的内心保持稳定。

促进分娩

分娩是母体与胎儿之间精心设计的一系列相互作用的结果，就像最优雅的华尔兹舞，母亲和胎儿的身体相互适应，保证分娩的顺利进行。

动物和人的大量实验发现，可能在分娩前3～4周，是宝宝首先显示出他将要出生的迹象，到底宝宝是如何知道要分娩的，仍是一个谜，但这以后发生的事件已被充分认识。

准备出生

在出生之前，宝宝必须充分发育成熟，才能在子宫外的环境中生存下来。因为在子宫内时，宝宝依靠母体来提供氧和营养物质，并排出代谢废物，而出生后，宝宝必须自身来完成这些功能。因此，一旦宝宝发育成熟，大脑就会释放一些激素作用于胎盘，使其合成一些酶类，促进宝宝重要器官的进一步发育成熟，并刺激分娩。

化学反应

研究表明，宝宝临近出生时，其大脑刺激垂体释放促肾上腺皮质激素（ACTH），反过来，它又能促进另外一种激素——考的松的释放，这些化学物质从宝宝体内运至胎盘，在此将孕酮转变为雌激素。这是一个非常重要的化学反应，因为孕酮是在怀孕早期阻止强大的子宫肌肉收缩的一种激素，

而雌激素则能触发子宫肌肉的收缩。当临近分娩子宫变硬时，你可能会注意到激素水平的这种变化。

当宝宝的头压迫子宫颈时，信号传至大脑，就会刺激母体的垂体释放催产素，而催产素又能刺激子宫肌肉的收缩，压迫胎头进入子宫颈内，如此反复。而且，催产素还可以刺激前列腺素释放入血，进一步加强子宫肌肉的收缩。分娩时，这个自我加强的过程逐渐升级，使子宫肌肉的收缩越来越有力，最终导致宝宝的娩出。在分娩过程中，母亲和宝宝相互配合得如此协调，真是令人吃惊，难以置信。

产道准备

子宫颈也必须进行一系列变化，以促进宝宝的娩出。出生前，子宫颈的纤维性、腱性组织将子宫口紧紧关闭；将要分娩时，宫颈必须变软、扩张，这就保证了子宫收缩时压迫胎儿顺利进入产道。

出生前3～4周，胎盘产生更多的雌激素，宫颈开始变松软，准备分娩。最后，当分娩开始时，宫颈突然变薄、变短而且扩张，致使宫口开放，保证胎儿的娩出。似乎又是胎儿释放化学信号启动了分娩过程。

这些激素的变化也刺激乳房分泌乳汁，以喂养刚出生的宝宝。当宝宝开始吮吸乳房时，这个过程圆满完成。

第八章

注意控制情绪和性行为

　　如果孕妇因日渐隆起的腹部而感到心情矛盾，或者因日渐临近的分娩而感到焦虑不安，对即将为人父母的现实感到无法承受，然而不必感到无助——因为这些都是怀孕期间的自然反应。打起精神来，必将能很好地处理这些事情。

妊娠反应

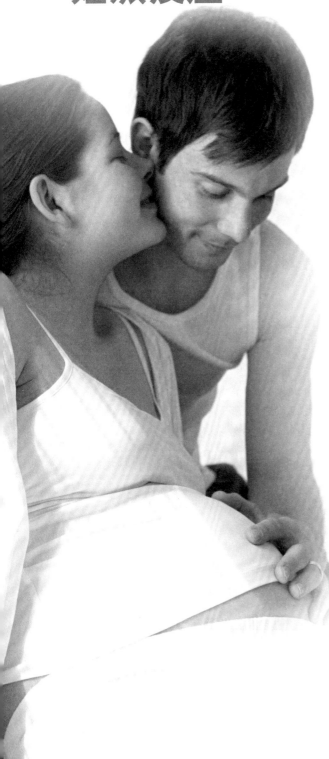

　　妊娠反应部分是由于激素变化所致，巨大的生理和心理变化是引起妊娠反应的原因，对于这些都要做出适当的调整。怀孕期间的情绪可能会变化无常，对孕妇生活的影响将无处不在。

　　一方面，当第一次发现自己怀孕的时候，夫妻俩可能感到由衷的高兴——因为自己将拥有一个盼望已久的宝宝，他是夫妻二人共同创造的爱情结晶，这时一种能生育的成就感油然而生。另一方面，当还没有为要孩子做好准备时，怀孕就可能会打乱自己的生活，引起严重的问题，因而使自己感到焦虑和恐慌。

早期反应

　　即使早已想要一个宝宝，在脑海中出现一些消极的想法也是很自然的，可能觉得这件事来得太快；也可能觉得自己受到了限制；可能想知道自己的身体如何适应日渐隆起的腹部，并对将来的分娩感到恐惧；或者可能无法承受为另一个生命终身负责的感觉。

　　起初，可能为适应这些变化而感到疲于应付，但是几周后就会慢慢平静下来，并接受这个现实。对大多数妇女来说，怀孕后都更加关注自己的身体，尽管早期的妊娠反应令人感到不适，但还会为自己的身体正在孕育一个新生命而感到大为惊喜。如果是第一次怀孕，很可能会觉得这是成长中的一个新的里程碑——自己正在加入到母亲的行列中来。

适应变化

等待宝宝出生的这段时间有时觉得遥遥无期,在这9个月里一直在不断地适应着这些巨大的变化。不仅要习惯怀孕对身体的影响,而且要对生活方式做出调整。

这时候,为了保护体内微小的生命,可能突然觉得自身的安全重要起来。在开车时,会更加注意交通安全,以免发生意外。也可能会改变自己的饮食习惯,限制酒精的摄入,或是戒烟,甚至社交活动都会因此而改变。

所有这些变化看起来像是变了个人——即使还未把自己当作一个母亲,如果因此放弃了工作,并且不再以自己的职业来界定自己,让人感到自己变化的感觉会更加强烈。如果肯花一些时间做一下白日梦,并且时刻想象着自己和体内的宝宝,那么就会发现新的变化与自己的认知更容易统一起来。同样保持记日记的习惯,有助于计算出情绪变化周期。

关注自己的身体

怀孕是一个持续的生理变化过程,其中一些变化是在意料之中的,例如日渐增大的乳房和日渐隆起的腹部;而另外一些变化则不易察觉,也是自己所不想见到的,例如头发变得有些油腻或是脚变得肿胀。

每个人对怀孕的情绪反应也是不一样的,而且难以预料,但对自己日渐变化的体形都会产生强烈的反应——或更喜欢自己的新形象或是憎恨日益笨重的身体。

在怀孕期间,有些妇女会为逐渐增大的腰围破坏了她们的形象而感到苦恼。如果自己也这么想,就要尝试着不要因隆起的腹部而感到困窘,因为那不是变胖了,而是正在孕育一个新的生命——这项生理任务要消耗准妈妈的能量,要求身体的每一个系统加强工作。

接受新形象

随着时间一月一月的过去,终将会接受改变了的体形。起初,看不出什么征象时,自己可能感到失望;在第2～3个月,开始感觉到衣服越来越紧时,又会变得不耐

Tips: **激素的效应**

雌激素和孕酮不仅在启动和维持妊娠方面发挥着重要的作用,引起机体的一系列变化(详见第52页),而且对情绪的变化也有着深刻的影响。激素可以使一些女人变得恬静、内向,好像成了宝宝周围的保护茧;而有一些女人则变得情绪不稳定,要么悲伤得痛哭流涕,要么高兴得热泪盈眶,对别人的遭遇也变得非常敏感。我们很难理解这些情绪波动是由于体内激素水平的变化引起的,或只是对新生活方式的一种情感反应。但是不管发生了什么事情,在以后的9个月里,一定要接受这个事实——可能不如从前容易控制自己的情绪了,这就好像是体内的激素开启了心灵的情感之门,准备好来接受新生的宝宝。

烦,因为已不再是从前的自己,但是这时仍看不出怀孕来;约在第4个月时,隆起的腹部已显而易见,这时倒觉得有些宽慰。随着自己怀孕的消息不胫而走,会发现人们公然对自己的体形品头论足,甚至想触摸那隆起的腹部。一些妇女会对别人的冒犯感到不满,有些妇女则享受别人参与带来的

乐趣。在以后的几个月里，几乎不能相信自己的身体竟如此快增大，而且腹部变得很硬。这时，会因身体过于笨重而感到行动不便，甚至为自己很难从扶手椅中站起来感到震惊。这时候一定要放松，期盼着宝宝的降临吧！

承认忧虑

即使没有一个合理的理由来让准妈妈担心，她也很难一直完全放心宝宝的健康状况。在最初的几个月里，可能会担心流产，尤其是从前有过流产经历的孕妇。在这些情况下，感到忧虑是非常自然的，除非已安全地度过了上次流产的那个时期。尽管很难做到，也要试着放松下来，并且相信自己的身体。

通过超声扫描，可以看到小小的和五脏俱全的宝宝动来动去，或正在吮吸手指，这种场景非常令人兴奋。但是，对准妈妈们来说，产前检查（详见228页）也是带来忧虑的常见原因。尽管产前检查是为了让人更放心体内的宝宝，但有时也带来新的忧虑。一定要记住，检查是为了及早地发现问题，保证出生的宝宝身体健康。但是，如果因为要做一项特殊的检查而有心理压力时，务必要与医生交流一下看法。

如果检查中发现了问题，也要尽量保持乐观。例如被告知宝宝有 10% 的可能性患有唐氏综合征（详见第 241 页），但是反过来看一下这个统计数字，就会发现宝宝有 90% 的可能性是健康的。

另外，还会担心自己的生活方式对未来宝宝的影响。吸烟、酗酒或暴露于其他有害物质中对宝宝的损害已广为人知。消除忧虑的最好方法是调整自己的生活方式，以便为成长中的宝宝提供一个较为健康的

5 种消除忧虑的方法

1. 和其他准父母们一起进行交谈。大多数人都期望和其他人一起来分享自己的感受和经历，而且多数人主要因为这个原因来参加产前培训（详见第 164 页）。

2. 试着找一个产前培训师，他会提出一些常见问题进行谈论。不要认为自己必须要知道一切，也不必羞于提问题，回答孕妇提出的问题是产前培训师的职责。

3. 尽量多了解孕期知识，知道得越多，就越容易控制自己的情绪，并且顾虑就越少。

4. 如果有些症状让自己担心，唯恐自己出现了什么毛病，这时不要犹豫，立刻去看医生。其实，很可能并没有什么问题，更重要的是保持身心宁静。

5. 记住，当意识到一些潜在问题较前严重时，这绝不是要孩子的好时机，医疗并不能解决所有问题。但对健康的妇女而言，为了将来能有一个健康的宝宝，也要接受细致的产前检查。

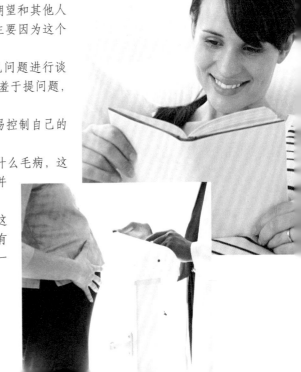

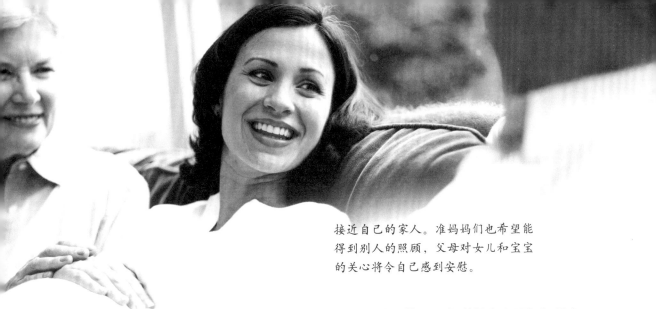

环境。如果自己认为已经冒了风险——比
如，就像大多数妇女一样，在发觉自己怀孕
之前过度酗酒，这时就要告诉医生，他或她
将会告知可能出现的危险，这样会使自己
更踏实一些。

如何为人父母

一个人可能对为人父母很有信心，或
者可能对这个从未尝试过的角色感到恐慌。
如果说结婚是迈出了人生的一大步，那么
宝宝的到来就是人生中更大的一次转折。

一个人成长为父亲或母亲是需要时间
的，并不是说随着宝宝的降生，自然而然地
就能成为一个好的父亲或母亲。妊娠，除了
是一段等待之外，就是为人父母的一段准
备时间。和其他父母交流，并利用每一个机
会接近新生的宝宝。最好的方法是多向朋
友和保姆学习，练习抱孩子、和孩子一起玩
耍，以获得第一手的经验。这样当自己的宝
宝出生后，自己需要休息时，朋友们也会很
乐意帮忙的。

探望亲戚和朋友

怀孕通常会使孕妇更愿接近父母、公

婆和兄弟姐妹。可能觉得有必要问问母亲
自己是如何出生的，或者可能拿出丈夫儿
时的照片反复端详，想象着宝宝的长相会
是怎样的。怀孕期间，家人会给孕妇提供更
多的帮助，尤其是丈夫不在身边时。但是，
如果整个孕期内没有自己的母亲陪伴在身
边，就会产生一种特殊的孤独感，如果是这
样的话，身为妈妈的姑姑、阿姨或朋友将会
很高兴陪伴自己的。另外，也可从本地区或
网络上的自助组织寻求帮助。

这时也常常回想起自己的成长过程：
童年中的哪些事情希望宝宝也能去经历，
而哪些事情不希望发生在宝宝身上。专家
认为和自己的丈夫一起谈论你们是如何被
养育成人的，有助于在培养下一代的过程
中去芜存菁，而且认为无论怎样期望，都与
自己和丈夫的家庭背景、养育方式有着千
丝万缕的联系。但有一点要记住，在宝宝出
生之前，不可能制订出一个完善的策略，因
为一些为人父母之道要不断地从新情况以
及和孩子的相处过程中学习获得。

期待第二个宝宝

如果这是第一次怀孕，孕妇已经学到

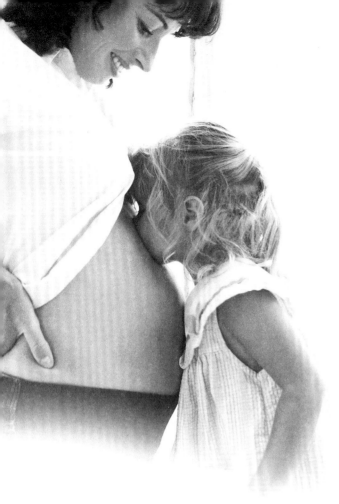

了很多东西。但是当要怀上第二个宝宝时，又有了更多的思考。大多数妈妈会发现自己怀第二胎时会更加劳累，因为同时还有一个孩子需要照顾，这也是养育两个孩子所带来的实际问题：双倍的工作和双倍的开支。

一些想要第二个孩子的父母担心自己能否像爱第一个孩子那样去爱新宝宝，把另一个孩子带到这个世界上简直就像是一种背叛。但是，一旦孩子出生了，父母们会惊奇地发现他们的爱已完全倾注到这更小的家庭成员身上了。

当稍大一点的孩子意识到另一个孩子要出生时，可能会使他觉得没有安全感，必须花一点时间让他接受新宝宝的到来。比如，他可能会暗自担心父母和他玩的时间会越来越少，可能不再那么爱他，甚至认为新宝宝会睡在他的小床上。对一个孩子来讲，这些担心是非常现实的，所以要在自己的腹部引起他注意之前，就同他讨论这个问题——非常平静地告诉他将有一个小弟弟或小妹妹，而且他或她也会非常爱他；给第一个孩子更多的拥抱和微笑，以便让他对此也持有积极的态度。

怀孕期间也需要较大的孩子参与。让她触摸自己的腹部，和宝宝讲话或讲故事给宝宝听（详见第344页），这有助于她更快地接受新宝宝。

如何独自面对怀孕

不管怀孕是否是在计划之中，独自面对怀孕将是非常艰苦的。一想到将来要对宝宝独自负责，总让人感到不胜重负。如果自己的爱人未能和自己一起分担这些烦恼和共同做决定，将感到孤立无援，这时尽可能多地获得支持是非常重要的，许多单身妈妈发现家庭给了她们极大的支持。的确，一个受到保护的且充满爱的环境对孩子的茁壮成长是极其有益的。

如果没有家可以依靠，那么地方性的或网络上的自助组织都是不错的选择，它可以为自己提供情感和物质上的支持。这时需要的可能不仅仅是友情，还有分娩时的陪伴，以及日后请人帮助照看孩子。

夫妻之间

一般认为，怀孕是增强夫妻之间关系的最好机会，它使夫妻生活统一起来，共同适应这些变化，迎接为人父母的挑战。

对任何夫妇来讲，第一个孩子的到来是这一生中重要的里程碑。在此之前，丈夫可能是进入女性生活的第一个人，而且把大量的时间花在了各自的工作上。这时夫妻二人的生活就像大致平行的两条线：白天一起出门工作、一起挣钱持家、做家务和装饰房子，晚上放松下来，共同讨论白天的工作并且相互获得支持。这期间很容易随心所欲地出去吃饭或者和朋友在酒吧里聚会。

孩子的到来会影响到生活的方方面面，而且有些变化早在孕期便已经开始。可能已经注意到自己的角色正在发生转变——向男耕女织的老传统靠拢，这或许让妻子感到吃惊。随着怀孕的进展，妻子几乎不能做重体力劳动，这些全落在了丈夫肩上；最后，妻子停止了工作，就像一个家庭主妇一样，把更多的精力投入到做饭和操持家务上。夫妇二人可能很喜欢这种改变，但同时会发现有些变化确实很难适应。

其他一些变化也开始浮出水面，比如，孩子的到来使夫妻的关系比以前更加亲密了吗？或者看起来孩子更像两人私生活的入侵者。当然也很容易一起分享孕期的欢乐，但是，是否也能抽出时间一起探讨孕期的烦恼呢？通过坦诚地讨论这些问题，将能促进相互的理解和信任，这将有助于夫妇共同学好为人父母之道。

改变二人的性生活

怀孕不可避免地要影响到夫妻之间的性生活，当然好的影响和坏的影响都可能存在。由于身心的各方面变化，在做爱时，女方的反应与性伴侣的反应可能会截然不同。

性生活安全吗

很多夫妇担心在怀孕期间进行性生活会伤害到孩子；一些夫妇害怕性生活会导致子宫内或孩子的感染，但是除非一方患有性传播疾病，否则这种情况不可能发生，因为子宫颈内的黏液栓和羊膜囊保护着体内的宝宝。而且，男性的阴茎通过阴道接触不到子宫颈。在大多数情况下，怀孕期间做爱是没有风险的，宝宝不会受到伤害，但是有几种情况例外，见下面方框内的内容。

如果孕期能采取适当的防范措施，那么性生活可以更惬意、更易于控制。在

安 全 第 一

流产和早产 尽管没有证据表明性交是导致流产的一个原因，但是如果曾有过流产史，在度过危险期之前，最好不要进行插入式性交（详见第270页）。同样，如果以前有过早产的经历，或出现过早产的征象，在怀孕最后3个月最好不要进行性交，因为它可能会引发分娩（详见第200页）。如果在怀孕晚期胎膜已破裂或有出血（详见第268页），也要避免进行性交。

怀孕 4 个月以后，女性不宜长时间采取仰卧位，做爱时更会发现这种姿势感到不适。

但这应该不是一个问题，探索合适体位的过程也是充满乐趣的（见下图）。为尽量使动作轻柔，可考虑使用一些润滑剂，以避免擦伤敏感的阴道，引起疼痛。

在怀孕后期，性高潮或仅仅在做爱会引发希克斯收缩（详见 203 页），这完全正常。但是，如果觉得不舒服，可安静地躺着，或尝试应用放松技术至收缩消失。

性生活会更好

在怀孕的头几周里，恶心、呕吐与极度疲劳使孕妇没有心情去进行性生活，床在这时看来只是用来睡觉的。但随着这种不适的消失，就可能会享受到一种新的、完全放松的性生活，因为不再有担心会怀孕的心理负担，也不必采取任何避孕措施。而且，夫妻间水乳交融的感情使二人在性生活中更加温柔体贴，从而达到性和谐。

孕期身体的变化也会加强妻子在性生活中的感觉：乳房和乳头可能变得更加敏感；阴道组织充血也变得敏感；而且孕期激素使阴道更加润滑，体内的这些变化也有助于丈夫获得性快感，比如，充血的阴道组织将紧握性伴侣的阴茎。

一些孕妇认为在怀孕期间，尤其是中间的 3 个月里（详见第 19 页），她们处于一种持续的激发状态，比怀孕前更容易达到性高潮，而且多数妇女会体验到更加强烈的性高潮。但是，极度兴奋后阴道组织仍然长时间保持充血水肿状态，导致性交后仍有不满足感，这时可进行手淫来获得进一步的满足。

舒适的性交

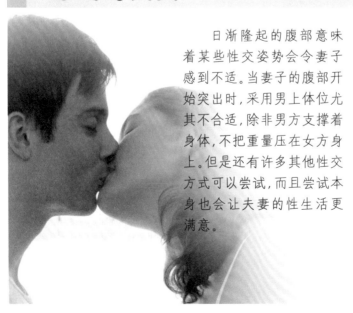

日渐隆起的腹部意味着某些性交姿势会令妻子感到不适。当妻子的腹部开始突出时，采用男上体位尤其不合适，除非男方支撑着身体，不把重量压在女方身上。但是还有许多其他性交方式可以尝试，而且尝试本身也会让夫妻的性生活更满意。

女上式 这就需要女方调整体位，俯卧在或蹲坐在男方身体上，将身体的重量置于前臂，而不是腹部。随着腹部的增大，会发现蹲坐位比俯卧位更舒适。

坐位 男方坐在椅子上或坐在床边，而女方面对男方或背对男方，坐在男方的腿上。采取这种体位可由女方来控制阴茎插入的深度，而男方可用手抚摸女性。

未出生的宝宝很可能在大人的性生活中也获益匪浅，尽管这个理论很难获得证实，但肯定的是，从性生活中所获得的快感、被爱的感觉和放松的情绪都会传递给宝宝。孕妇可能会注意到他对你们的性行为有所反应——或变得更加活跃或趋于平静。其实，宝宝的反应与父母的性行为并没有直接的关系，他只是对体内的激素和子宫的活动反应而已。

性生活会更糟糕

孕期的性生活并不总是轻松愉快、令人满意的，这时也可能会感到不适、厌倦，甚至讨厌自己不再性感的变化，尤其是在怀孕早期和怀孕晚期。乳房胀痛，不喜欢被抚摸，而且在怀孕晚期时如果乳房受到刺激，则有可能初乳渗出（详见第290页），这时要有思想准备。

另一方面，丈夫可能因为妻子的体形或担心伤害到妻子和她体内的孩子，而对性生活感到沮丧。这时他也可能已经开始把妻子当作一个母亲来看待，而不再是单纯的情人，这些都可能打乱他的正常反应。在孩子临近出生时，一些男性因担心未出生的孩子会看到他们的性行为，而逃避性生活。但可以确定的是，在子宫内，孩子对这些性行为是绝对没有任何记忆的。

在怀孕期间，若一方经常拒绝另一方的性要求，这并不是意味着他（她）对自己的爱减少了，而是因为通常的表达方式被完全打乱了。如果有什么原因使自己对性生活感到厌烦，那么一定要讲出来，尤其是哪些改变影响了自己，当然也要把未曾改变的乐观情绪告诉对方。因为夫妻之间所需要的就是彼此的海誓山盟和相互的信任。

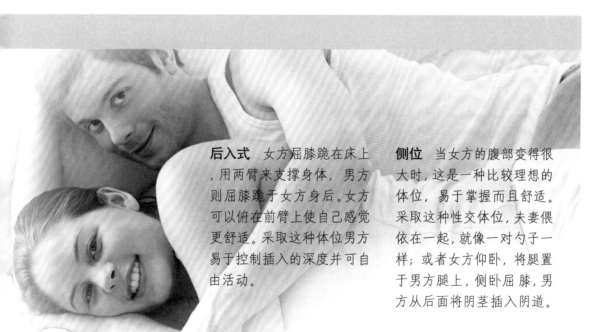

后入式 女方屈膝跪在床上，用两臂来支撑身体，男方则屈膝跪于女方身后。女方可以俯在前臂上使自己感觉更舒适。采取这种体位男方易于控制插入的深度并可自由活动。

侧位 当女方的腹部变得很大时，这是一种比较理想的体位，易于掌握而且舒适。采取这种性交体位，夫妻偎依在一起，就像一对勺子一样；或者女方仰卧，将腿置于男方腿上，侧卧屈膝，男方从后面将阴茎插入阴道。

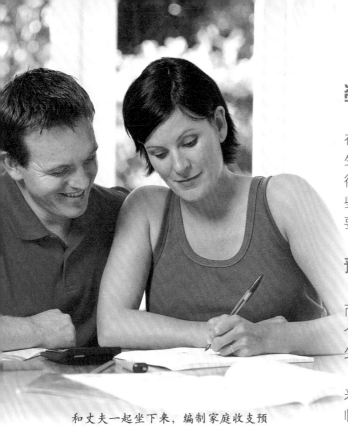

和丈夫一起坐下来，编制家庭收支预算。如果已经这样做了，就开始厉行节约，把节省的钱存起来。

示爱的其他方式

单纯性交并不是性生活的全部。如果不喜欢插入式性交，可尝试着延长性交前的爱抚刺激。如果进行手淫，应该使用润滑剂（如果没有其他润滑剂，可用唾液），以避免擦伤阴道。如果进行口交，丈夫应该知道孕期阴道分泌物的味道会越来越强；而且要当心不要向阴道内吹气，否则就有形成栓塞的危险（在血管中出现小的气泡）。

怀孕为探索其他的示爱方式提供了一个绝好的机会。夫妻可以通过单纯的接吻、拥抱、抚摸或鸳鸯浴来表达相互的感情；怀孕后，特别是感到不适难以放松时（详见第118页），则奢望能够得到按摩。

资金改变

除了性生活的改变之外，另外一个潜在的变化就是家庭收入的改变。宝宝的出生意味着收入减少，因为夫妻一方可能不得不放弃工作，而且不可避免地要增加一些开支。在收支变化对家庭形成影响之前，要考虑好这个问题。

预算家庭收入

需要考虑的一个重点就是何时不再工作，而且要知道这取决于自己的身体状况，不以个人意志为转移。还要权衡因放弃工作而减少的收入与可能得到的津贴之间孰轻孰重。

尽管还有很长一段时间，也不妨对将来如何重新工作做一些研究——当时机来临时，必将能做出更明智的选择。很可能会在抚养孩子的花费与收入之间做出比较，或考虑除全职工作以外的其他选择。

巧用储蓄

没有必要在宝宝身上花一大笔钱。虽然父母都乐于装饰宝宝的房间，但也不必为此而倾其所有。在这方面宝宝的需求是有限的。宝宝确实需要爱、关心和刺激，但也不必操心去营造一个超级时髦的婴儿室。如果能抵制住商店里琳琅满目的商品诱惑，可以考虑拿出时间来逛一下婴儿服饰用品二手市场（详见第188页）。二手市场的大多数商品仅仅是过时的，而不是破旧的，所以在二手市场完全可以买到八九成新的所需物品。联系当地的父母组织，查出你所在地区的二手市场。当然有些物品必须买新的，比如婴儿车、坐椅或孩子的床垫（详见第188页）。

尽量减少分娩痛苦

在怀孕的某个时期，孕妇将会突然意识到分娩的必然性，很可能对如何应对这个挑战感到疑虑。

在妊娠的最后3个月，当预产期不断逼近时，兴奋、恐惧、期待、困惑以及分娩来临的不可预知性，或更多的情感将萦绕在孕妇脑海里，挥之不去。分娩永远是通向未知世界的一次旅行，第一次分娩时，这种感觉尤其强烈。但是，不管已有多少孩子，分娩如何进行总是不可预知的。

临近分娩时，所有妇女的心情都相当复杂，但是在面对这个挑战时，有的妇女就表现得相当有信心。信心会受到许多因素的影响：

● 以往处理紧迫事件的经验。
● 对自己身体和分娩过程本身的信任。
● 对分娩过程的了解程度。
● 亲人对自己的爱和支持。
● 医生的尊重和鼓励。

如何应付疼痛

一个好的产前培训师不会回避这个事实——分娩是一个强烈的身体体验过程，

想象自己的恐惧

孕期许多妇女会做一些稀奇古怪的梦，这很可能是由于体内激素的变化引起的。这些梦多以即将到来的分娩或未出生的宝宝为特征，有些梦栩栩如生，很难忘记，甚至会妨碍睡眠。下面一些常见的梦暴露了孕妇的恐惧：

● 怀孕不是真的。自己将生不出孩子来，或是排气。
● 生出一个小动物，或者甚至是一些日常用品。
● 孩子受到了伤害，或在某方面有缺陷。

像这样的噩梦会令人惊慌，而不单单是心烦意乱。但是有些梦确实能够表达出白天一直压抑着自己的那些焦虑。尽管可以通过超声扫描意识到宝宝的存在，但是胎儿在子宫内的成长过程仍未被完全认识，这可能就是一些恐惧的根源所在。

如果想打断这些梦，就试着花一些时间以积极的方式来做白日梦吧：想象着自己抱着孩子或为他起名字，或想象着孩子在自己的小屋里。专家认为，极力去想象关于宝宝的一些事情是练习做白日梦的一种极好方式。同其他孕妇一起比较彼此做过的梦，并讨论可能的寓意是什么，将有助于缓解焦虑。

解 梦

梦的一些常见主题和它们的寓意：

● 从积极或消极的方面来看性：孕期正常的性困惑。
● 丢失或遗忘：对作为母亲所承担的责任感到恐惧。
● 疼痛和伤害：脆弱感。
● 落入圈套：担心失去自由。
● 失去配偶：担心自己的体形。
● 体重的戏剧性变化：担心自己的饮食。

它可能会令孕妇感到不适，甚至感到剧痛。有关分娩的一些令人信服的信息也可能来自其他的渠道，同样会影响孕妇对分娩的预测，比如听一些他人的生育经历。但是产前培训师还会为孕妇提供一些减轻疼痛的技巧，就像如何放松、呼吸、按摩和运动（详见第210页），这有助于增强分娩时的信心。

如果担心分娩时的痛苦，或担心自己对分娩的应对能力，那么现在就想想自己所掌握的减轻疼痛的方法吧（详见第170页）。对分娩的展望将会影响对分娩的反应，所以孕妇会发现想象分娩时的情景会使自己感到安慰。当想到宫缩时，就想象着子宫肌肉打开了宫颈口，宝宝沿着产道向下移动，而且要提醒自己每一次宫缩都会使宝宝的出生前进一步。另外，还要记住：如果把疼痛当作是机体正常、有效工作的一种信号时，那么疼痛就易于应对了。

会失去控制吗

多数人认为，在公众场合甚至是私下里，都会抑制强烈感情的表达。如果其他人在场时，自己对哭泣、呼喊或无助感到窘迫，就不必感到惊奇。在医院里，离开自己熟悉的家可能会增加焦虑，尤其是在怀第一胎时，因为自己可能对自身所具有的力量和智力缺乏真正的体验。

在分娩过程中，可能会失去对情绪的控制，如果能接受这一点，将有助于分娩。许多妇女发现，分娩时进行呻吟有助于解除紧张情绪。如果能够忘记周围的人，让自己的感情随着身体的进展尽情宣泄，那么将会更有效地进行分娩。

难以对付的局面

一些妇女认为，分娩时要放弃尊严，尤其是怀第一胎的妇女特别担心自己会失控。有些生理反应自己肯定不能控制，如羊水的流失、极度宫缩时引起的呕吐，而且外生殖器被暴露，甚至成了关注的焦点。但是要记住：多少世纪以来，妇女都是这样度过的；医生所关心的也只是孕妇和孩子的健康，而不会有什么私心杂念。而且，当自己专注于分娩时，就不会再觉得尴尬，也会对孩子的娩出充满好奇。但是，如果有人特别担心分娩时身体的暴露，就告诉医生，他会引导孕妇顺利完成分娩。

相信自己会成功

在第一次分娩的妇女中有一个倾向，就是把分娩当成一次测试，在测试中有的妇女表现得很好，有的则不行。比如，一个妇女本来计划好进行自然分娩，但后来决定进行硬膜外麻醉，她也许感觉到自己在某些方面是脆弱的，可能承受不起分娩的痛苦。其实关于分娩并没有一个标准，所以一个妇女既不可能知道自己会有什么样的分娩经历，也不可能知道其他妇女的分娩经历是怎样的。分娩时最重要的是获得周围人的支持，确信自己能够战胜每一个挑战。深深地记下分娩中的所有情感体验吧，回想起来，从这难以置信的经历中将获益匪浅。

第九章

爸爸的角色

怀孕是夫妻双方为宝宝而进行的通力合作。对于新爸爸，这正是从情感、生理及经济上对妻子进行支持，并共同致力于创建的新生活建立关系的时候。

准爸爸

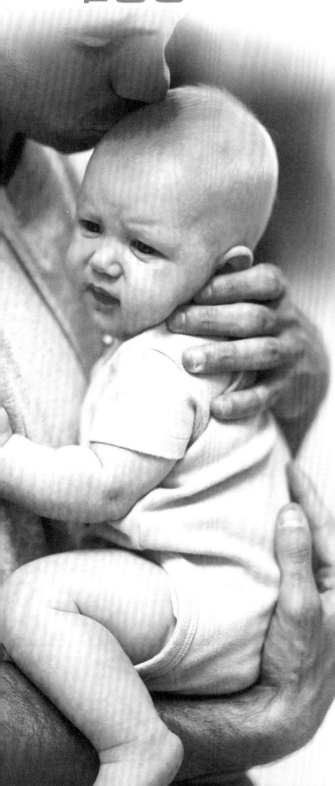

一旦发现即将成为爸爸，各种情感会油然而生，会感到兴奋、自豪，并有一种完成使命的成就感。但是，当面对一个即将降临的小生命，而他（她）就是自己的一部分时，伴随着喜悦，当然还会有忐忑不安。

过去及现在的环境和经历会在很大程度上影响一个人对将要做爸爸的感受。如果夫妻恩爱；如果以前有和孩子友好相处的经历；如果怀孕是计划好的或是渴望的；如果自己有快乐的童年；如果现在的生活方式或经济状况能接纳一个孩子，那么自然会对怀孕和做爸爸持一种积极的态度。

如果缺少这些因素，便会对未来产生恐慌。但是，也必须记住，成为爸爸是人生中最重要的事情之一。无论如何，生活将不再是从前的模样。因此，假如发现自己有时恐慌、有时高兴，对这种矛盾的心情，完全不必感到惊奇。

应付焦虑

承认有担忧总比将其封闭好。如果这是第一个孩子，准爸爸很可能会有某些忧虑。随着妊娠的进展，就像妻子一样，丈夫的情感会变。而且，丈夫也必须适应对妻子及宝宝的情感改变。假如感到不知如何是好，那就坦诚地和妻子探讨这些担忧。

应付突发事件

计划之外的怀孕会使丈夫感到不知所措。无论采用什么方法，避孕不是万无一失的，意外之事确实发生了。突然发现自己处于这种情景，恐慌之余会感到为难，甚至气愤，尤其当夫妻之间的关系还处于微妙之中时。但是，时间会使丈夫理解一切；而且要相信，尽管对孩子尽的责任与妻子不同，但父亲和孩子之间仍然可以有深厚的、终生的联系——建立这种关系的最佳时机就是妊娠时。

遗弃感

在妻子妊娠过程中，大多数丈夫时不时的有一种被遗弃的感觉。如果发现自己对未出生的宝宝有点嫉妒的话，就不会孤单。可能感觉到自己从很早开始就在为一位极想要的新成员准备地方。还会感觉到，妻子的家人、朋友甚至她的医生都在替自己做日常的保护角色，而自己则没有了位置。但是，不要感觉到自己被排斥而退到

幕后，试着向妻子解释现在的感受。但一定要记住，对她不要要求太多——她已经从腹内生长的孩子那里独自经受了情感上的碰撞。

假如发现自己很难克服这种疏远感，考虑和密友、医生或专业顾问讨论这种感觉。参加父母学习班也可以为准爸爸提供机会，和与自己处于相似状况的男士进行探讨，医生的诊所或当地图书馆也能提供详细的知识，或者还可以从互联网上查找相关信息。

一般情况下，对付这种疏远感的最好办法是把自己纳入即将为人父母的想法中去。今日的父亲有大量的机会直接参与配偶的怀孕过程，而且有许多事情可以做（见表）。和妻子一起沉浸在这一兴奋的时刻吧——无论如何，两个人不都在期望这个宝宝吗？

5 种分担妊娠的方式

1. 参加产前检查，会了解许多妻子及宝宝的进展情况。
2. 观察宝宝。超声扫描会让准爸爸惊喜地看到自己的宝宝，还可以要一张宝宝的图片。
3. 听宝宝的声音。从妊娠30周左右开始，就可以将耳朵贴到妻子的肚子上，听宝宝的心跳。
4. 感觉宝宝的运动。从妊娠第5个月，就能感觉到宝宝在变换位置，甚至能确认他（她）的小手和小脚。
5. 和宝宝说话、阅读和唱歌。他（她）可以从子宫内听到，这一过程也可以使妻子感到愉悦。

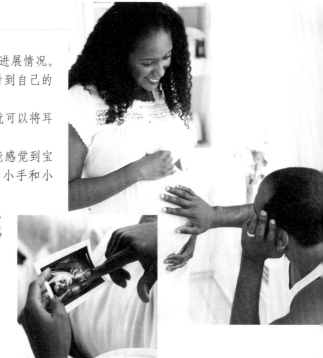

重新确立关系

了解妻子的身体变化，有助于分享她的感受。当她怀着孩子时，记住丈夫也可以发挥很重要的作用，其中有些正是她需要的。

在这一时期，安全感对妻子来说是重要的，夫妻之间交流的方式会对此产生影响。假如丈夫避免亲昵行为，不和妻子探讨二人的情感，妻子就会感到孤独；反之，如果二人一起分享感受，妻子就更乐于相信丈夫。注意并鼓励讨论她的愿望和担心。

性生活的改变

由于孕妇的身体而不得不停止性生活

每 日 呵 护

如何度过这关键的9个月将对夫妻之间的关系产生深远的影响。这当然是一个挑战性的经历；但是，假如一切顺利，俩人会比以前更亲密。大量的证据也显示，假如妻子幸福、放松而且没有压力，会对宝宝的情感和生理产生长期的良性影响。更重要的是，夫妻之间融洽的关系能使分娩压力减小、产后压抑减轻（详见第320页）、哺乳更容易——这肯定会使夫妻更容易与孩子之间建立联系。

除了参加扫描等医学检查外，丈夫每天可以做大量的"服务"，以使妻子生活得更舒适。

一起运动 陪配偶游泳或轻快地散步——进行形体锻炼是一起消磨时间和促进健康的好方法。

按摩 随着宝宝的生长，妻子的背部、脚和腿可能不舒服。温柔的按摩可放松紧张，也是显示关心的好方式。如何为妻子按摩见第118页。

积极的支持

做一些体贴的事情可以帮助妻子，而避免做一些事情也可以达到同样的效果。

- 减少吸烟或避开配偶吸烟。如果她是吸烟者，这样有助于其戒烟（详见67页），并可避免宝宝"被动"吸入烟雾。
- 减少酒精摄入。当妻子不能过多饮酒时，这就显示出对她的支持。
- 选择健康食品。从令人垂涎的食品中进行选择（见第96页）。
- 在妊娠的最后一个月，顶住去工作和见朋友的压力，尽量不要远离妻子，因为有些宝宝会提早来到人世。

鼓励家庭支持 在妊娠中，丈夫可能会比平时更多地了解妻子的母亲，这是母女关系比任何时候都密切的时期。想办法鼓励这种亲密，因为妻子需要这种特殊的支持。毫无疑问，当宝宝出生时，岳父母以及自己的父母会围着这一新家庭成员团团转。别把他们的热心当成干涉——宝宝开始认识祖父母们很重要。将他们纳入的男士不少见。通常情况下，这并不是因为生理上的变化，而是男士对腹内宝宝的担心。如果发觉自己对性生活失去了兴趣，多发现和了解妻子身体的生理改变会有帮助，这样就对这些变化更容易接受。别忘了生完孩子以后，妻子的体形将会开始恢复正常。

然而，更有可能的是，丈夫会因为妻子柔软的曲线而唤起性欲，发现妊娠之美非常性感。这可在妻子性活动飘忽不定时增加丈夫性交的欲望。在这种情况下，一定要遵从妻子的需要和意愿，也可以用其他方式来表达感情，如拥抱、接吻、抚摩和非插入性交（详见149页）。

自己的家庭生活会比请保姆更好：这将为宝宝提供另一代人的经历，并鼓励他形成尊重老人的意识。

购物 要避免妻子背负沉重的购物袋，尤其是在怀孕晚期。她也会发现，沿着超市的走廊走走都很吃力。因此，如果自己还没有购物的话，那现在是行动的时候了。当然，如果这时丈夫能做上两顿饭，这也将是她非常欣赏的事情。

准备好宝宝的房间 妻子不能爬梯子，因此，装饰宝宝房间的工作就落到丈夫的身上。一起讨论颜色图案，然后开始粉刷。也可以帮助购买孩子的衣服及其他用品（详见187页），以确保新主人的房间一切就绪。

让妻子晚起床 妻子比以前需要更多的休息，因此提倡她在早晨晚起几个小时。也可以帮助她在床上进食早餐，这也是减轻早孕反应的理想姿势（详见59页）。

参加产前班 不仅要帮助妻子，丈夫自己也需要学很多东西，尤其是关于分娩的知识。通过和其他准父母的接触，夫妻俩将获得很多自信。

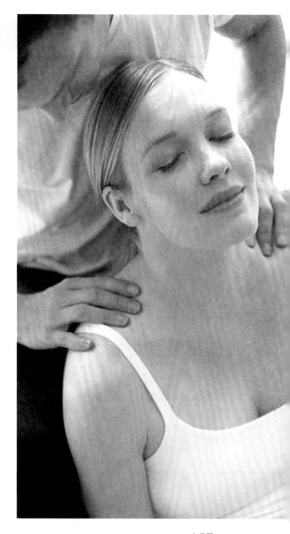

157

在妻子分娩时的任务

丈夫也许将扮演分娩最初的助手，这意味着要做好准备，时刻警惕；更重要的是，当妻子的羊膜破裂或子宫开始收缩时，丈夫就在身边。

直到1970年，大多数分娩室禁止父亲进入。因此，除非在家里分娩，他们没有机会看见孩子的出世。在今天，孩子出生时大约有90％的父亲在场。

自我准备

假如夫妻双方决定孩子出生时丈夫要在场，就必须清醒地意识到自己期待什么——尽管有些东西令人惊奇。妊娠过程中，丈夫可能参加了产前班、巡视了医院、阅读了1~2本相关书籍。但是，当分娩来临时，仍会发现那些血、黏液、排泄物、呻吟声及尖叫声令人震惊。尽管大多数分娩不特别复杂，但情况常常并不按期望的那样严格进行：如分娩很少按预产期开始；可能有假信号；分娩可能持续不到一小时，也

可能持续一夜一天或更长。因此，要保持冷静的头脑，尽力体察妻子的需要，假如可能的话，保持一些幽默感。丈夫不是妻子的教师，但丈夫在这里可以给妻子帮助，并分享难忘的经历。人生中能比得上看见自己孩子出生还要高兴的事情不多。当看见宝宝终于降临时，别为突然大哭而感到震惊。要保证尽早地抱住他（她）。

帮助制订分娩计划

在害怕、疼痛和焦虑的情况下不会做出理智的决定。因此，最好在预产期之前就好好熟悉分娩计划（详见177页）。这些计划也可能最终放弃，但是，事情预先就已做好会使夫妻在分娩时心中有数，减少顾虑。分娩计划必须详细地包括：分娩过程中，妻子希望如何帮她度过分娩。下面的问题需要回答：她是喜欢用医院"常规"的分娩方式，还是想尝试水中分娩或一种主动的分娩方式（详见166页）；她喜欢选择哪种分娩姿势——仰卧、蹲式或跪式？这一计划也要详细包括：如果使用减痛方法，她想用哪一种。必须强调，是否反对分娩过程中的某些处理，如会阴切开术。丈夫要十分谙熟计划的细节，并确信接生员也熟悉。在分娩过程中，如果发生异常情况，丈夫必须调整计划并当场做出决定。

在分娩中的作用

分娩时丈夫可以为妻子做很多事情：扶着她，按摩她的腰、颈、大腿内侧和脚；提醒她放松和呼吸的技巧。如何帮助妻子的专门建议详见第174页，产前学习班会提供更详细的信息。

然而，当这一时刻来临时，妻子或许要求一些截然不同的事情，对此丈夫必须有所准备。例如，丈夫正在和妻子一起练习呼吸技巧，却发现妻子实际上想让丈夫抓住她的手或用冷布擦擦她的额头。或者，第一次子宫收缩之后，会发现妻子不再想自然分娩，而要求采用硬膜外麻醉。如果她真要求减痛，千万别打击她——正在经受着痛苦的是她，而且如果她不苦恼，对她和孩子会更好。

对妻子的意想不到的情感反应，也必须做好准备。例如，在过渡期（详见208页），肾上腺素和疼痛的高潮促使她喊出"滚开！我永远不想再见到你"之类的话，这种现象并不少见。大多数情况下，最好的选择是别离开她身边，帮她渡过难关。当分娩的时刻接近时，丈夫会发现妻子突然表现出恐惧，而且希望丈夫在身边以得到安慰，并使她确信选择正确。要想办法保持清醒的头脑，灵活、敏感地应对妻子的要求。

能应付吗

对于男士来说，担心自己在分娩室内会变晕或不舒服一点也不奇怪。但是，自己一定要相信，这一些极可能不会发生。当分娩来临时，不仅不会感到拘谨，反而很可能被宝宝出生的神奇迷住。

如果丈夫确实感到某些时候不得不转过脸去，那就盯着妻子的脸，帮助她呼吸。

件事情要记住

1. 向老板预报并请假（见第162页）。记住，灵活的安排最好，因为只有1/20的孩子在预产期准时来临。
2. 列出联系表。列一个紧急电话单，包括妻子的分娩陪伴人和医院的电话。别忘了列出家人和朋友的电话，以便把好消息告诉他们。
3. 在最后的一个月内，设法熟悉社区助产士或拜访医院，以便能够了解分娩中和接生室内使用的技术和仪器。
4. 和妻子交谈。在产前的最后3周内，当丈夫工作时也要保持正常交流——这会使双方都感到安心。
5. 安排运输。如果使用自家车，要保证油箱装满，并设计出到医院的最可靠的途径。如果是雇出租车，联系最可信赖的公司，并确保随叫随到。
6. 检查，检查，再检查。去医院之前，确信带上了：妻子的包（见第198页）、旅游鞋、分娩计划、电话薄及打电话的零钱（移动电话只能在医院之外使用）。
7. 委托。到达医院时，把分娩计划交给助产士。如果她们还不知道这一计划，就向她们解释。

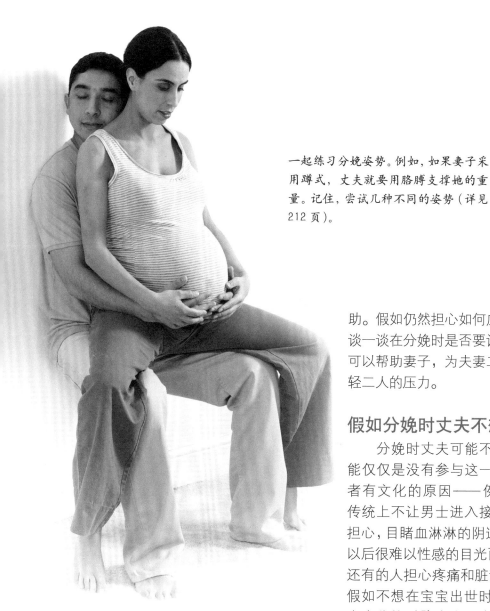

一起练习分娩姿势。例如，如果妻子采用蹲式，丈夫就要用胳膊支撑她的重量。记住，尝试几种不同的姿势（详见212页）。

助。假如仍然担心如何应付，那就和妻子谈一谈在分娩时是否要请一位月嫂。月嫂可以帮助妻子，为夫妻二人解释过程，减轻二人的压力。

假如分娩时丈夫不想在场

分娩时丈夫可能不乐意在场：这可能仅仅是没有参与这一过程的欲望，或者有文化的原因——例如在某些社会，传统上不让男士进入接生室。有些男士担心，目睹血淋淋的阴道分娩，会让他们以后很难以性感的目光面对他们的妻子；还有的人担心疼痛和脏乱会使他们崩溃。假如不想在宝宝出世时在场，那可以考虑在分娩时陪在妻子身边，当胎儿娩出时退出。分娩时不在场不会使父亲与孩子之间的关系有任何不同，当第一次和他（她）面对面时，父亲仍然会有高兴和成就的感觉。

另一方面，有些女士则不乐意其丈夫在场，她们认为假如丈夫在场，她们会感到拘谨和约束。如果妻子这么想，那就和他交流一下她的感觉并尊重她的意愿，这决不是对丈夫有看法。

但是，将会发现自己忍不住要看。假如需要出去呼吸新鲜空气，不要担心。把头放在膝盖之间坐下，直到准备回去。

缓和恐惧的最好办法就是分娩前尽可能多地熟悉分娩。读所有的书，参观医院分娩和接生室，一起参加产前学习班，和其他父亲交谈。记住，如果对分娩时的某些事情没有把握，可以和医生或助产士讨论。懂得越多，就越能提供至关重要的帮

如何处理紧急分娩

即使妻子很快进入分娩过程,总有一定的时间求得帮助,在车上分娩的事几乎是不会发生的。但是,为了心中有数,这里介绍假如暂时得不到医护服务的话,丈夫该如何帮助妻子。

别惊慌 呼叫救护车,记住告诉救护人员预产期、医院名称及特殊的医护需要。

让她舒适 让妻子消除疑虑,帮她躺在床上或地板上,屈膝并分开双腿。

彻底清洗 用肥皂和水洗手,不能用消毒液。在分娩的地方铺上干净的床单或毛巾。

告诉她何时用力 直到能看见孩子的头,才能让妻子用力产出胎儿。如果她用力太频繁,就让她大口喘气。只有当孩子的头部"着冠"(在阴道口能看见头部时),才该告诉她在每次子宫收缩时用力10次。

扶住胎儿的头部 将手轻轻地扶在胎儿的头上,以防他(她)出来太快。不要拽胎儿的脑袋,他(她)会自然地出来。

帮助婴儿呼吸 在娩出头部时,用手托住婴儿。一旦脑袋出来,让妻子停止用力。如果脐带缠绕在胎儿的颈部,检查一下,实际上脐带很松,轻轻地从头上绕过去。用干净的毛巾一角清除胎儿口和鼻子中的黏液。

娩出其他部分 将双手放在婴儿头的两边,非常轻柔地将其导向地面方向。同时让妻子用力,直到上方的肩膀娩出。这时,向上牵引胎儿,并扶住胎儿的头和肩,胎儿其他部分随之娩出,这一过程发生很快。如果胎儿的肩部在什么时候卡住,让妻子用力——不能向外拉。

排除液体 胎儿产出后,立即将胎儿头低脚高的横放在母亲的腹部,排出其口和鼻子中的液体。

包裹孩子 用干净的毛巾或毯子包裹婴儿,让其背部朝下躺在母亲的腹部。不用清洗婴儿,也不用剪断或牵拉脐带。

娩出胎盘 假如救护车还没有到,就应该让妻子把胎盘用力排出。一旦胎盘娩出,将其放进塑料袋内。在肚脐稍下方,轻轻地按摩妻子的腹部,刺激子宫收缩,堵住胎盘部位的出血。

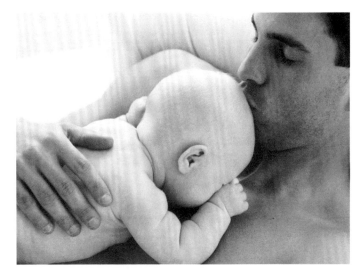

考虑未来

宝宝会用想象不到的方式改变父亲。他不仅在爱、友谊、学习、纪律、生活技巧和经济援助方面依赖父亲，而且还依赖父亲生命的其他一切。作为父亲将永远不会停止对他的关心，并将为他尽自己最大的努力。

考虑父亲假

现今，许多父亲从一开始就抽出时间来与孩子建立亲密的关系。在孩子出生时，做父亲的有1~2周的法定带薪父亲假——有些公司为职工提供的带薪假更长。但是，职工需要符合一定条件才能有资格。有关权利的详细情况请与当地的相关部门联系。假如自己有带薪假的机会，那就利用；它不仅会有助于父亲和孩子建立长久的关系，而且也是在关键的头几周里为妻子提供帮助的一种非常好的方式。

知 道 吗

父子纽带是坚固的 在中非刚果北部，Aka矮人坚持一天中有47%的时间把孩子放在伸手可及的地方，每天把孩子紧紧地贴在身上抱1~2小时，有时把自己的乳头当成孩子的安慰物。和大多数父亲一样，花费在孩子身上的时间越多，他们和孩子间的关系就越密切。

改变父亲观念

喂养孩子曾经被认为是母亲的事，但是，今天的男士与孩子之间的联系方式以及孩子出生的家庭类型有很大的灵活性。例如，在英国，超过1/3的儿童生于非婚家庭；而且单亲家庭的比例正在增长，单身父亲约占英国单亲家庭的10%。母亲在家庭收入中的份额越来越大，而父亲花费在孩子身上的时间也越来越多。假如这在经济上可行，夫妻俩又同意，那为什么不考虑做一个待在家里的父亲呢？

充分利用时间

即使丈夫打算继续全日工作，也仍然可以做很多事情与孩子沟通。早晨和晚上帮忙喂奶、洗澡，或者在就寝时哼摇篮曲，和孩子一起度过愉快的时光，让妻子歇息一下。如果丈夫经常长时间工作，在孩子出生时要考虑缩减。丈夫照顾孩子的时间越多，夫妻之间就越能相互了解。

要记住，自己不但是父亲，还是夫妻中的一员。当孩子睡着的时候，如在晚上，留出时间和妻子单独在一起非常重要，夫妻之间的相互支持是无价的。

第十章

为分娩做准备

应该参加什么样的分娩学习班？在哪里生宝宝最好？如何制订分娩计划？如果使用减痛法，哪种方式对自己最好？这些都是要考虑的重要事项，这将在分娩时为母亲和宝宝带来最好的结果。

分娩学习班

分娩看似不寻常，需要孕妇做准备，其实它是生命中的一个自然部分；但是，分娩学习班对帮助孕妇理解分娩和决定用什么分娩方式有重要意义。

复杂医疗设备的广泛使用和各种各样的减痛法都各有利弊，需要孕妇去了解。在分娩时，孕妇会发现自己必须做出一个果断的决定，而且希望能够做出一个成熟稳重的决定。

分娩学习班能教些什么

首先，分娩学习班会使孕妇有机会更多地了解妊娠。在医院，医生很少有悠闲的时间与您交谈，往往在弄明白之前谈话就已经结束了。你想问的问题仍没有得到解答。在分娩学习班这样的环境里，孕妇可以问任何想问的问题。自己忘记的问题，说不定旁边的孕妇会提问。分娩教育的最终目的就是为孕妇介绍分娩经验。教师会简要介绍生理和情感上发生的情况，并示范和演练具体的处理方法。

分成小组讨论非常有益。班上其他孕妇的情形都相似，对发生在自己身上的任何事她们都完全理解。产前学习班也是一个结识新朋友的好地方，她们对婴儿和儿童有共同的兴趣。许多学习班里的"毕业生"能继续建立起新的父母支持小组或活动小组。

让丈夫参加产前学习班也有好处，这

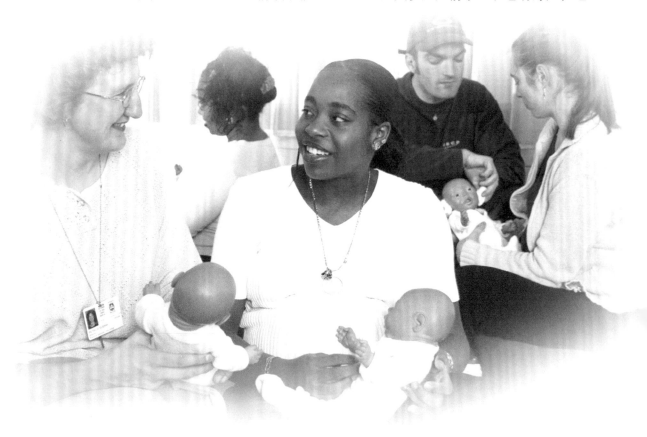

样可使他明白在分娩中的作用，包括参与妊娠过程和为宝宝的出生做准备。对于孕妇及丈夫来说，第一次为人父母是一个强烈的情感生长期。一位优秀的指导教师会认识到这些并提出方法帮助他们完成这些变化中的大部分内容。

学什么

分娩学习班通常于怀孕第28至32周开始。依据需要，可以参加为期数周的学习班，或者参加一次性的复习提高班。学习班常在晚上或周末举行，一般由助产士指导。尽管重点不同，学习班包含的基本知识是：分娩和胎儿娩出时发生的情况，什么时候呼叫医生，放松和呼吸技巧，药物减痛，剖宫产以及新生儿护理。

选择学习班

向医生、助产士、朋友和家人咨询建议，在附近找一家合适的分娩学习班。保健服务班常由医院、保健中心和外科诊所举办，助产士或保健学者授课；如果议程中有医疗的问题，则邀请医生来讲授。准父母们很自由，常被分成组，也使得准父母之间很容易成为朋友。

私人分娩学习班常常在某人家里，或某种社区场所举办，由受过专门机构训练的教师讲课，但他们不一定是保健专家。有些分娩学习班允许孕妇免费参加一次讲座，以便决定是否合适。在上课时，一个班理想的人数是5~7对夫妇，这样每个人都能得到关注，又能够进行很好的讨论。

找一位好老师

许多私人分娩学习班的老师从特殊的

角度或人生观考虑分娩问题。因此，找一位在分娩问题上和自己有共同观点的老师非常重要。同时，以开放的思想参加不同的学习班，这有助于学习不同的处理分娩和临产的方法，以便做出真正适合自己的成熟抉择。

- **国家分娩信托公司**(National Childbirth Trust，NCT) 由NCT培训的前教师任教，在妊娠的最后3个月举办。学习班采用小组形式，提供实验资料和感觉交流的机会。
- **主动分娩班** 专长于孕妇的瑜伽、放松和水中分娩，这些学习班注重于培训孕妇在现代分娩环境中如何分娩。
- **国际心理助产公司**(Lamaze International Inc) 有心理助产资格的分娩教师鼓励主动分娩，鼓励以特殊的呼吸方式减轻分娩痛。
- **布拉德利证书班**(Bradleycertification) 这些班注重于丈夫培训、"自然"分娩，强调饮食、产前锻炼，自身应付分娩痛。

大多数私人分娩学习班在妊娠最后数周内举办，进行6~8次讲课。在某些地方，孕妇也可参加周末或白天的"分娩和生产班"，只需上1或2次长课。

选择分娩地点

孕妇可能希望在医院里分娩，以便得到充分的医疗技术服务。或者，希望在一个相对轻松的环境里分娩，例如家里或助产士开办的机构。但重要的是，要知道所有的选择，才能做出最适合的决定。

研究显示，在分娩中，孕妇与医生的关系融洽，让孕妇参与决策，她们就能得到最大的满意。尽早实施这些行动，为积极的分娩建立基础。

医院护理

在英国，97%的孩子在医院出生。在医院分娩意味着孕妇随时都能得到及时有效的抢救，这些特别使孕妇安心，尤其是对第一次做母亲的孕妇。可以由专家及时处理并发症；可以得到部分或全部的减痛；如果需要的话，可以做剖宫产手术。假如想得到在医院分娩的所有好处，那就选择医院内助产士负责的护理，尽可能少用医学干预。

选择医院

在英国，大多数没有并发症的孕妇从社区助产士和全科医生那里学到主要的产前护理知识。孕妇可能仅仅需要去医院做

不同的分娩方式

近年来发现，医院减痛分娩有越来越少的趋势，现在孕妇对她们要分娩的环境有更多的选择。

自然分娩

那些乐于不用药物分娩的人认为，分娩是一个自然、健康的过程，这一过程由孕妇调动自己全身来应付。自然分娩使孕妇对分娩有大部分控制权。孕妇可选择运动方式，使用何种分娩方式，想用何种辅助方式（如药物或暖水淋浴）。

孕妇可以在医院或家里进行自然分娩。虽然在医院里自然分娩很理想，但是，助产士对此的观点也很重要。有些人乐意让孕妇来支配分娩过程，如不刺破羊膜或不引产；而另一些人觉得，尽管考虑孕妇的感受很重要，但从医学角度讲，他们必须做他们认为正确的事。

家庭分娩

20世纪以前，大多数孩子在家里出生。从那以后，医学观念发生了改变，即到医院里分娩。而且，分娩也由自然过程的观念转变为医学控制的状况。今天，仅有2%的婴儿在家里出生。

选择在家里分娩的母亲是因为她们希望：有持续的照顾、熟悉的环境、做自己决定的能力和避免医疗干预。相反，选择在医院分娩的母亲们对减痛分娩给予很高的期望，如果发生问题，也省去了运送的麻烦。

扫描、1～2次产前检查及分娩。孕妇可自由选择去哪家医院，在做决定之前，可走访当地的产科，咨询医生、助产士和最近有孩子的朋友。假如一旦在孕期有问题，或出现早产，也应该和儿科医生或助产士联系，因为孕妇可能更倾向于在医院内分娩。

医院分娩多数是在产科的特殊分娩室内。在这些房间内，孕妇要经历整个待产、分娩及恢复过程。在有些医院里，甚至能待在同一房间里直至出院。

在医院里要问的问题

对所选择去分娩的医院，尽可能多地了解很重要。应该咨询剖宫产率及医院对引产的态度，需要了解有关停车的情况、去医院的路线及重要的电话。医院产科病房也值得走一趟。孕妇要问的问题包括：

- 分娩时孕妇是否可以走动，或者是否必须一直待在床上？
- 医院倾向于间断的使用胎儿监护仪还是持续使用？
- 分娩时接生员要人工刺破羊膜吗？
- 分娩时孕妇能否吃东西、喝水？
- 在分娩室内，孕妇可以有几个人帮忙？
- 医院有分娩池和懂得水中分娩的助产士吗？
- 医院有24小时的硬膜外麻醉服务吗？
- 孕妇能选择分娩姿势吗？
- 实习生会参与接生吗？
- 医院的引产率或剖宫产率是多少？与当地其他医院比较如何？

意见分歧在于家庭分娩的安全上。有些医生不同意家庭分娩，她们认为医院分娩安全又容易。然而，英国的研究显示，对正常的、低危妊娠的母亲来说，家庭分娩更安全，在家里有充足的支持。而且，研究也发现，在家里出生的孩子，阿普伽新生儿评分对肤色、心率、反射应激性、肌张力及呼吸力5项的评分得分更高。

家庭分娩有助产士监护，她们可以和产科医生协商，或者在有并发症时将孕妇交给医生。在整个分娩过程中，助产士密切地观察孕妇和宝宝，尽可能地使分娩没有危险。如果分娩中出现并发症，助产士要呼叫救护车，将孕妇送到最近的医院。

水中分娩

水中分娩是孕妇在水中度过部分分娩过程，有时也在水中生产。温暖的水使孕妇肌肉放松，这可以加快分娩。大部分水中分娩是在提供分娩池的医院或家中由助产士操作。然而，人们对水中分娩的安全性有不同意见。

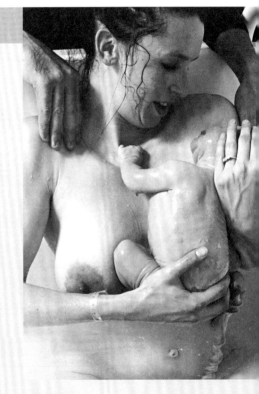

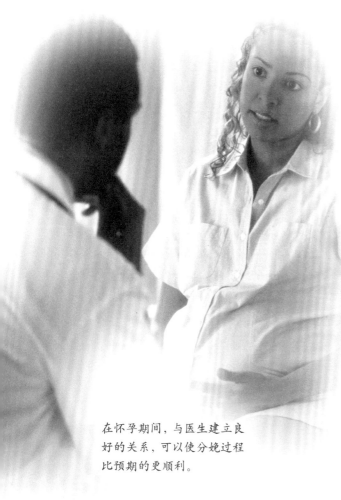

在怀孕期间，与医生建立良好的关系，可以使分娩过程比预期的更顺利。

- 医院可以帮助给婴儿喂奶吗？
- 对生病的新生儿有哪些治疗服务？
- 在医院要住多久？探视时间？配偶能否在其他时间探视？
- 在出院时，有多少母亲开始哺乳？
- 有什么适当的安全措施？尽管方法不同，但许多医院在新生儿的手腕或脚踝上戴有电子安全标记，如果有人将婴儿带出大楼，它会发出警报。
- 如何确认新生儿不至于混淆？大部分医院在母亲、婴儿甚至第三者（如父亲身上）放置鉴定标签。婴儿每次进出母亲房间或婴儿室时，医护人员必须检查这些身份标签。

助产士站

对于那些既不想在医院环境下分娩、也不喜欢在家里分娩的孕妇来说，助产士站是一个"下策"选择。在一些地区，助产士站与医院很近，因此，有并发症的孕妇可以很快地转院。现在，医院内部也有提供这种"家庭式"分娩的趋势。助产士站只适宜于正常和低危险妊娠的孕妇。

家庭分娩

孕妇可能乐于在熟悉的环境中分娩，有配偶或其他家人陪伴。有些孕妇选择家庭分娩，因为她们希望尽可能少使用医学干预。

尽管孕妇有权在家分娩，但是助产士某些方面的不足可能会使分娩困难。假如孕妇考虑家庭分娩，要找医生谈话，因为他或她负责孕妇的安全。有些医生反对家庭分娩，她们觉得在医院分娩母亲和孩子都安全；但是，一些研究也显示，家里有充足的基础设备和支持，对于正常和低危险妊娠的孕妇来说，家庭分娩是安全的。

如果医生不支持在家中分娩，而孕妇又是正常妊娠，可与当地医院助产士或者社区助产士主管联系，她们可以为孕妇安排家庭分娩。

分娩的辅助措施

尽管预测将进行哪种分娩方式是不可能的，但孕妇仍可以做很多事情，使其向好的方向发展——这仅仅是一个做家务的问题。

现在到了自己做决定的时候了，想让谁来为自己接生，希望应用哪种减痛方式；在分娩过程中，哪位是自己希望陪伴在身边给予支持的最合适人选。

负责产妇分娩的人员

由谁来护理分娩和接生主要决定于选择在哪里分娩，孕妇是否有什么妊娠并发症，直接分娩结局如何。

产科医生

研究妊娠、分娩的医学分支称为产科，产科医生是专门研究这一领域的医生。他（她）带领一支以医院为基地的助产士、护士和其他医生队伍，为孕妇提供产前护理和接生。产科顾问往往只参加有困难的分娩。

如果孕妇是高危妊娠，例如出现先兆子痫，就要找产科医生，或者要找高危妊娠专家，即妇婴医学专家。

全科医生／家庭医生

这是指那些医学院毕业后有全科行医资格的医生。她们的训练内容通常包括产科，因此，无论是在家里还是在医院里分娩，全科医生都具有护理孕妇分娩的资格。然而，许多全科医生已完全不参与分娩。她

们认为，社区助产士比她们更有经验，也更有时间致力于某一孕妇的分娩。

助产士

助产术的核心观念是女人的身体是天生用于生孩子的，倾向于自然分娩而不是干涉主义者用的分娩方法。孕妇更能感受到助产士的护理与这种分娩观念相一致。调查显示，选择助产士护理的正常孕妇几乎不用干预措施，剖宫产率较低，结局很好。

私人护理

通常在综合医院的私人产房或私人妇产医院里，在费用允许的情况下可享受产前和产后私人护理。

减痛分娩

所有的孕妇在分娩时都会使用一种或者多种减轻疼痛的方法。关键是选择的镇痛措施应让孕妇感觉良好，保持清醒，又能够与助产士交流。重要的是保持镇痛方法的灵活性。

如果产妇对分娩缺乏思想准备，对将要发生的一切充满忧虑，就会对疼痛特别敏感。因为忧虑会引起应激反应，进而会引起疼痛。了解分娩的有关信息对减少这种忧虑非常有帮助。产妇及其丈夫对分娩的信息了解越多，就越能帮助其减轻忧虑。若这种忧虑根深蒂固，产妇就应该去找保健医生沟通一下自己所担心的问题，会对减轻恐惧很有帮助。

减痛药

如果减痛药具有催眠性质，一经肌肉或静脉注射后就能缓解疼痛，使孕妇昏昏欲睡。哌替啶是分娩中最常用的减痛药，当分娩开始时，既可以经臀部注射，又可以经静脉输入。当早期分娩延时和不适时，它特别有用，可以使疼痛减弱，也有助于孕妇休息。哌替啶可使产妇感到恶心，所以常用抗恶心药与哌替啶同服，以促使孕妇困倦，可有助于孕妇度过分娩时间。减痛药的副作用是能妨碍孕妇起床和分娩时的走动，因为药物使孕妇站立不稳。同样，有人也不喜欢昏昏欲睡和失去控制的感觉。如果在宝宝快出生时使用哌替啶，可使宝宝倦怠，对喂养和接触反应迟缓。药物也能削弱呼吸，使婴儿需要额外的氧气。药物的副作用对宝宝的影响可持续1~2天，因为新生儿的免疫系统从体内清除药物的能力较差，并可导致早期喂奶困难。宝宝出生后也可用药物抑制这些副作用。

麻醉剂

麻醉剂可使感觉丧失，从而让产妇在分娩时感觉不到疼痛。许多医院有产科麻醉门诊，产妇可去该门诊与医生讨论分娩时适合应用哪种麻醉类型，尤其是当产妇有在分娩时影响缓解疼痛方法的任何医疗问题时，例如非常肥胖的产妇需要知道，

 个有关减痛的关键问题

1. 医院有24小时麻醉服务吗？对于某些减痛，如硬膜外麻醉，麻醉师或麻醉护士必须在场管理麻醉药物并操作必须的过程。在分娩之前，可以约见麻醉师，了解科室的效率及对分娩减痛的观点非常重要。

2. 给孕妇一份简明的有关减痛方法的利弊，对比的书面或口头信息。

3. 不同的减痛方法对母亲和孩子的短期及长期副作用是什么？

4. 孕妇和医生的护理观点一致吗？假如孕妇喜欢用更自然的方法减痛，他或她知道并支持这个想法吗？

5. 医生有不同的减痛技术经验吗？例如想象、按摩，或者特殊的分娩准备技术，（如心理助产法）。

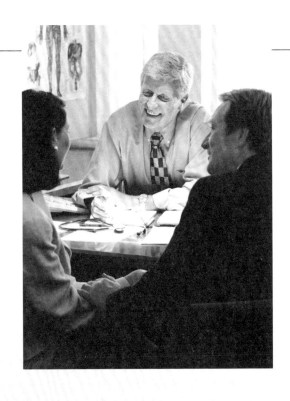

给她做硬膜外或脊髓麻醉可能有一定的难度。

在产妇分娩和会阴切开时，常选用局部麻醉的方法来减轻疼痛，例如硬膜外麻醉和阴部管神经阻滞麻醉。硬膜外麻醉的范围要更广一些。

- **阴部管神经阻滞麻醉**　这种麻醉方法是在分娩时，经阴道插入注射器针头将麻醉剂注入阴部管。仅仅造成会阴区的麻醉，产妇基本上感觉不到疼痛，但仍可感受到肌肉的收缩。这种麻醉方法通常在使用产钳或胎头吸引器时实施，麻醉作用可一直持续到会阴侧切后缝合完毕。

- **硬膜外麻醉**　最流行的分娩减痛法是硬膜外麻醉，除有压觉外，它可以阻断腹部大多数感觉。只有麻醉师，即麻醉方面的专家，才可以行使硬膜外麻醉。它是通过将一细针置入脊柱下部的硬膜外隙内完成的。麻醉时，将针从脊髓下方的椎骨之间刺入，通过针引入一个无菌细管；去除针，将细管留在原处，药物即经细管注入。这些药物包括：麻醉药，如止痛的吗啡和芬太尼；局部麻醉药，如阻滞疼痛但引起麻木的利多卡因。一旦将药物注入细管，10分钟之内就感觉不到任何疼痛。由于药物的作用经过一段时间后容易减弱，可以用设计好的泵来提供持续和低剂量的药物。

- **能走动的硬膜外麻醉**　运用镇静剂和低剂量的麻醉药可减轻疼痛，但不会丧失感觉。如果应用低剂量的药物，孕妇能够站起来走动，并可自由选择分娩体位。如果孕妇肢体不麻木，也就能够有效地用力。

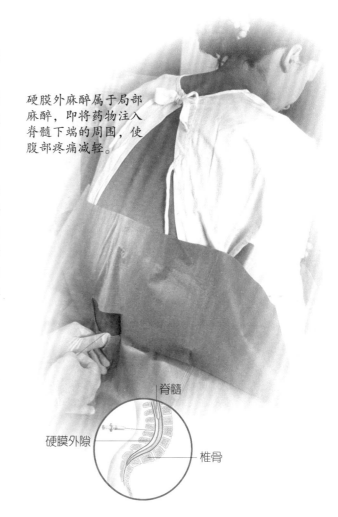

硬膜外麻醉属于局部麻醉，即将药物注入脊髓下端的周围，使腹部疼痛减轻。

脊髓

硬膜外隙

椎骨

- **脊髓蛛网膜下隙麻醉**　此种麻醉与硬膜外麻醉相似，但穿刺针和细管不是放置于硬膜外隙，而是直接插入脊髓下方的脑脊液里。当将药物注入该处时，产生有效的减痛和严重的麻木。对需要立即麻醉的情况（如剖宫产）特别适合。因为要穿透硬脊膜（包在脊髓液周围的膜），所以可能引起脊髓性头痛，通常使用血液补充法进行治疗（内容见前）。

当蛛网膜下隙注入导致麻木的麻醉药时，孕妇可能仅有一点点感觉或没有感觉，这时可能会发生排尿困难，但经尿道插入导尿管可使膀胱排空。蛛网膜下隙麻醉也可导致分娩末期用力困难。用接近于垂直的坐式（45°～90°）并集中用力可有助于分娩。

蛛网膜下隙麻醉还可导致血压下降。由于维持血液循环、保证宝宝得到充足的氧气十分关键，所以在蛛网膜下隙麻醉时要经常测量孕妇的血压。另外，还要经过静脉给孕妇输入液体，以保证血液容量的稳定，并利用胎儿电子监测仪对宝宝进行监测。

过去，通常认为蛛网膜下隙麻醉增加了产钳使用率，但通过控制第二产程，延缓

使用分娩球和其他姿势自然缓解疼痛的方法，可以与药物联合使用。

分娩推进期，可以消除这种风险。

分娩以后，一些产妇诉说后背痛，这可能是由于在分娩时长时间不能走动及胎儿经过盆腔造成的。研究发现，蛛网膜下隙麻醉和后背下部长期疼痛无关。蛛网膜下隙麻醉后，有些产妇确实出现头痛。如果蛛网膜穿刺后有脑脊液漏出，会有这种症状。如果持续头痛，可用"血液补充"来治疗，即从上肢静脉内抽取少量血液，注入硬膜外隙，封闭漏洞。

有关硬膜外隙和蛛网膜下隙麻醉对胎儿影响的研究非常少。最近有一项关于硬膜外隙和蛛网膜下隙麻醉与新生儿厌食之间关系的研究，这项研究显示使用这两种麻醉分娩的婴儿与自然分娩的婴儿在厌食方面没有区别。

镇静药

镇痛药是肌肉松弛剂，可缓解紧张，常与麻醉剂联合使用，以使小剂量的麻醉药达到最大的麻醉效果。

全身麻醉

这是将麻醉气体与氧气混合的麻醉方法，只在医学需要时，尤其是紧急剖宫产时使用。当孕妇醒来时，可能感觉昏昏欲睡。对宝宝有同样的镇静作用。

笑气（氧化亚氮）

产妇通过面罩从放在可活动支架上的一个圆筒吸入混合气体（50%的一氧化氮和50%的氧气），可迅速减轻疼痛。需要时可应用此方法减轻痛苦。这种气体不能通过胎盘，所以不会对胎儿造成伤害，但可引起孕妇恶心及头晕眼花。

皮下电神经刺激（TENS）

经皮电神经刺激是在关键的神经区用电极实施轻微的电脉冲刺激。用一个手持式仪器通过导线连于贴在皮肤上的电极，对身体不同部位的电刺激产生的麻木感进行控制，其效果依赖于电极安放的位置、电子脉冲的强度和频率。其作用原理可能是阻断痛觉信号向脑传导，也可以刺激体内自然止痛药内啡肽的产生。

该方法的成功取决于电极的定位：它最好贴在背部的针灸穴位上。虽然该方法只能用在分娩的第一阶段，但许多女性发现对缓解疼痛很有帮助，这说明分娩的痛苦体验有心理因素以及身体感知。这也表明，准妈妈在分娩时需要分散其注意力和感觉的控制。

枕后位需要子宫强烈地收缩才能使宝宝娩出（参见196页）。

产妇也可考虑想象疗法（详见120页）和呼吸技巧（详见210页）。分娩时丈夫给予一定的支持，如按摩、热敷或冷敷（详见174页）等，有助于产妇放松身体并缓解疼痛。特别是在分娩的第一阶段，按摩有助于缓解由于宝宝的背部朝向产妇的背部而引起的背痛。

其他疗法如催眠术和足部按摩疗法（已证实按摩足部的某一特定部位可减轻身体其他部位的疼痛）在分娩时的应用也越

> ### Tips: 水中减痛
>
> 一种令人十分震惊又有效的减痛方法，即分娩时让产妇浸入水中或洗个淋浴。水能让产妇放松、使子宫收缩容易忍受，保证分娩进程更顺利。水也可以将人浮起，使走动自如。研究发现，水浸泡能导致血压下降，子宫颈快速地扩张，胎儿分娩更快，并可减少其他减痛方法的使用。水疗好似在分娩稍后期时作用最好。有些产妇反映，阵痛时浸入温暖而有浮力的水中会感觉自己得到了放松。

自然减痛法

许多产妇从分娩开始便感到焦虑，因为她们觉得分娩是非常痛苦的。由于对这种情绪的应激反应，身体分泌的肾上腺素使子宫的血液分流到腿上，呼吸也变得急促。这样的无氧呼吸产生了大量乳酸，乳酸与疼痛受体结合并将疼痛信息发送到大脑，导致产妇更加紧张，从而造成恶性循环。放松技术（详见211页）可以降低焦虑的程度。

产妇改变体位和姿势（行走、跪姿或使用分娩球）均可减轻疼痛。改变体位和姿势的另一个好处是，可以帮助处于枕后位的宝宝为顺利出生而采取更好的体位。因为

来越受欢迎。在东方已应用了数千年的针刺，是将极细的针插入皮肤的不同部位，通过平衡全身能量发挥作用。分娩时，可用针刺增强或减弱子宫收缩的紧张，控制疼痛，帮助胎儿通过产道。然而，和所有的这类方法一样，必须先与护理员检查其使用情况。一定要确保已找到了合格的人选，在预产期之前访问他（她），并讨论和落实技术细节。

选择分娩陪伴人

孕妇想让谁陪伴分娩是非常私人的事。一些人喜欢有很多的观众，而有些人喜欢

分娩时丈夫帮助妻子的方法

分娩时产妇有5个基本的需求：关心和安慰；减轻疼痛；身边一直有助产士陪伴；无条件地接受孕妇的抱怨和听到鼓励的话语；及时了解分娩的进程。

分娩陪伴人的支持具有极大的积极作用，它能够缩短分娩时间，减少产妇对药物和其他干预措施的需求，降低剖宫产的危险性，促进胎儿的娩出。由于每位产妇在分娩中的需求不同，因此，丈夫要努力去揣摩妻子的愿望。

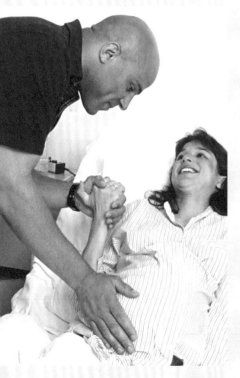

密切陪伴　有些孕妇在分娩时喜欢触摸，而有些则不。触摸可传递关心和关注，也能使她没有孤单的感觉。

考虑妻子的体位　鼓励妻子经常变换体位，这样可以减轻背痛。用枕头、卷起的毯子或毛巾来获得最大程度的放松。假如妻子能起床和散步，鼓励并帮助她去这么做。有些产妇在一个充满空气的大球（分娩球）上面弹跳，以减轻子宫收缩痛。

保持清洁和干净　分娩能使产妇排出大小便，羊膜也将在某一时刻破裂。立即将它清理干净。

鼓励进食和喝水　尽管有时难以做到，但在分娩时产妇最好少量多次地吃一些易消化、高能量的食物，例如果酱面包、香蕉和汤羹。产妇还应多喝水，等渗饮料比水更有益。喝水有时可引起呕吐，但对宝宝没有伤害。

防止口干　呼吸技巧的应用可导致口腔干燥，所以帮助妻子喝点饮料或吸吮冰块。用唇膏湿润嘴唇，并帮助她刷牙。

保持凉爽　在妻子的脸上、胸部或身体其他部位使用冷的面巾。轻轻地向其脸上喷水。也可以将法兰绒面巾、纸板或睡袍当作风扇使用。

使用冷暖刺激　子宫收缩能引起背痛和抽筋。在她后背放置温暖的法兰绒面巾，帮她减轻疼痛。

按摩妻子的后背　让妻子侧卧，丈夫就能用洗液为她擦背。假如她是背后位分娩（子宫收缩痛主要在后背），这特别有用。但是要注意，在子宫收缩时她可能喜欢停止按摩。

鼓励排尿　膀胱充盈可延缓分娩，所以经常提醒妻子去洗手间（至少每隔一两个小时一趟）。

运用放松技巧　最理想的是在分娩开始之前就练习。一项简单的技术包括让妻子依次紧张和放松每一块肌肉，从上身开始慢慢地进行到脚趾。

呼吸技巧　提前学习妻子想使用的呼吸方法，在子宫收缩时帮她专注于呼吸。

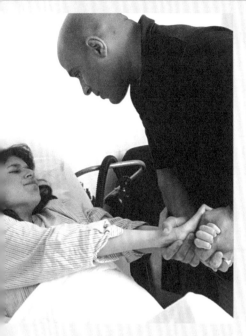

如果每次子宫收缩后让她深呼吸和叹息,帮助其"将紧张呼出",那对分娩十分有利。

鼓励休息 尽可能地保持她周围的安静,鼓励她休息,防止疲惫。

保证其隐私 分娩时尊重她对衣服或遮盖物的要求(或不要求)。

提供情感支持 在妻子耳边说一些鼓励的话。表扬她所做的巨大努力。称赞她"棒极了!"如果合适的话,用爱慕的语言表达自己对她的爱。随着分娩的进行,告诉她马上就结束了。

如何持续关注妻子的需要

　　每一个女人都有自己的个性,因此分娩时会有不同的需要。所以,及时询问非常重要,即使某一种特殊技术是有帮助的或感到满意,也要注意讲求策略,或者给她一点选择的余地。记住以下关键点:

考虑效果 怎么做才能给予支持、使她舒适? 一定要明确自己密切关注她的需要。

参与 丈夫一直在场陪护,并关心她的感受及分娩进程,对她提供非常重要的支持是必要的。

准备 预产期前数周挑选需要的物品,并提前设计好去医院的路线。

保持精力 为了给予妻子有效的支持,丈夫必须保持精力。在她分娩时自己别忘了吃点东西、喝点饮料,最好随身带上食品和饮料。假如可能的话,最好也休息一会。在分娩室的椅子上放松一下,或在病房里散步片刻。但不要离开病房,否则,你可能错失宝宝娩出的那一刻。

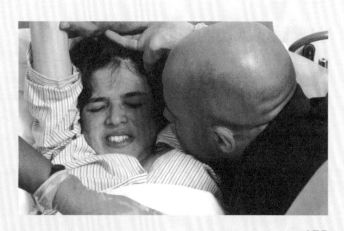

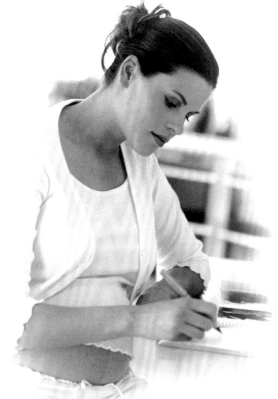

书写一份分娩计划有助于理解孕妇的选择。在分娩过程中经受过培训和有开放意识可帮助自己分娩。

分娩计划

选择分娩方式后,在预产期之前和医生进行讨论很重要。讨论自己认为重要的事情,如丈夫剪断婴儿的脐带。有些医生鼓励孕妇制订正规的分娩计划,列举她们的优先选择。分娩计划应包括相反的事情发生,记住这一计划越细越好(可以包含任何孕妇喜欢的事)。分娩时孕妇要随身携带分娩计划。但是,灵活掌握非常重要。生孩子不是一件可预测的事:就像宝宝和大人各有特点一样,每人的分娩都有自己的特点。即使已有其他的孩子,这次分娩也会和以往有所不同,孕妇必须据此调整自己的分娩计划。任何形式的任何因素都可影响分娩决策,包括决策时自己的感觉。例如,本来准备采取很小的或不采取减痛方法,但是等到真正分娩时会发现自己又改变了主意。很多孕妇觉得如果事情不按她们的分娩计划进行,她们就多少有点失败的感觉。或许因为胎儿危难需要紧急剖宫产手术(为了孩子的安全),接受最适当的医学处理并不是失败。

隐密。记住,个人需要的隐密可能比想象的多。人员选择要仔细慎重,一旦发出邀请,再反悔会很困难。要确信这些被邀请者,因为她们沉着、能帮忙。要了解医院有关陪护和探视的相关规定,因为各家医院均有限制陪护人数和探视时间的要求。同时,弄清楚是否有实习生或辅助人员在场。假如孕妇对此不乐意,仍然有很多时间寻找最终的解决办法。告知自己的陪护人和探视者,她们可能在分娩的任何时候被要求离开。

分娩辅助人员的帮助

在某些情况下,请一位经过训练或有经验的分娩助手有很大帮助。假如丈夫因业务经常外出,而孕妇又是剖宫产后(VBAC)的阴道分娩,或者想限制药物干预,那就应该考虑分娩辅助人员的帮助。为此,可以请一位月嫂。她们的服务项目通常包括分娩前后的走访,以及分娩后早期的家中服务。向医生询问更多的信息和建议。

知 道 吗

辅助分娩可缩短分娩时间 研究显示,当月嫂或其他分娩陪伴人到场,产妇会感觉分娩疼痛减轻,药物干预和剖宫产率降低,婴儿健康。最近的证据提示,月嫂的帮助使孕妇对分娩体验更满意,能促进母婴之间相互影响长达两个月之久。已经发现月嫂也对夫妇双方的关系具有促进作用。

分娩计划书

对每节中自己所同意的项目打勾。

分娩陪伴人

我想让下列人员参加分娩:

☐ 配偶。

☐ 朋友。

☐ 亲戚。

☐ 月嫂。

☐ 其他儿童。

引产

☐ 我不喜欢引产。

☐ 只有因为医学原因我才考虑引产。

☐ 我喜欢引产,以控制分娩时间和日期。

分娩

☐ 如果可以的话,我希望能够下床和走动。

☐ 在分娩的第一阶段,我想悠闲地喝饮料、吃东西。

☐ 我想尽可能少地进行阴道检查。

☐ 我想用镜子观看接生。

监测

☐ 除非孩子发生窘迫,我不希望进行持续的胎儿监测。

拍照

☐ 我希望分娩时拍照或摄像。

疼痛处理

☐ 我希望自然分娩,不想使用止痛药物。

☐ 我希望硬膜外麻醉越早越好。

☐ 我希望在分娩后期进行硬膜外麻醉。

☐ 只有当需要的时候,我才希望使用药物止痛。

会阴切开术

☐ 除非为了孩子安全的需要,我不希望进行会阴切开。

☐ 我宁愿做会阴切开术,也不愿意冒会阴撕裂的危险。

剖宫产

☐ 假如我需要进行紧急剖宫产,我希望手术时配偶一直在场。

☐ 我希望手术时用硬膜外或脊髓麻醉。

☐ 如果必须进行全身麻醉,我希望孩子出生后将其交给（某人的名字）。

分娩后

☐ 分娩后我想立即抱住孩子。

☐ 我想等到脐带不跳动再剪断它。

☐ 我喜欢让丈夫来剪断脐带。

☐ 我不愿在分娩后常规使用催产素。

☐ 我计划用母乳喂养孩子。

☐ 孩子出生后,尽量早哺乳。

干预方法和步骤

在考虑自己要使用的接生方式时，可能想尽量避免一些医学干预。只要孕妇和宝宝不危险，医生应该尊重孕妇的意愿。

如果孕妇对医疗过程有任何疑虑，尽可能地弄清楚它们涉及到什么。但是要记住，当分娩开始时，为医生提供一个准则，以判断干预是否需要。

引产

在进行自然分娩过程中，一系列的激素变化和成熟胎儿对子宫肌肉的压迫有助于启动分娩过程。但是，分娩也可以用激素、药物、导管或羊膜囊推举（人工刺激子宫颈）进行人工诱导。

在自然情况下，大多数孕妇会在预产期前后两周分娩。当认为继续妊娠对孕妇和胎儿健康会有危险，或者让胎儿出生比待在子宫内更好时，就应施行引产。如果胎儿在妊娠末期还未发育好，或者有严重的医学问题（臀位或双胞胎妊娠），用引产终止妊娠可能是最好的选择。有高危情况的孕妇都是引产的适应者，如糖尿病、妊娠高血压，或以前做过剖宫产，或有非常严重的难产史。其他原因包括胎膜早破后孕妇没有出现临产的征兆，引产可降低感染的危险。如果孕妇有充足的心理要求引产，助产士应考虑孕妇的引产请求。在同意孕妇的要求之前，助产士要确定胎儿是否发育成熟、子宫颈状况是否利于引产。

无论什么原因进行引产，助产士在实施引产术之前，要与孕妇充分讨论有关引产程序，让孕妇了解引产的原因、方法和潜在的危险以及接受或拒绝引产的后果，这种做法被称为"事先告知"。

催产素

即使不引产，产科医生也可能用催产素加强子宫的收缩，加速分娩过程。

使用催产素是刺激正常子宫收缩，但人工诱导的子宫收缩常常比自然收缩更强烈、更频繁，结果导致胎心音不正常。因此，使用催产素的产妇几乎都需要接受胎儿监护，以观察胎儿对子宫收缩的承受情况。如果子宫收缩的频率太强，则要减少用药剂量。

胎儿监测

这些设备用于检查分娩时胎儿的心率。最常用的类型是体外胎儿监护器，由放在孕妇腹部的电极组成，连到一台能显示或打印出胎儿心跳及子宫收缩的仪器上。

有些医院在分娩时对所有的孕妇进行持续监测。但是，一些研究显示，由于对数据的误解及监测仪器提示有误差等问题，可能会增加不必要的剖宫产手术。鉴于这一原因，假如孕妇是低危妊娠和分娩，可以用监护仪进行间断检查，或者用多普勒（一种手提式超声设备）监测胎儿心率。

假如医生需要有关胎儿状况更详细的照片，他们可能希望进行宫内监测胎儿，即将电极通过阴道连至胎儿头皮，测量其心跳。宫内监测比体外监测更准确，但确实也有一些缺点。因为电极连至头皮，宝宝可能要冒感染的危险；监护仪的使用限制了孕妇的活动，这可能延缓分娩过程。由于这些因素，一般情况下，只有当确实有益时才使用宫内监测。

会阴切开术

当胎儿头部即将娩出时，在会阴（阴道与肛门之间的皮肤）做一小切口，以增大阴道开口。

在许多医院，以前常规做会阴切开术。然而，在过去的 20 年里，做会阴切开术的分娩比例明显降低（从 1980 年的 46% 降至 2000 年的 33%），现在的思想是常规会阴切开没有绝对的好处。一位有经验的助产士会凭借其技术和耐心使会阴充分扩展，胎儿分娩时没有或仅仅有很小的撕裂，而不用切开。和大的会阴切开术相比，偶尔的小撕裂容易修复，引起的疼痛也很轻。

在一些情况下，如胎儿窘迫需缩短娩出时间，或者母亲有问题，如心脏问题不能应付长时间分娩，或者需用产钳或胎头吸引器时，应考虑实施会阴切开术。为了保护早产儿头颅，为臀位或巨大胎儿提供分娩空间，医生也会建议进行会阴切开术。

阴道分娩手术

在某些病例中，应用医疗器械可帮助胎儿从产道娩出，从而缩短第二产程，减少母婴风险。研究显示，分娩中的一些药物干预和胎儿位置可能增加使用医疗器械的机会。夫妻在分娩前早早地告诉助产士对使用这些器械的想法是明智的。

产钳

有关产钳接生的可怕故事很多，如产钳会增加阴道或会阴的撕裂。然而，最近的研究显示，和其他分娩方式相比，这种使用既没有优点也没有缺点。假如母亲不能有效地用力，或胎儿必须快速娩出，可以使用产钳（一种像色拉夹子或汤勺样的金属器械）。使用产钳可以预防剖宫产，也可用于转变胎儿体位。虽然产钳会对会阴造成不少损伤，却可以减少胎儿创伤的机会。

反对使用产钳者认为，当分娩很慢而医生想尽快娩出胎儿时，产钳技术就可能被滥用。

胎头吸引器

其作用机理和产钳相似，但不用金属夹，而是将一个软的吸杯安放在胎儿的头上。当孕妇用力时，吸力帮助拉出胎儿。在产道内，吸引器吸附胎头位置较产钳的位置高，而且对会阴损伤少。

剖宫产

由于要在孕妇的下腹部做切口娩出胎儿，只有产科医生或外科医生才可以进行剖宫产。大部分剖宫产是由于医学原因（详见下表）。

选择择期剖宫产

无论初产妇对阴道分娩伴随疼痛的恐惧，还是经产妇对上一次难产的痛苦经历记忆犹新，都有可能要求剖宫产。当产妇由于担心分娩疼痛而提出剖宫产时，医生和助产士应耐心说明产妇剖宫产与经阴道分娩的利与弊。让产妇充分了解在分娩时会为其实施有效缓解疼痛的方法，而且第二胎也比第一胎更容易分娩，鼓励产妇要有足够的信心去尝试阴道分娩。与任何手术一样，剖宫产手术有增加感染的危险，并且流血过多。另外，恢复时间可能很长，而且剖宫产会使以后的阴道分娩更困难。

尽管对一些胎儿来说，剖宫产可能是一种安全的方法，但有些副作用仍需要新生儿克服。有些剖宫产婴儿的肺内会留有液体，而如经过产道，这些液体可能会被正常挤出。新生儿也可因母亲使用麻醉药物而昏昏欲睡。

剖宫产后的阴道分娩（VBAC）

在过去的几年里，女士被告知"一旦剖宫产，永远需要剖宫产"。大多数剖宫产可用低位横切口或"比基尼"子宫切口（详见224页）完成，这种切口在以后的分娩中不容易破裂（有0.5%的危险性）。由于以前剖宫产手术的瘢痕，以后每次重复剖宫产更困难。对母亲和孩子来说，低位剖宫产术后的阴道分娩是较安全的。另外，剖宫产后，70%的母亲成功地完成了阴道分娩。

但是，反对者认为，即使用"比基尼"切口，剖宫产后的阴道分娩仍有危险，包括子宫破裂的机会大于再次剖宫产。那些剖宫产后用药物引产的阴道分娩，其子宫破裂的可能性会更大。鉴于此，如果孕妇想经阴道分娩，大多数产科医生更喜欢孕妇分娩时不用药物干预。

 个原因应进行剖宫产

1. 胎位异常。胎儿的头先娩出最理想，但是有时胎儿处于一个分娩困难的位置，如有些胎儿是臀位（脚或臀先露）或横位（侧躺在子宫内）。有些臀位的胎儿能成功地娩出，但大多臀位和横位的胎儿需剖宫产。
2. 高危孕妇。对伴有高危状况的孕妇，如出血、先天性疱疹、糖尿病、妊娠高血压或妊娠子痫（详见246页），常常建议剖宫产。
3. 多胎。尽管有些双胞胎位置合适，能成功地经阴道分娩，但假如是多胎，最好进行剖宫产。
4. 胎儿发育差，或母婴处于高危状况时，用剖宫产结束妊娠比引产更安全。
5. 胎儿太大。有些胎儿发育太大，以至于不能从产道娩出。
6. 由于分娩的压迫和紧张出现胎儿窘迫。这可用胎儿监护仪和特殊检测发现。
7. 曾经进行过两次或两次以上的剖宫产。可推荐剖宫产后的阴道分娩（详见本页）。

第十一章

为宝宝的出生做好准备

当妊娠的最后3个月即将结束时，对宝宝的急切到来孕妇会感到兴奋，也想为分娩做最后的准备。现在正是计划和安排要做那些事情的好时机。

为宝宝做决定

在宝宝出生之前，花点时间想想一旦宝宝降生，需要对马上就要做的事情做出选择是非常值得的。当然，以后可以改变主意，但提前考虑能使做出的决定更明智。

需要考虑的事情包括：如何喂养孩子、起什么名字、孩子出生后是否回去上班，以及假如自己回去上班孩子由谁来照顾等。

母乳喂养还是人工喂养

决定如何喂养孩子是一件非常隐私的事情。必须花费一定的时间来了解母乳喂养和人工喂养的优缺点，以做出成熟的决定。毫无疑问，母乳是最好的，尤其是在生后最初的几周。但是，对于人工喂养，女士们也有很多理由。确保妈妈和宝宝舒适、健康和幸福是最重要和最关键的。有关喂养的详细资料详见第十五章。

母乳喂养

决定了用母乳喂养宝宝后，无论乳房大小和形状，即使乳头扁平或内陷，都需要一些他人的帮助来学习如何给宝宝哺乳的姿势。尽管有些产妇需要在医生或护士的帮助下给宝宝喂奶，但大多数的产妇在数周内就非常成功地给孩子哺乳了。产妇体内激素的变化会使母亲在给孩子哺乳时有极大的满足感。假如自己拿不定主意是否母乳喂养，那至少要有目的地试一试，许多母亲原本不想母乳喂养，但后来经尝试而采用了母乳喂养。如果一开始就采用人工喂养，那么再换母乳喂养就非常困难了。因此，如果开始时不去尝试，就可能没有第二次机会了。

如果分娩后不久就要重返工作岗位，一开始就采用母乳喂养是非常值得的，因为在最初的数周内，母乳能增强宝宝的免疫力，对宝宝非常有益。也可以考虑混合喂养：在家时用母乳喂养，上班时用挤出的母乳或配方奶喂养。

人工喂养

假如自己哺乳有问题或对母乳喂养有反感，可决定采用人工喂养。也有的母亲因为服用药物或疾病，例如艾滋病对宝宝有害，就不适合母乳喂养，必须人工喂养。医生会对这些母亲提出建议。

储存脐带血

分娩时，可采集宝宝的脐带血冷藏于脐带血银行。脐带血中含具有能分化成任何类型的细胞或器官组织的干细胞。宝宝万一发生需要进行骨髓或器官移植的意外疾病时，储存的脐带血与宝宝完全相匹配，宝宝可免遭排斥反应之苦。

起名字

给孩子起名是一件有趣和令人兴奋的事。和配偶一起讨论起名的想法，然后列出喜欢的，贴到冰箱上或布告板上。这样可以常常看到名字，并从每一个名字中得到一种好感觉。有些父母乐于将挑选的名字保密到孩子出生。

当宝宝降临时，自己可能改变主意，放弃已经选好的名字，另起一个更合适的。下

面是一些启示:

- **弄清名字的来源和意义**　购买一本起名书或在网上查看自己考虑的所有名字。
- **想一想可能的乳名**　应给宝宝取一个好听、易读、寓意美好的乳名。
- **避免用生僻字起名字**　最好避免用那些难写、难认的字作为名字。
- **注意流行和时尚**　用名人或地名当宝宝的名字,自己和宝宝能幸福吗?
- **家族的延续**　与自己敬重的人同名同姓还是避开?
- **注意名字的发音**　姓与名之间用什么字?如果需要中间的字,想一想这个字如何读和写。

记录分娩

看起来好像是一件不值得考虑的小事,但是计划怎样记录宝宝的出生能缓解当天的极度紧张。

想一想是为宝宝拍照还是录像。安排另一个人而最好不是自己的配偶来负责照相。仔细决定想记录什么。记住,以后可以随意编辑。准备充足的电池,买一架方便适用的数码相机,以防万一。因为有些医院和医生禁止拍照,所以要预先核实。

记住不要在拍照后马上观看录像或照片。分娩是一个很感情化的体验,在随后的数周内,产妇的身体会渐渐恢复,时间也会使分娩的记忆淡漠。

找一位友善的接生员

孕妇可能想找一位精通小儿科的全科医生来接生,物色这样一位人选需要做敏锐的探寻工作。首先,咨询健康顾问、助产士、朋友和亲戚的建议,然后电话请求和行医主管会面,以下是几个有用的问题:

- 行医种类,是个人还是小组?选择小组比较好,他们总有待命人员。

6个母乳喂养的好处

1. 母乳是天然的,能为宝宝提供各种充足的营养。
2. 母乳含有能抵抗感染的抗体和其他保护因子。
3. 母乳易消化,不容易引起胃部不适、腹泻或便秘。
4. 母乳便宜、喂养方便、温度适宜和新鲜。
5. 母乳喂养能加速子宫复原进程,可帮助产妇减掉孕期增加的体重。
6. 母乳喂养可降低患乳腺癌的危险。

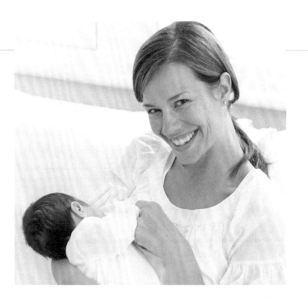

● 有专门的婴儿护理机构吗？
● 手术时间，等待时间，以及小组待命政策是什么？
● 下班后如何呼叫？
● 会发生什么紧急情况？

如果还有兴趣，就和全科医生安排一次会谈，从中可以得到以下信息：

● 医生对母乳喂养、营养添加、新生儿黄疸、包皮环切、抗生素应用、免疫等的看法。
● 等待区的卫生和环境如何？是否有很多的玩具和图书供年幼的儿童娱乐？
● 接待人员热情友好吗？她们怎样与儿童打交道？

重返工作

分娩前需要做出的另一个决定是产后打算什么时候重返工作，在这种情况下怎样护理孩子。记住，大多数日托所人满为患。所以，在分娩前就应联系好，可以先将孩子的名字登记列入排队名单上。

很多人可能想尽可能晚地重返工作。大多数母亲发现离开孩子不容易，比预想的困难。假如对回去上全日班的想法感到担心，考虑一下更灵活的工作方式，如部分时间工作（每周20~32小时），或者是弹性工作。是否可以将工作集中安排在几天，每天工作时间长一点；或多安排几天，每天工作时间短一点。

争取不同的时间

英国新出台的规则中专门规定，带有不满6周岁孩子的父母可灵活地工作。但这必须达到一定的标准才有资格。因此，在做任何决定之前，和人事资源部、工会商谈，或咨询当地相关主管部门，索取更多的详细资料。下面几点提示对向雇主提出自己的情况时有帮助：

● **测测雇主的反应** 告诉雇主，自己正在考虑非全日工作，并安排一次面谈讨论这一事件，询问他(她)是否需要书面的工作实施大纲。
● **准备报告** 准确描述假如改变上班时间，工作如何做好。如果能够使老板相信自己会和以前一样认真工作，那将很有帮助。
● **向同事们解释** 告诉他们自己正在做什么，想办法克服可能出现的任何困难。

安排儿童护理

但是，无论是准备全日工作还是部分工作，仍然需要安排时间护理自己的宝宝。假如自己对安排感到满意和放心，就会很容易地重新恢复往日的工作状态。向健康顾问、家人和朋友询问建议，从当地官方获得注册的儿童护理人员名单。记住最主要的因素是保证孩子的安全和健康。营业证、培训证、证明书以及其他设备务必复核。

选择

花点时间研究自己的选择。宝宝需要一位自己和丈夫都喜欢和信赖的人,否则一切准备都会落空。这些基本选择包括:

● **和丈夫一起分担** 很显然,这是最理想的选择。夫妻俩有一位在家里照顾孩子,或者夫妻俩在不同的时间上班,共同轮换照顾孩子。

● **家人** 请自己的父母或亲戚照顾孩子是一个不错的办法,能为孩子提供连续的护理。

● **保姆** 保姆的家庭花费可能较高,但假如有多个孩子,这种选择就非常经济划算。毫无疑问,在头一年里,"一对一"看护是非常有益的。但这要依赖于一位非常可信的、有经验的、与孩子的生理和情感需求相符的保姆。

● **保育员** 是那些有资格在她们自己家里提供儿童看护服务的人,她们可以同时照料自己的孩子。可以给孩子提供玩伴和家庭的氛围。其优点是,孩子可以得到长期看护,并始终在一个小集体里。

● **托儿所** 只要他们水平高,适合任何年龄的儿童。但是,有些托儿所不接收12个月以下的孩子。

只要一回到家就有帮手

在与宝宝回家之前就做好计划非常重要,因为最好在放松的环境里了解他,并适应新的角色。假如难产或分娩时间过长,也可能疲惫不堪而需要充足的休息。在家里,分娩后头几周得到帮助能使状况大不相同,但要保证选择了正确的帮助方式和正确的人。

想清楚需要什么

服务人员比比皆是,有能从事儿童护理、提供哺乳服务的全日专业妇产护士,也有能帮助产妇做钟点家务、有经验的家政人员。必须明确想让服务者做什么及请她做多长时间。询问费用、培训和经验、检查证明书,并确信能够相互友好相处。

有些女士依靠亲戚帮忙,这很理想,也证明自己与家人关系良好,对她们护理孩子的经验和知识很信任。

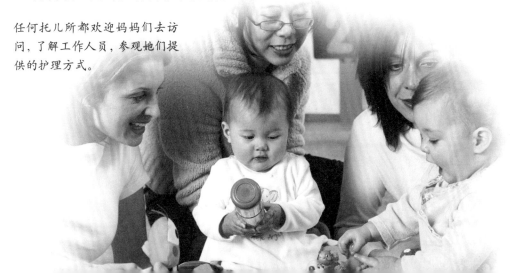

任何托儿所都欢迎妈妈们去访问,了解工作人员,参观她们提供的护理方式。

为宝宝购物

为宝宝购买第一件东西是最快乐不过的事了，恨不得将整个商店的东西都买下。但是，现在最好购买基本的物品，然后当需要其他东西时再购买。

那些看起来吸引人而实际不需要的东西很有诱惑力。记住，一旦孩子出生，还可能会收到很多礼物。

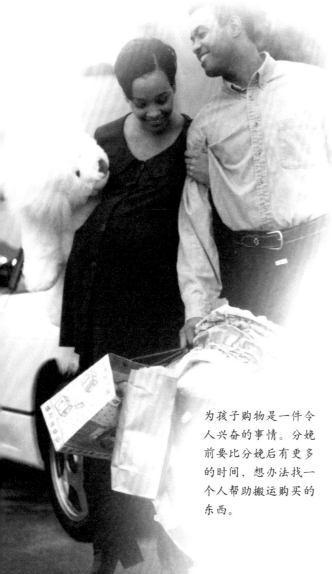

为孩子购物是一件令人兴奋的事情。分娩前要比分娩后有更多的时间，想办法找一个人帮助搬运购买的东西。

装饰婴儿房间

建议至少在宝宝出生后的头几个月要和父母睡在同一卧室，但可以为宝宝准备一间白天小睡的婴儿室。在生后头几个月内，宝宝不会注意周围环境，他所关心的所有事情就是自己的温暖、吃好和舒适。对大多数父母来说，准备婴儿室是怀孕最快乐的事情之一。也是表现她们正热烈欢迎孩子到来的最佳方式。

记住，在整个儿童期，孩子可能是用同一个房间，所以房间的装饰必须随着他（她）的成长而不断更新。简单的背景色彩，时尚的点缀，如边饰、装饰及图案，随孩子的生长可随时更换。

墙面必须是可洗的，或者至少是可擦的。油漆要比墙纸实用。应选择一种自然

安全第一

装饰 怀孕期间装饰婴儿房时必须注意的事情：

- 避免吸入油漆气味，让其他人做油漆工作。
- 如果怀疑老式油漆含铅，让人将其磨光，然后在上面涂上新漆。含铅油漆可能有毒。
- 记住，自己的平衡已经改变，因此，在上下活动梯子时要格外小心；即使站在地板上，也永远不要试图伸手去够很远的东西。
- 疲惫之前就停下来休息，因为孕妇比平时更容易发生事故。

的、水溶性的而非有机溶性的油漆粉刷墙面，这种油漆不会释放化学物质。

一开始，新生儿不需要大量的家具，要确保有足够的储存空间，特别是在更换区。在他学会爬或自己站立时可以适当地更换和添置家具，要保证家具必须结实、圆滑。房间内也应有一把供妈妈自己使用的舒适椅子。

当孩子躺在黑暗的房间里时，一盏晚间照明灯可让他感到很安全；一只婴儿报警器可让妈妈能够听到他的哭声。厚窗帘或暗光可防止他被外面的强光弄醒。可选择可调节光亮的吸顶灯，或用床边灯，以便在察看孩子时不会弄醒他。室温要保持在18℃左右，这个温度既温暖，又不会过热。

睡觉的地方

由于新生儿要和父母睡在同一卧室，所以可将孩子放在摩西筐、摇篮、婴儿床或吊床内，当他长到 4 个月左右时再换成童床，或者直接使用童床。摩西筐或摇篮外观华丽、柔软舒适，适于小的婴儿，但是，价格昂贵，且很快就不能再使用了。童床更实用，因为宝宝可在里面一直睡到 3 岁。但是，如果宝宝睡在妈妈的房间里而地方又小，一开始就选择童床可能不合适。

摩西筐或摇篮

摩西筐或摇篮轻便、小巧、搬动方便，适于 4 个月以前的婴儿。婴儿摇篮有三种类型：安在地板上的摇杆摇篮；悬在支架上的摆动摇篮；带可拆卸装置的摇篮。

要确保购买的摩西筐足够结实，经得起健康快速生长的婴儿。但是，一旦婴儿体重达到厂家规定的上限，或者婴儿休息不好或显得拥挤，就要将其换成童床。同时要考虑以下问题：

- **轮锁** 保证摩西筐和带折叠腿或轮子的摇篮有固定装置，以维持稳定。
- **折叠筐罩** 筐罩不折起，取出婴儿很困难。
- **边缘和角要圆滑** 确保摩西筐或摇篮没有能伤害宝宝的尖角和边缘，尤其是木制或柳编的摩西筐。
- **不要被子、丝带和细绳** 别被那些花哨的床上用品所诱惑，去掉那些能勒住宝宝的丝带、细绳。如果摩西筐铺有被子要拿掉，因为软的床上用品和婴儿猝死综合征（SIDS）有关（详见301页）。
- **结实的床垫最合适** 如果你能在床垫和筐之间放进两个手指，那床垫就太小了。
- **坚实的架子** 摩西筐或摇篮必须要坚实的、宽大的底部。

童床

无论是在宝宝一出生还是稍大些以后选购童床，最好现在就去购买一个，或者提前预订一个。

选购时，应考虑准备让孩子用多长时间。购买一个大号的床意味着孩子在很长时间内不再需要更换。许多童床可以改变成婴儿床。但是，最终还是需要一个单独的床。如果想再要孩子的话，童床还能继续用。

有些品牌的童床样式、功能较多，但价格较高，例如，床垫高度可以调节。有些童床有独特的设计，例如可适合放于墙角的床。有些床的护栏可以拆掉，以便和父母的床连在一起，如果晚上你想让宝宝单独睡觉而又离你近些,这是一个好方法。活动的脚轮可方便床下的清理。

购买童床时,检查以下安全指标非常重要:

- **边栏之间的间隙尽可能小**　边栏之间的间隙不能大于 4.5~6.5 厘米,以防孩子陷入中间。
- **护栏上要有保险扣**　护栏每一侧的末端必须有保险扣,以防孩子降低围栏。护栏降低时,也必须高于床垫23厘米,以防婴儿掉出来。升高护栏时,护栏的顶部至少高于床垫66厘米。购买童床之前,升降一下护栏,看看是否容易操作。如果保险扣太容易开启,大一点的孩子可能自己学会降低护栏。

5 项技巧应用于为宝宝购物时

1. 购买前考虑大件的实用性。例如,挑选婴儿车时要考虑上下公共汽车是否方便,或者是否能放入自己车子的后备箱内。
2. 考虑购买或借用二手货。例如宝宝背袋,因为宝宝生长很快,背袋可能很好却用不上了。但是,有些物件由于使用以前的可能会有安全隐患,所以必须购买新的,如车辆座椅和床垫。
3. 只购买几件适于新生儿大小的用品。因为孩子生长得太快,这些东西很快就用不上了;而且,一旦孩子出生,将会收到很多小衣物。
4. 如果不知道宝宝的性别,可选择男孩和女孩都可以使用的中性色调——黄色、绿色、浅灰色的普通式样。
5. 许多邮购和网络公司定做婴儿衣服和用品,价格非常有竞争力。

- **连接部位和装配部件良好**　检查所有装配部件都要牢固,床要结实。活动部分必须运行良好,手指、衣服不至于卷绕进去。
- **合适的床垫**　必须保证孩子不会挤入床垫和床边之间。床垫必须是新的、结实、有塑料表面、边角已加固。
- **简洁、实用的设计**　避免雕镂图案设计,因为宝宝的手或脑袋可能会卡在里面。
- **安全记录**　永远不要购买用过的或旧的童床,因为你不知道它的历史。任何童床都需要符合相关的安全标准。

选择床垫

假如有人送给一个童床或者早就有一个,家长仅需要购买一个新床垫。床垫必须结实,和床体的尺寸一致,表面有透气的防水层。可折叠的床垫比较便宜、重量轻、无致敏性,但不适合年龄大一些的宝宝,必须覆盖上一层防水层。弹簧床垫是用海绵橡胶、椰壳纤维制成,有时填充羔羊毛,对年龄大一点的孩子来说比较舒适,但是比较贵、重量较重。棕垫(天然椰壳纤维)通常需要单独的防水垫,是非常受欢迎的绿色产品。

外出时携带婴儿的用品

当带孩子外出时,他需要舒适、安全。如果散步,要用普通婴儿车、折叠式婴儿车或婴儿背袋等;如果驾车,必须要有婴儿座椅。

婴儿车和折叠式婴儿车

不能缺少的一样东西就是普通婴儿车或折叠式婴儿车。有很多种婴儿车可供选择：有带弹簧底架的传统婴儿车，有三合一功能的婴儿车，有全天候折叠婴儿车，有标准型号的和双人的折叠婴儿童车。结合自己的生活方式，选择正确的样式和型号。如果准备整天推着孩子逛街，而且还想再要一个孩子，那么传统的童车舒适、耐用；如果自己好动，热心于健康，全天候折叠车最合适，这样可以推着车漫步。在购买之前，检查童车的适用年龄，确保从出生以后就能使用。新生儿可平躺在里面。

婴儿背带和婴儿携带器

婴儿背带可将孩子牢牢地固定于妈妈的胸前，常用于室内或室外。有些婴儿背带让孩子的胳膊和腿暴露出来，有些则将整个孩子包裹起来。在购买婴儿背带之前，要确保婴儿背带能很好地支撑婴儿的头和背部；宽肩带的婴儿背带比较舒适，而且不用帮忙就很容易地穿上。

可把较小的婴儿背在胸前，宝宝的脸朝向妈妈。等宝宝自己能抬起头来的时候，就可以使其脸朝外了。

婴儿携带器一般比较结实，按年龄段出售，或有最大体重限制。器械在头部区设计有硬垫，以支撑婴儿抬不起的头部。

在购买婴儿携带器之前，要确保缝线不能有差错。三重缝线最结实耐用；所有的扣子、卡子等固定结构必须好用；肩带必须有垫子、合适。检查棉织物是否可洗、防缩、是否有标准的安全标签。

棉的、有填充物并能机洗的婴儿背带适于携带年龄小的孩子；带铝架的婴儿携带器更结实，适于稍大的、较重的孩子。

汽车用儿童安全座椅

因为从医院接宝宝时需要汽车用儿童安全座椅，所以这是在产前必须购买的物品。安全座椅可以从宝宝出生一直用到体重达到10～13千克，即到宝宝9个月左右。

安全座椅有3大优势结构——安全带、卡扣和立体头部靠枕。头部靠枕比较深，两侧有衬垫，能保持宝宝头部的稳定。带有国际标准固定安装系统（Isofix）基座的座椅可直接固定在汽车底盘上，没有Isofix基座的安全座椅要用汽车安全带固定。安全座椅要安装在汽车后排座椅的中间。购买适合自家车型的安全座椅并正确安装，这是非常重要的。在室外，安全座椅可用作舒适的座位，但每天坐座椅不要超过2小时，因为坐时间久了会影响宝宝的呼吸和脊柱发育。

喂养器具

使用什么样的喂养器具依据于准备母乳喂养还是人工喂养。即使想母乳喂养，仍需要一些器具，如挤奶器、奶水瓶。

奶瓶 奶瓶可以是标准的或广口的，容量为115克或260克；外形可以是标准的、广口的或好拿的；头部是直的或弯角的。弯头的可防止婴儿吸入过多的空气，以形成胃肠气。奶瓶可以是玻璃或塑料的。市场上也有保温的奶瓶，虽然价格不菲，但旅行时使用方便。

对于新生儿，容量为115克的奶瓶足够大了；但买一个大号的更实用，等他稍大一点时也能使用。大部分消毒器适用于标准及广口形状的奶瓶，但有些旅行包只能装标准的奶瓶。

奶嘴 奶嘴由乳胶或硅树脂制成，形状各异（乳胶奶嘴一般使用一个月后就会损坏，硅树脂奶嘴一般能使用一年）。如果准备用母乳和人工混合喂养，最好选择自然或畸齿矫正形状的奶嘴，因为它可以模仿乳房吸吮。防冒气奶嘴允许空气在奶瓶被吸空时进入，这样可以减少喂养时吞入的空气量。先挑选一个孔最小、而且流量可以调节的奶嘴。

吸奶器　无论是上班型的母亲，或想让丈夫喂养孩子，吸奶器可以将奶吸出并储存起来以备稍后使用。依据需要，可以选择电动或人工式吸奶器。

更衣与洗澡

要有一张专门制作的衣物更换桌，有助于预防脊柱紧张；选择一个能存放尿布和干净物品的桌子。在齐腰高的桌面上，只用更换垫子即可。更换垫子必须擦洗干净，并有薄的衬垫以保持婴儿舒适。当带宝宝外出时，小小的旅行更换垫是十分有用的（可折叠垫），而且不贵，并且容易装入宝宝的旅行袋内。专门的婴儿浴盆并不是非要不可的，但婴儿浴盆可使宝宝洗澡很方便。可以在浴盆内放一个三角巾式的垫子，将婴儿放在上面，使其头部高出水面，就可以腾出双手来为宝宝洗澡。

婴儿洗浴用品

在婴儿长到3个月之前，最好不用肥皂或洗浴用品洗澡，清水就足够了。然而，婴儿油或湿润霜对干燥的薄皮肤有好处。避免使用婴儿粉，因为有证据提示，如果被婴儿吸入，可引起婴儿呼吸困难。要永远记住，用紫外线保护霜保护皮肤，以防太阳照射（有很多婴儿专用产品）。

尿布

选择什么样的尿布将取决于母亲的爱好和生活方式，但应注意的是不要只用一种类型的尿布，可根据需要搭配几种使用。

一次性尿布对许多母亲来说都是很受欢迎的，因为它使用方便、省力，不必洗刷和晾晒，也不必再为购买婴儿塑料衬裤、尿布衬里或别针、夹子而烦恼。当外出或旅行时，这种尿布尤其适用。先进的设计使这种尿布具有很好的吸湿性，可避免婴儿的皮肤受到刺激。

但这种尿布比较昂贵，如果一直使用它将是一个很大的负担，也将给环保带来很大的危害。因为它通常是由经化学处理的木浆制成的，最后由垃圾站处理，往往需要经过几百年才能分解。如果要选择一次性尿布，从环保的角度来说未经氯气处理的尿布是比较理想的。另外，决不要把它们丢在厕所的下水道里。一次性尿布有各种大小不同的型号，可根据需要选用。布料尿布是最便宜的，一次购买后可反复使用，甚至一个婴儿用完后还可供其他婴儿使用。可再使用的尿布在最近10年经历了很大的变化，许多都进行了改进，使用更方便。有的连接上了尼龙搭口，以取代别针和夹子；有的加上了防水层，以利于尿布的更换和清洗。如果买的尿布没有这一层，还需要给婴儿买塑料短裤或给尿布买塑料衬里，使其能够防水，并考虑买尿布衬垫。这些都能够吸潮，并防止尿布着色。

衣服

婴儿衣服通常按年龄段出售（新生儿、3个月、6个月等等）。欧洲制造的衣服一般

宝宝最初的全套用具

喂养用品

母乳喂养

● 2个奶瓶和奶嘴。

● 消毒片或消毒器。

● 储存母乳的容器／袋子（可自由选择）。

● 乳房衬垫（背面是非塑料涂层）。

● 吸奶器，用于挤奶（可自由选择）。

人工喂养

● 6个奶瓶和奶嘴。

● 配方奶粉。

● 配方奶粉量取器。

两种喂养方式均用

● 消毒器。

● 奶瓶刷。

● 6条口水巾。

更换用品

● 更换尿布用的垫子。

● 婴儿湿巾。

● 护臀霜。

● 70片小号的一次性尿布或24片棉布尿布。

● 6条方形毛巾（放在更换尿布用的垫子上）。

● 2个尿布桶（带盖）。

● 洗衣网（洗尿布用）。

● 尿布袋子（装一次性尿布）。

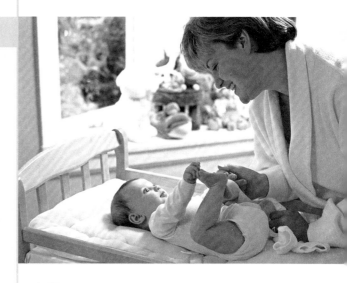

衣服

● 6套宝宝连体哈衣（型号：新生儿或0～3个月）。

● 2件儿童睡衣或2件额外的宝宝连体哈衣。

● 4件短袖内衣（型号：新生儿或0～3个月）。

● 3件开襟羊毛衫。

● 2块围兜。

● 帽子（型号依季节而定）。

● 2副防抓手套。

● 连指手套（仅冬季出生的宝宝用）。

睡觉用品

● 摩西筐、摇篮、童床和童床垫。

● 3条大小合适的底部床单。

● 3条表层床单，或襁褓包、睡袋。

● 2～3条轻质毛毯。

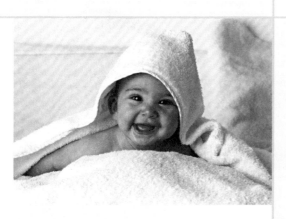

洗澡时用品

● 宝宝浴室。

● 棉毛衣物。

● 宝宝化妆品。

● 2条大号毛巾。

● 法兰绒或海绵。

● 宝宝头刷。

● 钝头剪剪刀。

按厘米制，从50厘米开始，新生儿型号的衣服不适于太大的婴儿，如果宝宝体重接近4.5千克或更大，最好一开始就买3个月大小的。

对于很小的婴儿和早产儿，有专门的型号。宝宝可能不喜欢穿脱衣服，因此挑选的衣服要穿脱方便，尽量避免购买需要手洗和熨烫的衣服——新妈妈可能没有时间。挑选天然纤维材料的衣服，可减少出汗和辐射。别忘了检查有没有隆起的接缝或能引起刺痒的标签。

连身衣

最实用的衣服是连身衣，在胯部前面有开口，并钉有子母扣，更换尿布非常方便。宝宝的骨头很软，因此在手和脚处要留有足够空间，有利于宝宝正常生长。

内衣和睡衣

内衣的领子必须宽大、有边，这样领子才容易在头上滑动。很多品牌的内衣在胯部下方钉有子母扣，可以扣紧，这样可以增加保暖并固定尿布。再强调一次，保持衣服宽松，以利于婴儿正常生长。

大多数宝宝睡衣的脚底有拉绳扣，如果没有，宝宝的脚底可能着凉，所以需要袜子。有的妈妈可能喜欢将婴儿放进多功能睡衣内。如果睡衣暖和，就让婴儿穿内衣和垫上尿布片睡觉。

背心

背心要宽大，宜采用对折式领口，便于给宝宝穿脱。一些品牌背心在大腿根部有扣子可系牢，不但保暖，还可以固定尿布。

户外衣服

宝宝的头部比例很大，散发大量热量。因此，在冬天，必须戴帽子，甚至在春天和秋天也建议戴帽子。在夏天，如果准备在太阳下待很长时间，太阳帽是不可少的。假如天气很冷，而折叠车又没有很多的保护，需要有宝宝外罩。围巾、开襟羊毛衫和手套在天冷时都有用，编织必须紧密，以防小手指插入。如果天气变热，可购买几件薄的夏季连裤外衣。

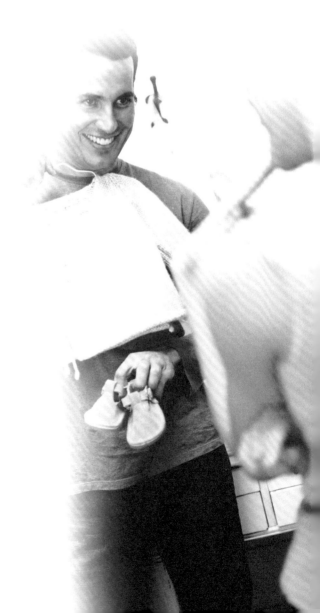

准备分娩

随着预产期的来临，孕妇自己要做好分娩准备——既有生理上的，又有情感上的。现在该考虑做哪些事情能使孕妇舒适及在分娩中可能碰到的问题。

尽管因生活中将有一个新生命而感到兴奋，但是，孕妇对分娩本身并不十分期盼。这非常自然，因为分娩涉及到女性身体十分敏感和隐私的部位，牵涉到大量心理上的感受。因此，对分娩过程，孕妇既要做好生理反应的准备，又要做好心理反应的准备，在分娩之前就要想办法战胜恐惧。这样分娩才能是一个积极的、不出问题的经历。

心理上的恐惧可从生理上直接影响分娩。对正常的子宫收缩疼痛没有做好思想准备的孕妇可能认为出问题了，从而害怕起来。这会打乱她的呼吸，增加肌肉紧张——结果更加疼痛；也可减少促进子宫收缩的催产素的释放。学习分娩知识和良好的分娩辅助措施可以帮助孕妇和子宫收缩一起合作而不是对抗。

避免心理恐惧的最好方法是发现并解决任何可能深深埋入孕妇潜意识里的心理问题。在妊娠晚期，孕妇出现幻想和恐惧并非偶然，这可以帮助孕妇在分娩之前面对问题，而孕妇可以利用这一机会想方设法摆脱恐惧的心理。如果本人有特别痛苦的创伤经历，如性虐待史或消极的分娩体验（或者有强烈的控制态度），寻找专业咨询将是有益的。

许多女士发现，提前进行分娩锻炼

5 点建议帮助孕妇度过怀孕的后期

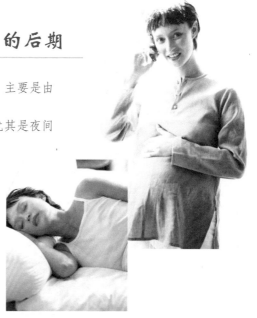

1. 穿轻松的衣服。孕妇会感觉到比平时热，主要是由于脂肪沉积和代谢增快。
2. 尽量多睡眠。打盹可以补充晚间睡眠，尤其是夜间频繁上厕所时。
3. 保持充足的水分。喝足液体孕妇就可以很好地应付快速的新陈代谢，并减轻脚和腿的水肿。
4. 只要可能就休息一会。如果脚和腿水肿，坐下将脚放到凳子上 10～15 分钟，每天 3 次。
5. 多摄入蛋白质。多进食牛奶、鸡蛋、肉和鱼，可以减轻妊娠晚期的一些问题。

妊娠晚期的锻炼计划

妊娠第28周以后，每天锻炼时可增加一些活动项目，以帮助分娩（详见109页）。数周后，乳头扁平的孕妇可尝试戴乳罩。

裁缝坐姿　在分娩准备过程中，这种坐式有助于促进骨盆弹性。将枕头置于大腿下方坐好，脊柱直立，脚底靠在一起（图1）。向会阴部拉脚后跟，用手臂下压大腿。肩部和颈部放松，深呼吸。维持这种姿势数12下，每日重复练习。

当练得越来越有弹性时，就可以去掉大腿下面的枕头（图2），将膝压向地板。

锻炼盆底肌

在妊娠28周左右时，开始做增强盆底肌的锻炼（详见114页）。开始控制盆底肌收缩，保持一段时间，即从1数到10，重复12次，每天3遍。

变更练习方式，试着改变上提盆底肌的速率，增加其弹性和控制能力。从1快速数到10或20，盆底肌交替进行收缩和放松，或者缓慢进行盆底肌收缩和放松练习，即从1数到4时盆底肌慢慢收缩，等数到10时盆底肌开始慢慢放松，放松的同时再数4个数。

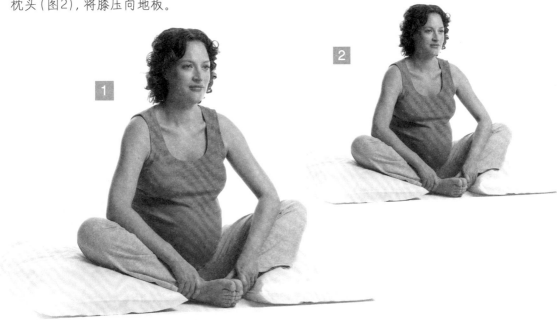

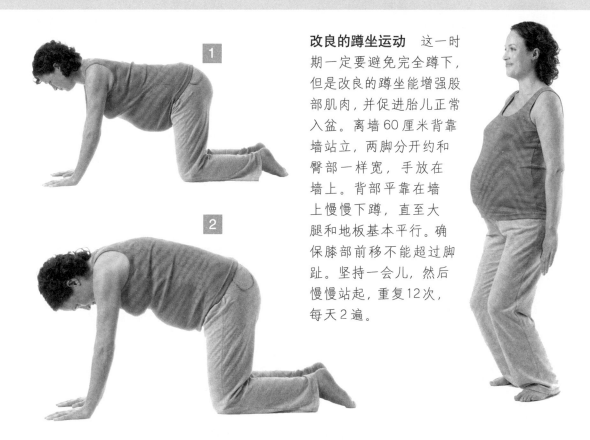

改良的蹲坐运动 这一时期一定要避免完全蹲下，但是改良的蹲坐能增强股部肌肉，并促进胎儿正常入盆。离墙60厘米背靠墙站立，两脚分开约和臀部一样宽，手放在墙上。背部平靠在墙上慢慢下蹲，直至大腿和地板基本平行。确保膝部前移不能超过脚趾。坚持一会儿，然后慢慢站起，重复12次，每天2遍。

骨盆摇动 这种练习可以缓解妊娠晚期和分娩时的背痛。手、膝着地,膝部分开约和臀部一样宽。开始时颈与脊柱在一条线上，背部放平（图1），不能让背部塌陷。慢慢将肩和背变成圆形，头顺着向下移动（图2），同时收紧腹部和臀部。坚持一会儿，然后渐渐返回开始的位置。重复10次，每天2遍，或者直到感觉背部肌肉紧张为止。

按摩会阴

从34周开始，孕妇可以每天使用这一技术来舒展阴道和会阴周围的组织，为分娩做准备。开始前和锻炼后一定要洗手。用手持式镜子确定阴道口、会阴和尿道的位置。

在臀下放一条毛巾，很舒适地坐下或斜躺下。用非石油润滑剂，如K-Y膏，涂抹拇指和会阴区。将拇指放入阴道3~4厘米，轻轻地由下向侧方压，一直舒展到有轻微的麻刺感觉。保持压迫约2分钟。

继续压迫，从后向前轻轻按摩阴道下半部3~4分钟。按摩时注意避开尿道，以防感染。

非常有用。通过锻炼，自己更能想象分娩，并为真正的分娩做好心理准备。

妊娠后期的身体

在妊娠的最后几周，由于胎儿占据的空间越来越大，孕妇会发现要想舒适已越来越困难，这时可能要经受一些小问题。详细情况见第二章。

消化不良是妊娠晚期最常见的不适。当激素使胃和食管之间的肌肉松弛时，胎儿生长增加了腹部的压力，导致胃中的气体和胃液反流入食管。避免大量进餐、临睡前不进食、睡觉多加枕头防止胃酸倒流等方法可以减轻症状。

腹部的扩张可引起紧张的腹部有烧灼样不适感，有时称作热点。这是一种非常常见的、表浅的疼痛，如果疼痛在腹部深面，就必须告诉医生。紧身衣和厚重的衣服可刺激热点，因此要避免穿紧身衣，改穿宽松的衣服，用冰袋可减轻烧灼感。偶尔穿着为孕妇设计的腹部支持带有助于缓解背痛，特别对那些由于反复妊娠或密集妊娠而腹部扩张的孕妇更有用。有关加强腹肌锻炼的内容详见第115页。

胎儿处于什么姿势

头位（头朝下）

这是最好的分娩姿势，95%以上的胎儿在分娩前自然地调整为这一姿势。如果胎儿的背朝向孕妇的腹部，称为枕前位；如果胎儿的背转向孕妇的脊柱，则称为枕后位。这种位置在分娩时可引起剧烈的背痛。

臀位（臀先露）

有4%的胎儿臀或脚朝下，这称为臀先露。臀先露的胎儿，特别是第一个孩子，经阴道分娩时危险不大，但非常严重。有些医生只用剖宫产接生臀位婴儿。然而，孕妇可以通过锻炼将胎儿转成头先露的姿势（见下页）。

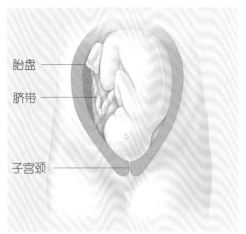

胎盘
脐带
子宫颈

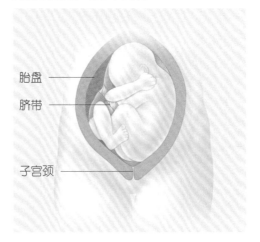

胎盘
脐带
子宫颈

帮助臀位胎儿转位

当胎儿还比较小时，如32周以前，因为空间较大，他常常变换体位。以后，大部分胎儿定位于喜欢的位置和姿势（见下）。因为姿势影响分娩，所以知道胎儿是什么姿势非常重要。通过触摸腹部（轻轻按压），医生能告诉孕妇。如果胎儿处于臀位或横卧位，通过以下方式可以帮助其调整为头朝下的位置：

臀部翘起

仰面曲膝躺下，在臀下放4个枕头或垫子，让骨盆高于腹部。或者是膝着地，臀部尽可能地抬高，同时脸贴在弯曲的手臂上。保持这种姿势10分钟，每天2次。因为骨盆比腹部高，可以让胎儿的头部飘浮起来，刺激胎儿转动，使胎儿头部向上运动进入骨盆。

观察

在空腹时，集中精力放松腹部，同时观察胎儿的转动。重复10分钟，每天2次。这一方法由Juliet Desa Souza博士发明，在2~3周内，约有89%的臀位胎儿转位成功。

体外转位

如果在妊娠第37周之前转位失败，有些产科医生将进行体外转位，推拿孕妇的腹部以使胎儿慢慢转动。这一方法并非没有危险，医生会与孕妇讨论。理想的体外转位在妊娠第37~38周，这时还有足够的羊水允许少量的活动，成功率在50%~70%。

调整胎儿头部位置

在影响分娩的位置中，还涉及当胎儿头部经过产道下降时如何旋转。因为女性的骨盆上口是卵圆形的，两侧之间的横径长，胎儿进入骨盆时是面朝侧方。但是，骨盆下方的出口是前后径长的卵圆形，前部最大。这意味着胎头在下降过程中必须转动，从而使胎儿面部朝向母亲的尾骨，即枕前位（OA）。不幸的是，20%的胎儿转成面朝前的枕后位（OP），这可导致分娩延长（详见242页）。

横位

不到1%的胎儿横卧于子宫内，这称作横位或斜位。这种位置不能进行正常的阴道分娩。在32周以后用翘臀法或37周以后用体外旋转法有时能改变这种位置。

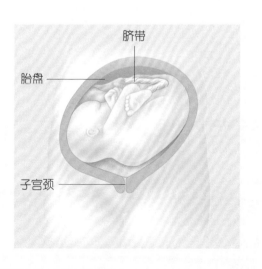

脐带

胎盘

子宫颈

装 包

分娩前用的包

- 宽松舒适的换洗衣服（3套）、睡衣、枕头。
- 打车、停车和吃快餐的零钱。
- 手机。
- 分娩开始使用的电话号码：陪护员的、月嫂的、医生或助产士的、亲戚的等。
- 分娩后用的电话号码：朋友的、亲戚的、产科护士的等。
- 照相机或摄像机。
- 杂志、书、MP3播放机或其他娱乐物品。
- 孕妇及陪护者的快餐。
- 带秒针的表，用于计数子宫收缩时间。
- 按摩液或粉。
- 用于放松背部的冷暖袋。
- 防脚冷的拖鞋和厚袜。
- 牙刷、牙膏和漱口水。

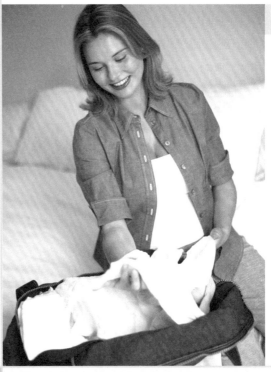

- 梳子、夹子和发带。

分娩后用的包

- 晨衣、睡衣和内衣。
- 产科卫生垫。
- 哺乳用品：护理乳罩、哺乳垫、乳用纯羊毛脂。
- 婴儿用替换包和尿片。
- 婴儿衣服。
- 化妆品。
- 分娩告示卡、地址单和钢笔。
- 脚印和签名用的婴儿书。
- 相机备用电池和内存卡。

回家时用的包

- 宽松的套服，包括舒适的鞋。
- 装礼品和医院用品的包。
- 车内用的婴儿座椅。
- 宝宝回家时的成套衣服：内衣、连体衣、袜子、围巾、帽子和气温下降时需要的衣服。
- 尿布和宝宝手帕。

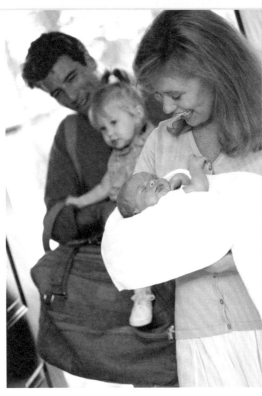

关注胎儿健康

一旦孕妇感觉到胎动（在20～22周），就要留意胎动水平。胎儿能够做许多不同的运动，包括跳动、踢打和打嗝等。随着胎儿的发育，子宫腔内的空间越来越狭窄，胎动也逐渐减少。虽然胎动没有定数，但孕妇可以感觉到胎儿的踢打，从而熟悉胎儿在清醒时的活动规律。每一个胎儿都有各自不同的睡眠和清醒周期，所以随着胎儿的生长，孕妇更加容易感觉到正常的胎动节奏。

孕妇有时会忘了记录胎动图表或记录的不准确，而现在医生认为，胎动图表对了解胎儿是否有问题并没有很大的帮助，所以孕妇也就不必每天记录胎动次数了。

如果孕妇注意到胎动节奏发生了变化，无论是否进行胎动次数的记录，只要胎儿的活动明显减少，就要尽快到医院，这是非常重要的。妊娠30周后，如果孕妇觉察到胎动次数明显减少，可采取左侧卧位两个小时，如果胎动少于10次，要立即去医院。如果医生怀疑胎儿是由于没有从胎盘中得到足够的营养或氧气而导致其运动减少的，孕妇就需要住院观察。如果各项检查显示胎儿在子宫内发育不好，医生将会建议引产或剖宫产。

准备出发

随着分娩预期的临近，孕妇会愈加兴奋，必须确信当需要的时候，各样东西都能随手可得。至少在分娩前4周就提前打好包裹，包括最后离开家时的物品，为去医院做最后的准备。如果在家里分娩，也必须做一些特殊的准备，并且要和医生一起核对。

出行计划

明确如何去医院：对孕妇的行程安排有信心吗？最好有一份备用计划。请上一位朋友或手上有可以信赖的出租车的电话号码。制订最便捷的路线并预试一下；这时会发现，在交通拥挤时可能需要另一个不一样的线路。找一个便利的停车场也是必须的。弄清楚要从哪一入口进医院以及进入后向哪走。

如果孕妇已经有孩子，则需要找人在家里帮忙照看孩子或者直接将孩子接走。再一次确定有备用计划可以实施。

健康第一

胎儿的运动变化 如果胎儿对噪声或其他刺激（如冷饮）没有反应，或胎儿的运动明显减少，或几天以来胎动逐渐减少，要马上去医院看医生。

超过预产期

如果超过预产期几天或几周，则为分娩提供了额外重要的休息时间。只有5%的孕妇按预产期分娩，大部分孕妇分娩稍有延迟。

预产期不准的主要原因是因为预产期的计算是从最后一次月经的第一天开始向后数40周。宝宝可能在预产期前后两周内出生，所以，只有超过42周才可以称为过期妊娠。

如果是第一次怀孕，妊娠延期很常见。初次妊娠平均后延8天。第二次分娩平均后延3天。胎头位置不好也可以延期分娩。

很多女士为了避免朋友和家人的担心，告诉他们一个大约的出生时间，如6月中旬。这也有助于孕妇为延期分娩做好准备。

如果妊娠接近42周，医生会和孕妇讨论使用引产启动分娩（详见178页）。

监测过期妊娠胎儿

妊娠后期，由于胎盘开始老化，为胎儿提供营养的能力下降，可导致胎儿出现问题。妊娠40周以后，助产士或医生可能提示孕妇要特别警惕，以保证胎儿健康安全。

- **胎动图表** 在白天的12小时内，必须计数到至少10次胎动（详见199页）。如果计数不到10次或胎儿比平时活动减少，呼叫助产士或立即去医院。
- **胎心监测** 通常由助产士在诊所或医院分娩室进行。
- **生物检测图** 这是一种测量胎儿心率和呼吸运动以及羊水量的超声检测。

6 种自然方法刺激分娩

1. 胎儿定位锻炼（详见197页）可以避免过期妊娠。
2. 性交可促进子宫颈进入分娩。精子富含能软化子宫颈的前列腺素、激素。性器官也能刺激子宫收缩。
3. 乳头刺激导致催产素的分泌，刺激子宫收缩。乳头刺激偶尔可引起强烈、长时间的收缩，可导致血液流向胎儿。这种方法必须在专业人员监督下进行。
4. 做好心理准备也是分娩的一部分，很少被谈及。心理上没有做好准备的孕妇可能会下意识地阻碍分娩。如果孕妇关心宝宝的到来对自己生活的影响，那就和配偶或医生多讨论。
5. 某些草药或类似疗法可刺激子宫活动，但还没有科学研究来确定这些草药的安全和效果。因此，没有专家的建议，不要吃任何药物。
6. 用戴手套的手指插入子宫颈，刮抹羊膜，并将羊膜拨离子宫颈口边缘。在这类研究中，有一些显示能诱导分娩。但这只能由医生操作。

第十二章

临产和分娩经历

很快，孕妇将要经历临产和分娩过程，迎接宝宝的出生。临产和分娩是一个令人感到有些恐惧不安的过程，如果孕妇能尽可能多地了解这一过程中可能发生的事情，将会在这一过程中更冷静、更自信，并能分享这一特殊事件的快乐。

临产的辨认

在真正的分娩开始前，孕妇的机体就已经发生了某些变化。大多数妇女的产前变化发生在"预产期"的前3周或后2周内，只有5%的妇女恰在"预产期"分娩。

分娩前，孕妇的情绪可能会变得喜怒无常；会为宝宝的出生感到兴奋，也会为临产、分娩及如何做母亲而感到不知所措。有这些感觉是完全自然的。怀孕的后几周，情绪有点儿低落也是常见的，因为总觉得孩子会完全改变自己的生活、改变自己的身体。如果有上述感觉，不妨去商店为宝宝购物或与朋友一起进午餐，以保持正常的精神状态。

临产前的征兆

胎儿出生前几天或几周内，孕妇的身体就开始为分娩做准备，因而会出现一系列的征兆。如果是初产妇，即第一次做母亲，这些生理变化可出现在分娩的前几周；如果是经产妇，即再次做母亲，那么这些变化可能在接近分娩时才出现。

胎头衔接

随着子宫下段变软和扩张，胎儿头部下降进入骨盆，称为衔接或入盆。胎头衔

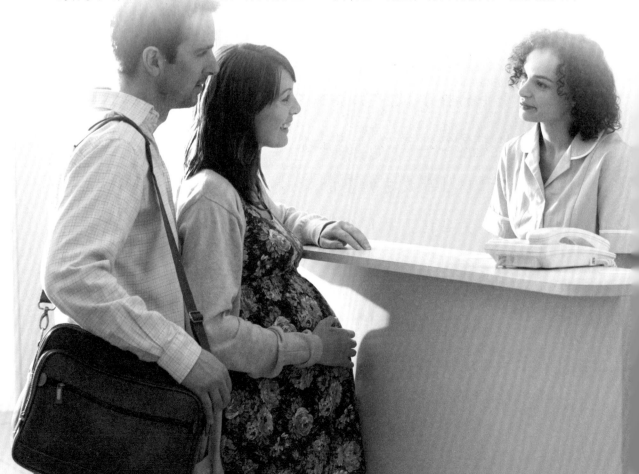

头部的衔接

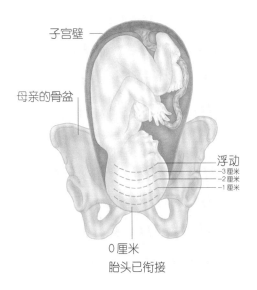

子宫壁

母亲的骨盆

浮动
—3厘米
—2厘米
—1厘米

0厘米
胎头已衔接

接后，孕妇会感到呼吸变轻松，胃部灼热感和进食后的饱胀感减轻。初产妇的胎头衔接通常出现于分娩开始前2～4周，经产妇的胎头衔接多发生在分娩即将开始时。

盆腔压力增大

当胎儿头部固定于骨盆时，孕妇可能会感到有些不适。由于胎儿压迫大肠及膀胱，孕妇的大小便次数常增多；由于关节和韧带的松弛，孕妇会感到耻骨和背部疼痛。当胎儿下降压迫骨盆底部组织时，孕妇会有刺痛的感觉。盆腔血管受压可引起腿部和脚部肿胀。摆臂运动及左侧卧位可帮助缓解上述盆腔压迫症状。

阴道排出物增多

随着宫颈软化，许多孕妇的阴道排出物增多。通常，这种排出物呈蛋清状，也可呈淡粉红色。若排出物颜色发黄且含大量气泡，即为感染的征兆，应去医院检查。

"筑巢"本能

在妊娠的最后一个月，孕妇会突然想腾出抽屉，清空壁橱，并彻底打扫房间，这就是所谓的"筑巢本能"，即一种潜意识的做母亲的欲望，为即将到来的宝宝准备一个家。孕妇可能想尽最大努力把这些事情做好，但需注意：不要过度劳累，要保存体力，以利于分娩。

希克斯收缩

希克斯是一位医生的名字，他是第一个确定这种收缩意义的人。希克斯收缩并非真正的宫缩，而是一种宫缩练习，旨在扩展子宫下段，使胎儿头部进入骨盆，并使子宫颈变软、变薄。在准备分娩过程中，这种练习性收缩逐渐增强，致使孕妇的下腹部有些紧缩、膨胀的感觉。仰卧位常可帮助缓解上述不适。

寒战

当临产或临产前症状来临时，常出现无明显诱因的寒战，但没有寒冷或虚弱的感觉。这可能是应激性激素或孕激素水平改变所致。

腹泻

临产早期，机体可释放一种化学物质，称前列腺素。该激素可促使肠管运动，导致腹泻。

临产的征兆

目前，启动分娩的确切原因仍不清楚，

比较公认的理论是：胎儿产生某些物质，这些物质可引起妊娠激素发生变化。孕期末，母体对这些激素的敏感性增强，从而引起宫缩。如果没有明显的临产征兆，如何能知道自己已进入临产，这是每个孕妇都担心的问题。但是，请尽管放心，临产到来时，孕妇自然会知道。

虽然临产的真正预兆是开始出现导致宫颈口扩张的规律性宫缩，但仍有其他迹象可表明临产将要开始。

黏液栓和"见红"

随着宫颈变软、变短及开始扩张，孕期封闭宫颈口多时的黏液栓脱落，通常表现为少量鲜红色或棕色黏液排出，这就是所谓的"见红"。"见红"时，排出物的量可能很大，也可少得不足以引起人们的注意。虽然"见红"大多发生于临近分娩时，但也可发生在分娩前6周。不管怎样，只要出现见红，即应与医生联系，以便及时听取医生的建议。

胎膜破裂

临产期间，包绕在胎儿周围的羊膜囊通常在一定的时间内破裂，囊内的羊水自阴道口流出，称为破膜。有时，破膜在规律性宫缩开始前即已出现。多数妇女在破膜24小时内开始分娩，因为破膜导致了前列腺素的释放，该激素能促进子宫收缩。有时，破膜前已出现宫缩，但未被觉察。一旦破膜，宫缩即增强，这时，胎儿的先

真 假 临 产

子宫收缩是鉴别是否临产的确切标志，用下表可判断宫缩情况。

真 临 产	假 临 产
宫缩有规律，每5分钟一次	宫缩无规律，每3分钟、5分钟或10分钟一次
宫缩逐渐增强	宫缩强度不随时间而增加
当行走或休息时，宫缩不缓和	宫缩随活动或体位的改变而减轻
宫缩伴有见红	宫缩通常不伴有黏液增多或见红
宫颈口逐渐扩张	宫颈口无明显改变

露部（首先娩出的部分）即直接压迫正在扩张的宫颈。

若破膜发生在家里，请注意破膜的时间及其黏度，并通知医生。羊水通常清澈、无气味。足月时，羊膜囊破裂后，羊水将持续外流，直至胎儿娩出。如果妊娠尚未足月，或在前一次检查中胎儿尚未入盆或在骨盆中的位置较高，医生会建议孕妇在宫缩前即去医院检查。

一旦破膜，就不要在阴道内放置任何物品，以免感染。在主动性分娩开始前及医生检查前，最好采用淋浴方式洗澡。破膜后，如果孕妇感觉阴道内有跳动感，此跳动物可能是脱垂的脐带。这时，应立即通知医生，并马上去医院。

规律性宫缩

真正临产的标志是子宫有规律收缩，致使宫颈口持续不断地开大。有时，将早期宫缩称为"假临产"，这种宫缩时有时无，好像子宫在为真正的临产做准备。早期宫缩可使子宫下段伸长，以接纳逐渐下移并进入该段的胎儿。这种宫缩也使宫颈变软，但不会像规律性宫缩那样引起宫颈扩张。活动或麻醉止痛可帮助机体放松，使了宫更有效地工作。

持续时间短、无规律的宫缩逐渐由持续时间长且有规律的宫缩代替。这些宫缩使子宫上段逐渐收缩，子宫下段逐渐扩展，并使子宫颈口逐渐开大。通过这种作用，子宫上段的肌肉有力地推动胎儿通过扩展的子宫下段。

有时会发生背后位分娩（详见243页），如果孕妇感觉背部每5分钟疼一次，即应与医生联系，马上去医院。

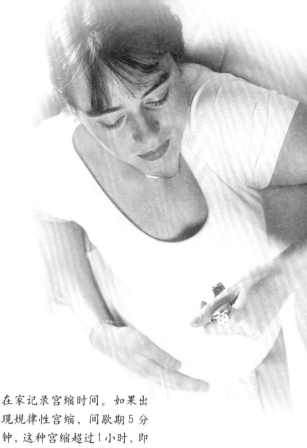

在家记录宫缩时间。如果出现规律性宫缩，间歇期5分钟，这种宫缩超过1小时，即应去医院。

去医院的时间

临产早期可持续几小时。此期若无不适感，最好待在家里，因为家庭环境温馨，且有许多家务事可做，能分散孕妇的注意力。若感到非常不舒服，孕妇可能想尽快去医院。是否应立即去医院，粗略的判断方法为：宫缩增强，以致孕妇在宫缩期间不能与人交谈；或每次宫缩持续45～60秒、间歇期5分钟，这种规律性宫缩超过1小时。宫缩增强、间歇期短于3分钟常是即将分娩的信号。请记住：如果是经产妇，一般第二胎娩出所需要的时间仅为第一胎的1/2。

规律宫缩中破膜即是去医院的一种信号。如果破膜发生在5分钟一次的规律宫缩之前，应拨电话向医生咨询。如果不能确定是假临产还是真临产，应去医院或请助产士检查。临产的体征很容易弄错，尤其是第一胎。因此，最好谨慎一些。

入院

各医院的入院手续各不相同，但入院后的检查却大同小异。入院后，虽然少数医院要求孕妇去抢救室，但多数孕妇会立即被用轮椅推进产科病房或分娩室。

记住，入院时须带着孕期病历。在产房，助产士将采取下列措施评估孕妇的产程进展情况：

- **检查生命体征** 整个临产过程中，助产士将反复测量孕妇的体温、血压、呼吸和脉搏，询问宫缩情况，是否已破膜，以及孕妇最近的饮食状况。
- **监护** 以某种方式监护孕妇的宫缩及胎儿的心率情况。
- **内诊检查** 做内诊检查确定孕妇的宫颈口是否已开放。如果处于临产早期，一切正常，孕妇可暂时回家，到主动分娩

时再住院。

- **简要询问病史** 首先询问妊娠史及孕妇想采取何种方法减轻分娩疼痛，然后要求孕妇换上医院的病员服，也有些医院允许孕妇穿自己的衣服。
- **静脉输液** 如果孕妇有剖宫产史，有产后出血的危险，就须事先给予静脉输液。若在分娩中需采用硬膜外麻醉，也需要事先静脉输液。另外，还须通过静脉采血样，化验血型并检查是否贫血。

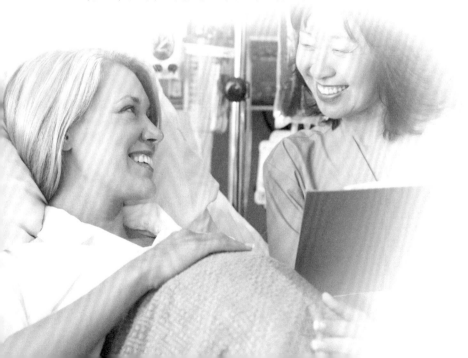

入院后，助产士可能询问孕妇是否有分娩计划，孕妇在递交分娩计划时，可与她对计划内容进行详细讨论。

分娩的**阶段**

分娩全过程分为三个阶段，医学上称其为三个产程。在第一产程，子宫收缩使宫颈口完全开放；第二产程是胎儿通过产道并离开子宫，降生到人间的过程；第三产程是胎盘娩出的阶段。

虽然每位妇女的分娩经历不同，但所有妇女分娩时都须通过这三个产程。初产妇分娩总产程可高达18小时，经产妇高达14小时。有些产妇的第一产程进展很慢，至第二产程开始时才加速。使产程变慢的原因有下列几种：

- **胎位异常**　多数胎儿的头部弯曲向下，当通过骨盆时，面向母体的侧面，露出骨盆时，面向母体的背部。若胎儿不处于这种位置，进入骨盆的时间即延长。经常改变母体的体位并尽可能多站立可帮助胎儿处于分娩的最佳位置。

- **变形和伸展**　胎儿通过产道时，其头部需要变形；产妇的骨盆组织则需要伸展，这种变形和伸展需要花费时间。

- **宫缩无力**　有些产妇，尤其是初产妇，宫缩可能是无效的，静脉注射催产素可帮助增强宫缩。

第一产程

通常将第一产程分为三期：早期或潜伏期、活跃期及过渡期。对多数妇女而言，这些分期昭而易见，而对有些人而言，上述各期之间并无明显分界。

早期或潜伏期

通常，此期持续时间最长，但也最舒适。在此期间，宫颈不断变薄，宫颈口逐渐扩张至3～4厘米。在这一阶段，产妇可感觉到子宫在收缩，但这种宫缩通常可以耐受，即便在宫缩时，产妇也能入睡。

此期开始时，宫缩持续时间短，每次持续20～60秒，两次宫缩之间的间歇期为20分钟。以后，宫缩逐渐增强，间歇期逐渐变短。潜伏期通常持续6～8小时，可能出现黏液栓脱落或胎膜破裂。若无医学上的原因，此期待在家里更为舒适。

如果第一次宫缩发生在夜间，可继续休息；若不能休息，可做一些既能分散注意力又不太剧烈的活动。这时，不要忘记吃夜宵。一般认为，产妇在临产时最好不要进食，以防需要全身麻醉时吸入食物。但研究表明，这种危险性很小，而临产时进食一些固体性食物的确能促进分娩。因为

Tips:　主动控制产程

许多医院对初产妇采取主动控制产程（AMOL）的措施，也就是使产妇在一定时间内分娩。若产程有延长的迹象，医生或助产士可给予帮助。临产一经确诊，出现规律性、疼痛性宫缩，宫颈口开大，有时胎膜破裂，便帮助产妇在约12小时内分娩。频繁的阴道检查会使产妇的宫颈口每小时开大0.5～1厘米。若产程减慢，即给予人工破膜（详见220页），并注射一剂催产素。实行主动控制过程的医院已帮助不少人缩短了第一产程，并减少了剖宫产的比例。

分娩是一项艰苦的劳动，要完成这项工作，机体需要消耗能量。

早期临产的症状与临产前相似，可出现腹痛、背痛、尿频、腹泻、阴道排出物增多、骨盆压力增大及腿和臀部疼痛，许多妇女还可表现为兴奋。此时应注意为即将到来的分娩保存体力。

活跃期

宫颈口开始快速扩张，即进入活跃期。初产妇的宫颈口通常1小时最少扩张1厘米。宫缩开始增强，若做宫颈检查，宫颈口可开大到4厘米。每次宫缩持续时间为45～60秒，强度逐渐增加，间歇时间逐渐变短，由开始时的5～7分钟缩短至2～3分钟。

当宫缩强度增加及持续时间延长时，产妇更需在宫缩时及两次宫缩之间放松。试着通过活动及改变体位使肌肉松弛。分娩中的体力消耗可导致呼吸和心率加快、出汗甚至恶心，此时要大量饮用等渗饮料，以防脱水。

随着宫缩进一步增强，产妇会感到腹部疼痛加重，疲倦无力。若胎膜尚未破，此时可破裂。这时，产妇不愿与人交谈，注意力完全集中在自己身上。这一阶段，产妇会出现"分娩毫无尽头"的感觉。记住：活跃期通常很快，宫颈口将迅速扩张。子宫的每一次收缩都能使胎儿进一步接近子宫颈。这时，产妇可能担心产程的进展，向医生咨询使自己感到担忧的问题。若感觉有什么不便，可让陪人代问。

宫颈扩张

如图所示，在分娩过程中，产妇的宫颈口将逐步开大到10厘米。

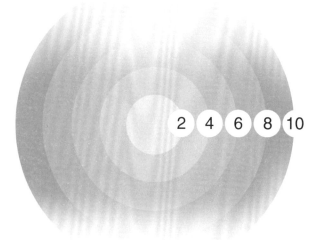

2 4 6 8 10

过渡期

过渡期是分娩过程中最困难和对产妇要求最高的时期，该期持续1～2小时。此期宫颈口由8厘米扩张到10厘米，宫缩极度增强，每次持续60～90秒，间歇时间为2～3分钟。在活跃期，产程已取得快速进展，但在过渡期进展速度减慢。但可以确信，已经胜利在望了。

过渡期常伴有明显的体力和情绪变化。当胎儿下降进入骨盆时，产妇会感到下背部或会阴部有一种巨大的压力，而且会有一种急于向下用力排便的感觉。孕妇的腿会颤抖而且感到无力。常出现明显的应激反应，如出汗、过度换气、颤抖、恶心、呕吐及筋疲力尽。在这期间，产妇常拒绝陪人的帮助，感觉任何帮助都是不可接受的。许多孕妇会失去理智，常以喊叫来宣泄其无助的感觉。这时，更应充满信心，分娩推进期很快就会到来，所有的不适感很快就会消除。记住：宫缩越强，分娩越快。要明确表达自己的意愿，需要什么帮助，不需要什么帮助。要尽量放松，放松是有效保持体力的关键，是帮助宫缩以便达到分娩目的的最好方法。

分娩中的止痛

分娩是一项繁重的劳动，这项工作是由强有力的肌性器官——子宫完成的。因为子宫肌为平滑肌，故由子宫收缩导致的感觉多数来自子宫周围的肌肉和神经。腹部和盆部的肌肉需要松弛，以使子宫能有效地完成工作，通过这些肌肉推动胎儿，并脱离母体。宫缩给母体带来的感觉可以是严重不适，也可以是剧烈疼痛。

疼痛的原因

繁重的劳动需要充足的氧气和营养物质，以使肌肉保持在无痛状态。若肌肉

胎 儿 监 护

对胎儿而言，虽然被挤压通过产道是一种自然现象，但因通过产道时遭受的压力很大，故医生要对胎儿的健康状况进行监护。常用多普勒——一种手持超声监护仪检查胎儿的心跳情况，因为这种方法造成的损伤最小。在临产过程中，一般每隔15~30分钟检查一次；分娩时，每5分钟检查一次。

监护仪包括外监护和内监护两种类型，常选用外监护仪，内有两种装置组成。通常将两种装置用敷带固定在产妇腹壁上，一种监测胎儿心率，另一种监测宫缩。这种监护可间歇性进行，使产妇在临产期能在周围走动。

如果怀疑胎儿处于窘迫状态，即需用内监护检查其健康状况。胎膜破裂后，将一小的电极通过阴道固定在胎儿头部，以监护其心率。

若医生认为需要了解更多的信息，可检测胎儿头皮血pH值。将一小管通过阴道插入，从胎儿头皮采集几滴血，然后检查其酸度水平，以显示胎儿是否得到足够的氧气。这些结果可帮助医生决定下一步要采取的措施。

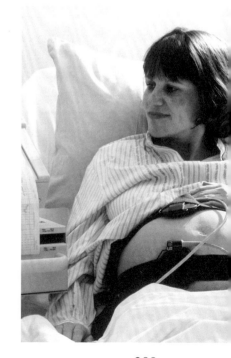

缺乏氧气、营养或肌肉紧张时都会引起疼痛。第一产程疼痛的经历（详见 207 页）提示机体需要额外的氧气和营养物质，或者需要放松。就像在锻炼身体时突然出现疼痛便会变换活动姿势一样，也可将分娩疼痛看作是一种信号，该信号提示机体需要改变呼吸模式、放松肌肉、增加营养，以帮助子宫工作。在下一个阶段，由于宝宝的头和身体直接压迫子宫颈而引起疼痛，但这个阶段比较短暂，体内分泌的天然内啡肽和宝宝即将出生的信念激励产妇忍受不适而不用药物止痛。

医疗止痛

　　减轻分娩中不适感觉的方法有多种，详见第十章。如果产妇正在考虑接受这些方法，为做出正确选择，最好在分娩前与医生商讨一下，以便了解每种特殊治疗的利与弊。接受治疗前应学习一些有关分娩过程的知识，这有助于了解自己的特殊情况。如果已接近分娩，某些疗法可能就不合适，因为许多药物可穿过胎盘，影响胎儿适应独立生活的能力。如果离分娩已不到 1 小时或 2 小时，那么激励产妇顺利完成分娩的只能是自己的知识而不是药物。

自然控制分娩

　　不要绝对依赖医学治疗来处理宫缩。

Tips: 关注产妇的情绪

　　如果不了解分娩的基本过程而直接经历分娩，常会导致恐惧、紧张及疼痛。弄清分娩过程中产妇的身体发挥什么作用，认识到分娩过程所致的感觉都完全是正常现象，这可帮助产妇把宫缩解释为子宫在"工作"而不是在"疼痛"。产妇的精神状态能帮助分娩。产妇可以把注意力集中到分娩的最终目标——宝宝的诞生上。这种分散注意力的方法可以缓解机体的不适感。另外，还可试用各种分散注意力的方法，如呼吸、按摩、冥想以及催眠术。

　　当试用精神疗法缓解机体的各种不适时，切不可完全忽略机体本身。例如，当胎儿下降时，如果胎位不正，产妇会感到不舒适，及时改变体位，即可帮助胎儿转位；若产妇的膀胱处于充盈状态，排出尿液即可帮助胎儿下降；而恶心或虚弱可能是低血糖或脱水的征兆等等。分娩是一神圣的时刻和神奇的过程，而产妇的身体已为完成这一神圣使命做好了充分准备。用自己的身体去工作，让分娩顺利、成功。

　　几个世纪以来，人们发现了许多能使分娩过程更舒适的技术和方法，它们可能比医学疗法更为有效。下面介绍一些人们经常采用并证实为有效的方法。有些方法可由产妇的陪人协助完成，请参阅 174 页。

● **分娩的体位** 试用下述不同的体位，看哪种最舒适：用背部倚着墙或倚着同伴；面对椅背坐在椅子上；双臂伏着一堆软垫跪着；持续俯卧，以缓解背疼。有时产妇会觉得还是仰卧位舒服，这时，可以在枕部、大腿下面或大腿之间多垫一些垫子以支撑身体。改变体位也能帮助引导胎儿通过下腹和盆腔的弯曲部。

● **呼吸** 机体的任何活动均需充足的氧气供应，分娩也不例外。肌肉缺氧产生乳酸，乳酸的堆积可引起疼痛。进入子宫和胎盘的氧气不足可导致胎儿窘迫。因此，正确呼吸是成功分娩的重要组成部分。

呼吸训练也叫做模式呼吸，是产前学习班常向孕妇推荐的一种呼吸方法。这种方法可帮助产妇分散对临产症状的注意力，并保证母婴摄入充足的氧气。并非每人都能掌握这种呼吸调节方法，若产前未经训练，反而会给产妇增添麻烦。如果想了解这方面的知识，掌握这种方法，可到产前学习班咨询。临产早期，慢呼吸可帮助改进和维持松弛。在宫缩开始和终止时采用深而放松的呼吸可促进氧的供给。呼吸时，不要惊慌，不可呼吸太快，屏气时间不可太长。

在分娩晚期，如果胎儿的下降使产妇出现欲向下用力的感觉，但宫颈口却尚未开全，这时医生会让产妇大口呼

散步对整个分娩过程都有帮助。它可有效分散对宫缩疼痛的注意力，并使重力在分娩中发挥作用，向下推动胎儿通过骨盆。

气，就像在试图吹一根羽毛，让它不断漂动一样。当胎儿头部正在娩出，需缓慢向下用力时，也宜采用这种呼吸方式。当不需要向下用力时，呼气可阻止肺的扩张和子宫的向下推进。

● **按摩** 按摩肌肉可帮助减弱肌肉张力，使肌肉放松，从而促进局部的血液循环，保证肌肉获得充足的氧气。在两次宫缩间按摩可提供一种令人愉快的触摸感，以帮助振奋精神；在宫缩时按摩可帮助产妇摆脱疼痛感。

如果产妇感到下背部疼，可请陪人轻轻按摩该部位，尤其是骶骨周围（脊柱和骨盆连接处）。可先用掌根做大范围的旋转式按摩，然后用拇指进行小范围的旋转式按摩。

● **放松技术** 放松可对抗机体的应激反应。应激反应是机体的一种自主性反应，是一种天生的"斗争或逃命"的反应，从出生开始就行使保护人类生命的功能。然而，应激反应对分娩却毫无帮助，这种反应引起肌肉紧张，能量消耗增加，使血液离开子宫，转向心、脑等重要器官。

使呼吸减慢、肌肉放松的精神疗法也能分散对宫缩疼痛的注意力，肌肉放松使得子宫更容易工作，当胎儿通过骨盆时，子宫颈管也更可能扩展。分娩前学习放松技巧非常重要。了解分娩过程中发生的事情也能帮助产妇放松。如果知道自己所经历的疼痛是正常的，就能帮助放松情绪，缓解机体的张力。

● **水** 在水中分娩可明显缓解疼痛甚至促进产程进展(详见167页)。多数用水缓解分娩疼痛的医院，将水温保持在体温或比体温稍低的水平。水温较高可引起胎

分娩的体位

　　分娩过程中取直立位最好，因为这种体位可借助重力作用，促进胎儿娩出。分娩的体位有多种，产妇可能希望选用其中的一种或试用几种，无论怎样，应选择最舒适的体位，以缓解疼痛，帮助胎儿娩出。

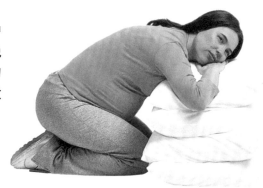

膝胸位　双膝跪下，双臂伏在一叠枕头或软垫上，若背部疼痛，试着左右晃动自己的臀部。如果胎儿较大，这种体位可帮助减轻背痛，并可使枕后位的胎儿转为枕前位；若胎儿下降过快，这种体位可减慢其下降速度。

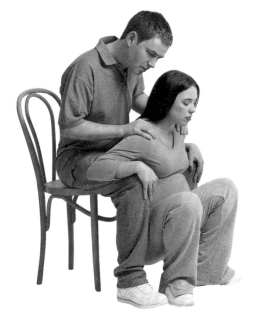

蹲位　是最常采用的体位。这种体位可促使胎儿快速下降并使骨盆加宽2厘米，产妇不必费很大力气去屏气。但这是一个很易疲劳的体位，不易坚持很长时间。可请陪人从背部扶持，或用分娩工具协助。

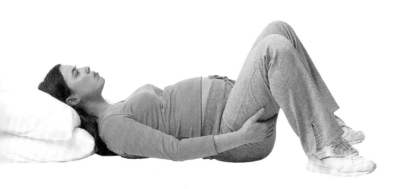

仰卧位　仰卧位是产科医生喜欢用的传统分娩体位。这种体位便于手术操作，对于全身麻醉的产妇，这也是最安全的体位。然而，它不能利用重力，并且胎儿娩出时会对产妇背部产生压力，增加背疼和会阴的损伤。

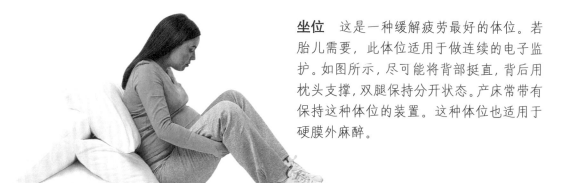

坐位　这是一种缓解疲劳最好的体位。若胎儿需要，此体位适用于做连续的电子监护。如图所示，尽可能将背部挺直，背后用枕头支撑，双腿保持分开状态。产床常带有保持这种体位的装置。这种体位也适用于硬膜外麻醉。

侧卧位　侧卧在地板上，身下垫些软垫或枕头。如果上面一条腿疲劳，可请陪人将其抬起。这种体位适用于硬膜外麻醉后或疲劳时，因为它能使宫缩更有效。若胎儿下降过快，该体位还可减慢其下降速度。

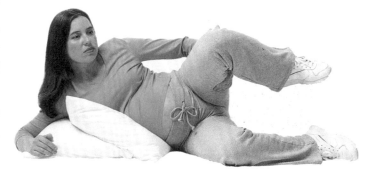

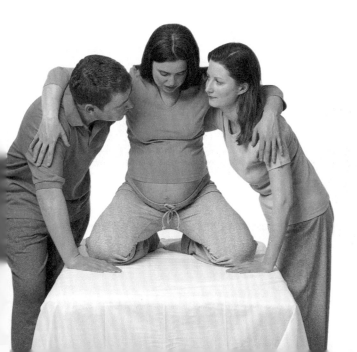

支撑式跪位　双膝跪在床上，陪人和医生分别站在产妇的两侧。当产妇屏气向下用力时，将双臂环绕他们的肩部以获支撑。这种体位可帮助枕后位的胎儿转为枕前位。

儿窘迫。有时在水中很短的时间即能使分娩快速进展，以致胎儿常在水中诞生。在水里分娩似乎不是什么问题。多数医生建议，出生后应立即将婴儿带出水面，以便其进行首次呼吸，因为胎盘可能在几秒钟内就开始与子宫壁分离，宝宝将很快需要氧气。婴儿出生时有完整的"潜水反射"，该反射使他们在水中能屏住呼吸，直到露出水面，受到冷空气刺激后，才进行首次呼吸。

第二产程

一旦通过过渡期，胎儿娩出的时间即到了。第二产程通常需要1小时，但也可短至10分钟或长达3小时。

像临产早期一样，如果给予麻醉，第二产程可明显延长。许多产妇发现，虽然经历了第一产程的长时间消耗，第二产程却突然增添了力量，因为这时宫颈口已开全，而且她们知道胎儿很快就会娩出。这时，产妇可以采用一种更主动和分散注意力的方法，使自己感到更加自信。

第二产程的一个显著特点是：随宫缩而屏气用力时，不适感似乎完全消失。只要第二产程进展不是太快，能使会阴部逐渐扩展，那么产妇感到的仅是一种压迫感，而

分娩的瞬间

产妇已进入分娩的第二产程，胎儿即将娩出。

图1 胎儿的头部压迫盆底组织 医生可感到胎头随着每次宫缩而移动。

图2 胎头着冠 在阴道口处可见胎头的大部分。当胎头娩出时，产妇需要放松并喘气，不要向下用力。

图3 胎头娩出 经过1～2次宫缩，胎头将完全露出。当胎儿的身体娩出时，医生会轻轻托住胎儿的头部。

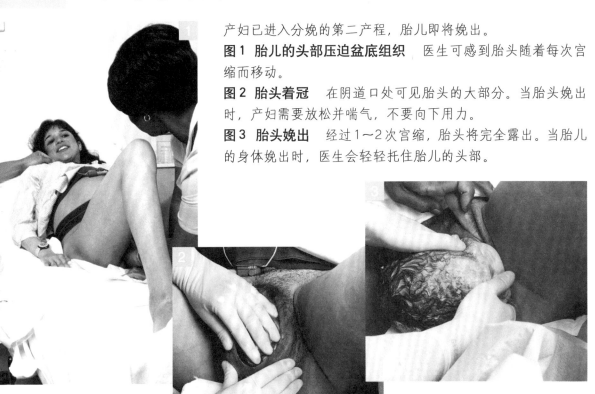

不是疼痛。胎儿入盆后，盆腔压力极度增高，局部神经因受压会出现麻痹。对许多产妇来说，正是由于神经受压，感觉阻断，所以会阴撕裂、会阴切开及缝合均不会使她们感到疼痛。

第二产程的宫缩每次仍持续60～90秒，但间歇时间为2～4分钟。产妇的体位可影响分娩模式：直立位使宫缩增强，侧卧及膝胸卧位使宫缩减弱。

虽然产妇总是不由自主地想向下用力，但在医生说"屏气、用力"之前一定不要用力，这一点非常重要。当胎儿头部出现在阴道口时，产妇会有急需排便的感觉以及刺

痛和烧灼感。这时产妇的情绪可能发生改变，由疲惫、流泪变为兴奋，因为马上就可以见到自己的宝宝了。

用力的时间

如果医生告诉产妇可以用力了，那么，产妇就可在宫缩出现时向下用力。这时，因抑制用力所致的不适感会被有效缓解。实际上，在医生告知之前，许多产妇的身体已"告诉"她们：宫颈口已开全，可以用力了。当胎儿压迫盆底肌肉时，通过反射活动会激发出一种驱使产妇屏气并向下用力的冲动。这种冲动常被误解为急需排便，

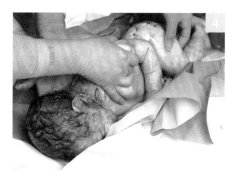

图4 胎体娩出 再经过1～2次更强的宫缩，胎儿身体的其余部分娩出，其浑身覆盖一层胎脂，皮肤上有血迹。

图5 将宝宝递给产妇 医生给宝宝检查完毕，剪断脐带，包好后交给产妇。将他放在母亲心口窝处，母亲的心跳和呼吸节律会使他感到舒适，因为这种节律是他所熟悉的。

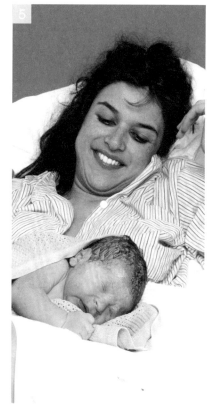

剪断脐带

胎儿出生后，医生可立即或等到脐带停止搏动后钳夹并剪断脐带。然后，医生在产妇宫缩时轻拉脐带，帮助娩出胎盘。

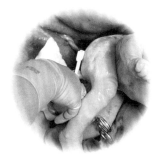

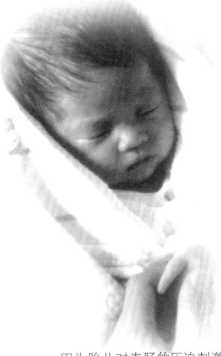

出生后，宝宝皮肤的颜色可能略微发青，但很快即会正常。

因为胎儿对直肠的压迫刺激了肠壁上的排便感受器。

通常在一次宫缩过程中出现2~4次向下用力的冲动，或者是一次长时间的、连续的冲动。进行一次深呼吸，放松盆部肌肉，而后利用腹部肌肉屏气用力。用力时间的长短不像宫缩的时间那样重要，通常持续5~6秒即可，这样可使更多的氧气进入血流。

有时，当向下用力的冲动第一次出现时，宫颈前唇可能没有完全扩张，这可能是因为胎儿下降太快或位置不当所致。推动未扩张的宫颈能引起局部肿胀及阻止产程进展。为使宫颈前唇缩短，试着以左侧卧位或俯卧位再忍过几次宫缩。有时"吹气式"呼吸能帮助产妇避免对宫颈的推动。这种呼吸就像在吹灭烛火一样，可阻止产妇屏住呼吸，以避免向下对宫颈施加压力。膝胸卧位能减少对宫颈和骨盆肌肉的压力，减少向下用力的冲动。

宝宝的出生

胎儿即将娩出的第一征兆是肛门和会阴部膨隆。随着每次宫缩的进行，在阴道口处，胎头的露出部分不断增大，在宫缩间歇期，胎头又缩回阴道内，当胎头不再缩回，保留在阴道口处，即称为胎头着冠。

在很短的时间内，会阴的厚度由约5厘米变成不到1厘米。这完全是一种自然过程，在分娩后几分钟内即会复原。当胎儿的头部或臀部（臀位时）扩张阴道口时，产妇会感到强大的压力，可能还会伴有轻微的刺痛。如果估计可能会出现严重的会阴裂伤，即应行会阴切开术。

当胎儿娩出时，最好缓慢地、有控制地向下用力，这样可使会阴逐渐扩张，防止会阴裂伤。医生甚至会告诉产妇不要用力，这样产妇的子宫就会不太费力地完成最后一搏。

剪断脐带

胎儿娩出后，用两把血管钳夹住脐带，然后在两钳之间剪断。立即夹住和剪断脐带并不重要，最新证据表明，稍等一会儿再夹住脐带，新生儿的血容量将提升1/3，从而减少婴儿患贫血的风险，贫血可影响婴儿大脑的发育。

第三产程

在第三产程，产妇可看到：胎盘的娩出即分娩完全结束。对多数分娩来说，这一产程是一相对自动的过程，几乎不需要用力。胎儿离开子宫后，子宫继续收缩，使宫腔容积明显缩小，导致柔韧性较小的胎盘从其壁上剥离。子宫进一步收缩，将胎盘排出体外。

多数医院建议主动处理第三产程，以预防产后大出血。胎儿娩出后，即刻给产妇注射一针催产素或麦角新碱，刺激子宫持

216

续收缩。这时接生者轻拉脐带，即可帮助胎盘娩出。如果产妇处于卧位，医生可按摩产妇的下腹部或要求产妇屏气并向下用力。早期哺乳有助于预防胎盘附着处的出血，因为刺激乳头可促进催产素的释放。这种激素能促进子宫收缩。如果出血量较多，医生可给产妇静脉注射催产素，以帮助子宫收缩及减少产后出血。胎盘娩出后，医生要检查是否有脱落的胎盘组织残留在子宫内。偶尔发生胎盘滞留，即胎盘保留在子宫内。这时，医生需将手伸入子宫，取出胎盘。这需要在手术室内进行，为缓解疼痛，需施行硬膜外麻醉。

Tips: 会阴撕裂伤

在分娩过程中，大多数产妇的阴道口和肛门之间的皮肤和肌肉（称为会阴）多少会有点撕裂伤，这很正常。产妇分娩后要仔细检查，评估会阴撕裂伤的程度。

● 一级：仅皮下轻微伤，会自然愈合。
● 二级：撕裂深达肌肉，要在产房进行缝合。
● 三级：控制排便的肌肉（肛门括约肌）被撕裂。
● 四级：撕裂深度已伤及肛门（或直肠）。如果胎儿过大或第二产程过长，产妇又是第一次经阴道分娩，三级和四级会阴撕裂伤的可能性更大。会阴切开术可以帮助胎儿顺利通过阴道，但如果发生了三级和四级会阴撕裂伤，则需要经验丰富的妇产科医生在手术室内进行缝合。缝合手术通常采用硬膜外麻醉或脊髓麻醉，偶尔全麻。产妇要插导尿管。几小时后，当产妇能自己小便时即可拔掉导尿管。要服用5天抗生素，以减少感染的风险，服用缓泻剂预防便秘。会阴部会疼痛几天，可服用止痛药（如扑热息痛和布洛芬止痛）。鼓励产妇开始进行盆底肌的锻炼，促进伤口愈合及组织加固。会阴严重撕裂伤进行缝合的产妇，要在6～12周后到医院复查，以确定会阴撕裂伤确实愈合，肛门括约肌的功能正常。

分娩后

宝宝终于出生了，产妇顿感轻松、愉快和兴奋，甚至怀疑自己现在已经做母亲了。

出生时，胎盘重约0.5千克。表面光滑，可见有血管。子宫附着面呈暗红色，看起来像新鲜肝脏。

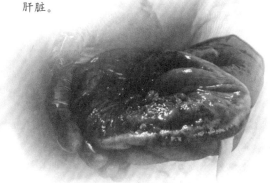

产妇感觉寒冷、发抖，在经过了上述艰苦劳动后，产妇会感到又饿又渴。

如果产妇有会阴裂伤或做了会阴切开术，在离开产房前要缝合。对于裂伤和手术，多数产妇并不知晓，因为她们的注意力全集中在宝宝身上了。如果需要，缝合可在局部麻醉下进行。护士会给产妇梳理一番，让产妇穿上医院的病员服或自己的睡衣。如果发现阴道开始流血，不要惊慌，这完全正常。这种排出物称为恶露，在随后的几周内会消退（详见313页），但在此期间，产妇需要垫上产妇垫。

和妈妈"会面"后，宝宝会被带去洗澡，接受简单的儿科检查及其他必要的处理。然后，医生把产妇转送到产科病房。宝宝重新回到产妇身边，睡在妈妈床边的小床上。

异 常 分 娩

臀位

臀位时,胎儿的腿或臀部离宫颈口最近,这种胎位使分娩变得困难,因为头部是胎儿身体中直径最大的部分,如果身体通过部分扩张的宫颈口,胎头会发生嵌顿。臀先露可经阴道分娩,但有时需要剖宫产,以免造成母婴损伤。

双胞胎和多胞胎

一般来说, 双胞胎和多胞胎分娩有一定危险,但许多产妇还是能顺利通过阴道娩出双胞胎,且其分娩过程比单胎分娩还要快。然而,对多胞胎产妇要给予额外关照。分娩时,麻醉师必须在场,以应对可能需要的剖宫产。第一个胎儿可能会顺利通过阴道娩出,但第二个胎儿就可能胎位不正,需要矫正。一般第一个胎儿娩出后15～20分钟第二个胎儿娩出。如果产程进展缓慢（滞产）,可用催产素,加速分娩过程,或用产钳帮助胎儿娩出。继胎儿之后,胎盘会很快娩出,否则,应注射催产素。如果是三胞胎或多胞胎,最好通过剖宫产分娩。

后位

胎儿头部下降进入产道时,其背部朝向母亲的脊柱, 这种情况称为枕后位（OP）,常造成难产。相对于狭窄的产道而言,枕后位胎儿头部的直径稍大,常导致分娩时间延长,产妇背部疼痛加重。然而, 在分娩中期即胎头下降过程中,胎头枕部常发生旋转。若胎儿没有自然旋转,医生会给产妇静脉注射催产素,以增强宫缩, 促使胎头旋转。

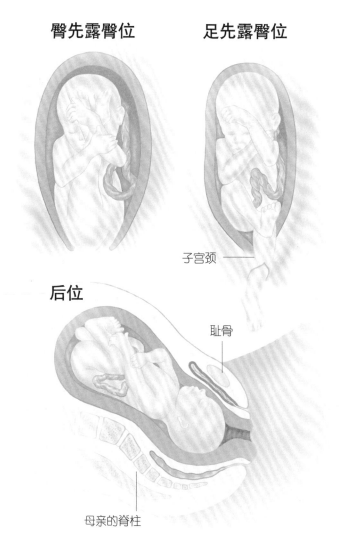

臀先露臀位　**足先露臀位**

子宫颈

后位

耻骨

母亲的脊柱

产科手术

并非所有的分娩自始至终都像预期那么顺利,如遇到不顺利的情况,为帮助宝宝的出生,往往必须做手术。

尽管产妇希望尽可能自然分娩,医生也会尽一切努力尊重产妇的意愿,然而事情并非都那么如愿,有时候还是必须做手术,这包括引产、会阴切开、产钳术、胎头真空吸引术和剖宫产术。

引产

如果分娩对产妇或胎儿有一定危险,医生可能建议产妇引产。进行引产的一个最为常见的原因是过月妊娠(详见178页)。一般认为,超过预产期1~2周后,胎盘的功能会显著下降,胎儿会面临氧和营养供应不足的危险。助产士可采取羊膜囊推举法、使用阴道前列腺素制剂或人工破膜等多种措施来启动产妇分娩。如果羊膜囊已自然破裂或人工破膜后,可静脉点滴催产素。通常要采取一种以上的方法。

如果风险较低,可在待产室进行引产。如果产妇以前做过剖宫产手术或胎儿过小,则要在监测仪器完备的产房进行引产。

羊膜囊推举法

这种方法可用于过了预产期的产妇。经过培训的医生或助产士可在产房实施羊膜囊推举法。医生或助产士将戴着手套的手指伸入到子宫颈部,沿宫颈内口的边缘轻轻向上推举羊膜囊。在这个过程中,产妇可能偶感不适,但不会增加感染或出血

的风险。这种人工催产法的效果非常好,并且减少了使用其他引产方法的可能性。

前列腺素

胎儿可自然产生多种前列腺素,其中有些在促使子宫颈变化和子宫收缩方面发挥重要作用。临近分娩时,子宫颈会变得更为柔软,更具屈从性,并开始变短和开放。这些变化可以是胎源性前列腺素作用的结果,也可由合成的前列腺素引致。

前列腺素最常用的给药方式是阴道用药。医生首先对胎儿心率进行大约30分钟的检测,以确认胎儿状况良好。而后,通过阴道检查子宫颈的长度、宫口扩张程度、位置和宫颈变软情况及胎头的位置,确定是否具备了引产条件。

将人工合成的前列腺素片或凝胶放入

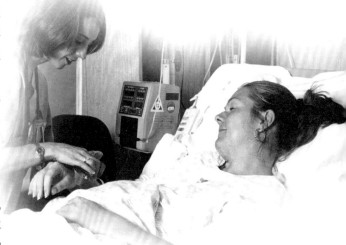

在某些医院,产妇只要是接受药物治疗都常规连接上静脉输液装置。

阴道内,首选片剂。有些产妇在首剂用药后很快就会出现子宫收缩,而有些产妇则在用药几小时后仍毫无反应。

用药一定时间后,医生会对子宫颈再次进行检查。检查可以在次日早晨(指晚上用药的产妇),也可以在用药后3~6小时进行。如果检查证实子宫颈已完成上述变化,医生即可按计划实施人工破膜。如果检查结果显示子宫颈变化尚不够充分,那么产妇还必须再次接受前列腺素。

人工破膜术

这种最为常用的引产方法就是把包绕胎儿的羊膜囊穿破,称为人工破膜术。该手术常在行阴道检查时实施,与常规阴道检查相比,它不会引起更多的痛苦。实施方法是将一根25厘米长、末端像编织钩针样的塑料装置从子宫颈插入子宫,轻轻将羊膜钩破,随即羊水流出。人工破膜术会使局部产生的前列腺素增加,从而加速分娩。

催产素

催产素可启动子宫的收缩,是一种被广泛用于引产的激素类药物。子宫颈一旦变软及破膜后即可使用催产素,通常经静脉给药,用药量应逐渐增加,直到出现规律性宫缩和子宫颈出现持续性变化为止。催产素可以在分娩过程中持续给药,也可在分娩正常后停药。如果分娩中途停滞,也可再度用药。在用药过程中应对胎儿进行持续性监护,因为催产素有时会导致胎儿宫内窘迫。如果产妇正在接受静脉给药,而且身体还连接着胎儿监护仪,那么产妇就不可能到处走动,甚至不能随意变换体位。

应对引产的思想准备

几乎所有引产用的时间都比自然分娩要长,至少在规律性子宫收缩出现前的一段时间是这样。正因为如此,产妇在接受引产时,要有经历长时间分娩的思想准备。在有些病例,引产可能会持续几天并最后以正常阴道分娩而告结束。所以,绝不可中途丧失信心。要耐心地、长时间地等待主动性分娩的到来。

有些产妇可能会感到由催产素引产所致的子宫收缩过于强烈。造成这种感觉的原因是子宫收缩的间隔时间太短。子宫肌肉收缩时,因血管受到挤压,氧的供应可能会暂时中断。然而值得庆幸的是,主动性分娩一旦开始,催产素即可停用。

自然引产法

虽然有些医生并不认同这些方法的有效性,但也可选择另一些引产方法。刺激乳头可使体内催产素释放,产妇若想试一下这种方法,应事先告诉医生。

羊膜推举必须戴手套操作,将一个手指插入子宫颈,沿宫颈边缘向上推举羊膜。这项操作只能由医生实施。

其他自然引产方法还有性生活、草药、体操等,详见第200页。

会阴切开术

会阴切开术的目的是扩大阴道开口,一般用于以下情况:在推进期会阴未能充分扩张、胎头过大、臀位、胎儿宫内窘迫及必须使用产钳时,为防止会阴严重撕裂。如果医生觉得必须实施会阴切开术,那么产妇首先应进行会阴部局部麻醉。麻醉区麻木后,当胎头开始着冠并且会阴被绷紧时，医生就会用剪刀将会阴剪开。常用的切口有两种：一种是正中切口，即朝向直肠的垂直切口；另一种是侧斜切口，即与直肠稍成一定角度的侧向切口。尽管正中切口出血较少且易于恢复，但若施力过大，有伤及直肠的危险。鉴于此，侧斜切口更为常用。

切口选择

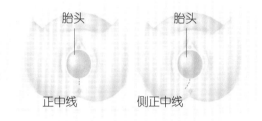

胎头　　　　　　　胎头

正中线　　　　　　侧正中线

产钳术和胎头吸引术

胎儿以一种不正常的角度进入产道，出现窘迫状态；或者产妇自己处于需要医疗救助的状态，如患有心脏病，已处于体力衰竭状态；或者为有效促进产程进展，产妇已经过量用药，医生可能会做出决定，施行产钳术或胎头真空吸引术，从而协助胎儿

助 产

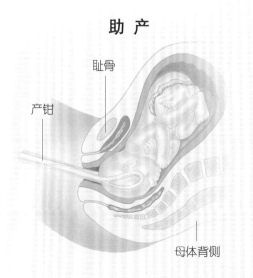

耻骨

产钳

母体背侧

娩出，缩短第二产程。10%～15%的经阴道分娩产妇需要产钳术或胎头吸引术。

实施产钳术前，产妇首先应接受局部麻醉或使用止痛药物。若采用硬膜外麻醉，产妇应采取头高体位，以便麻醉药更好地发挥作用。产钳外观很像一把色拉夹子，由相互分离的两叶组成。医生先后将两叶产钳轻轻滑入阴道，使之附贴在胎头的两侧。安置好的产钳就像从胎头上方向下抱住胎儿面颊的双手一样。当产妇伴随子宫收缩向下用力时，医生就会用产钳轻轻牵拉胎头，帮助胎儿娩出。

如果已决定施行胎头真空吸引术，那么医生首先会把胎头真空吸引器安放到胎儿枕部即后脑勺处。该装置呈帽状，由橡胶或塑料制成，外观很像是一个很大的浴盆塞子，其吸引力来自一个与之相连的泵。当产妇向下用力时，医生会轻轻牵拉吸引器，帮助胎儿娩出。尽管胎头真空吸引术一般不会对母体造成损伤，但如果需要快速分娩，大多还是使用产钳术。在分娩后24小时内，婴儿头部可能会出现一个明显的肿块，但很快就会完全消失。

剖宫产术

有时分娩对母亲或胎儿会有一定危险。遇到这种情况，事先就应拟订剖宫产计划，这就是择期剖宫产。如果在分娩前或分娩过程中出现意想不到的紧急情况，也需要进行剖宫产，这就是急症剖宫产（详见180页）。

择期剖宫产的手术日期是预先安排的，手术时家人可以陪伴，手术可采用阻滞麻醉，手术危险性相对较小。施行急症剖宫产术，产妇往往毫无思想准备，手术中产妇会因全身麻醉而一直处于昏睡状态。

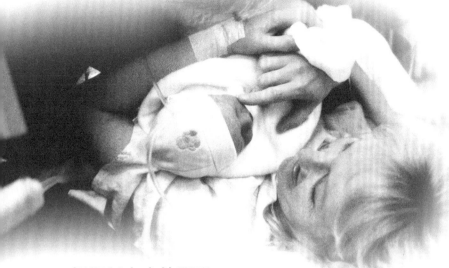

剖宫产后，宝宝会接受体检和评估，然后在产妇的伤口还在缝合时，宝宝就会递到产妇或陪人的手中。

择期剖宫产的原因

择期剖宫产最常见的原因是曾接受过剖宫产术。许多产科医生担心，有剖宫产史的妇女若在缺乏急症手术设备的小医院行阴道分娩会有相当大的危险。许多妇女在初产时由于担心分娩中长时间的疼痛而选择了剖宫产术，这就使她们不得不再次接受剖宫产术。

胎儿不是头先露位，而是其他胎位（详见第218页）；或者胎儿过大，估计难以通过骨盆，即专业上所称的头盆不称，也都是择期剖宫产的原因。另外，如果胎儿或母亲患有某种疾病或损伤，例如母亲曾有子宫或盆底肌肉的损伤、胎儿被怀疑有出血性疾病等，而阴道分娩可能会使这些疾病加重或者可能再度造成损伤，也应接受择期剖宫产。

择期剖宫产的过程

术前头一天晚上，至少是术前6小时内，产妇不能吃任何东西，也不能饮水，这有助于避免麻醉并发症。产妇应该在手术前至少2小时住院，助产护士将为产妇记录健康史和妊娠史，并在产妇胳膊上开始静脉输液，保证产妇及时得到水分和必须的药物。在手术开始前2个小时服用预防性的抗生素，预防子宫内膜炎、尿路感染和刀口感染（感染率在8%）。

采用全身麻醉还是阻滞麻醉要视产妇的身体状况和接受剖宫产的具体原因而定。全身麻醉是将麻醉气体与氧气混合，通过一个经口插入咽喉的导管给药。药物使产妇入睡而且失去记忆。阻滞麻醉又分为硬膜外麻醉和椎管内麻醉两种，能使腰以下的部位失去知觉（详见第171页）。如果采用阻滞麻醉，产妇将一直处于清醒状态，产妇不仅能看到刚出生的宝宝，而且还能抚摸或抱他一下。在手术前，产妇最好能见一见麻醉师，与他讨论一下，选择哪种麻醉方式为最好。手术前，须在膀胱内留置尿管，以便在手术中及手术后的几个小时内排空膀胱内的尿液。在手术开始前，助产护士将把产妇下腹部的阴毛剃掉，这是手术时做切口的部位。在手术前医生会告诉产妇，手术中将采用哪种切口（详见第224页）。

依据医院规定的不同，可有一到两名陪人，允许伴产妇进入手术室。如果陪人愿意陪伴在产妇身边，可以站或坐在产妇的头侧，以便与产妇交谈。陪人应听从医护人员的安排，不能到处走动，也不能接触任何医疗用品。

医生首先用消毒剂对产妇腹部的皮肤进行消毒并盖上无菌巾，然后用手术刀在产妇下腹部皮肤上做一个切口。腹部的肌肉一般不会被切断，而是沿中线把它们剥开并推向两侧。膀胱将被推向下方，以防术中受到器械的损伤。然后在子宫上做一个切口，这时产妇会听到羊水被吸出的声音。

一旦子宫被打开，宝宝就会从切口露出。这时手术者常会挤压子宫顶部，就好像在自然分娩过程中产妇自己向下用力一样。这时产妇会有被压迫和被牵拉的感觉。宝宝娩出后立即被递给其他人员，进行体格检查和测量，其中包括阿普伽新生儿评分（详见第 279 页）。如果产妇采用全身麻醉或宝宝出现某些状况，会邀请儿科医生前来会诊。或者在刚刚娩出后，或者在进行体检后，宝宝就会与妈妈见面。

取出胎盘后，医生将逐层缝合子宫和腹壁。缝合线将被吸收，勿需拆除。最后缝合或用胶带黏合皮肤切口。这一切完成后，宝宝将安放在妈妈的身边，直到离开手术室。手术结束后，产妇很快就会被转到康复病房。宝宝会和妈妈住在一起，产妇可以抱他，给他喂奶。平均住院 3~4 天，住院期间产妇可服用止痛药。如果刀口长得很好，没有并发感染，就可以出院回家了。有关剖宫产后康复的知识详见第 316 页。

剖宫产容易使产妇出现肺栓塞或形成深静脉血栓。如果出现突如其来的咳嗽、呼吸急促或小腿肿胀疼痛，要立即告诉医生。为了预防血栓形成，需要每天注射肝素，防止血液凝固，大概需要注射 5~7 天。

急症剖宫产的原因

如果估计分娩过程可能会对胎儿造成危害，例如过早的早产或胎儿已出现宫内窘迫等，就应采取急症剖宫产。另外，如果产妇出现突发疾病，如子痫前期（详见第 245 页）等，分娩必须迅速结束，这时也需行急症剖宫产。

急症剖宫产与择期剖宫产的区别

尽管急症剖宫产和择期剖宫产的基本过程是一样的，但急症剖宫产一般会对产妇造成更大的精神压力。医护人员的工作会显得更加紧张。陪人将不会被允许进入手术室。手术的麻醉方式很可能是全身麻醉。如果宝宝处于难以处理的胎位，或者分娩必须迅速结束，那么切口可能就会更大些。但无论产妇将面对何种麻烦，都应相信医生的技术，相信会有一个美好结果——宝宝健康、安全地降生，这比手术过程更为重要。

麻醉方法

剖宫产若采用阻滞麻醉（包括硬膜外麻醉和椎管内麻醉，详见第 171 页），对于母亲和胎儿可能都是最安全的。这种方法有许多优点：进入宝宝体内的药物较少，母亲可以清醒地迎接宝宝的诞生，家人还可以陪伴在身边。

但有些时候，为了母和胎儿的安全，全身麻醉反而是必须的。全身麻醉通常包

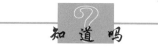

知 道 吗

避免剖宫产的方法 研究证实，近年来我国有 30%~40% 的产妇接受了剖宫产术。当产妇已开始进入分娩时，可以通过以下几种方式避免剖宫产术：不过早住院；经常走动和变换体位；采用直立分娩方式；练习松弛技术和自然无痛技术；在子宫收缩间期主动休息。

括静脉给药和麻醉气体吸入两部分。

在全身麻醉过程中，通常需要使用呼吸机，以防止产妇发生严重的肺炎，防止将食物残渣和胃酸吸入肺内。由于全身麻醉起效快，故在某些急症剖宫产，如出现胎儿宫内窘迫时，全身麻醉可能是必须的。对于身患某些特殊病症（如背部疾患）的产妇来说，因无法施行阻滞麻醉而必须施行全身麻醉。

切口的选择

在剖宫产手术中，医生要做两个切口。其一，是通过皮肤和腹壁的切口；其二，是在第一切口深部，切开子宫壁的切口。术后在皮肤上见到的疤痕并不能反映位于其深部的子宫壁上的切口。

最常采用的皮肤切口是"比基尼"切口。切口横跨下腹部，其位置恰在阴毛线的上方。这种切口之所以最常采用，是因为它形成的疤痕小，不为人们所察觉。而且手术时间短，减少了术后并发症。个别情况下，如果先前做过手术，或最近长了一个大纤维瘤，往往需要采用从阴阜到肚脐之间的垂直切口。

与皮肤切口类似，最为常用的子宫切口是低位横切口。这种切口横贯子宫的下段。由于该段子宫在分娩过程中会延伸而不是收缩，故可避免在再次分娩时疤痕裂开。做这种切口的许多产妇在再次妊娠时会完成阴道分娩。这种切口的缺点是手术时间较长，故不适于急症剖宫产，因为在急症剖宫产时

剖宫产的子宫切口

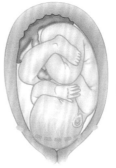
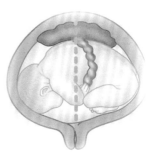

低位横切口　　　　　　　直切口

间尤为重要。

如果胎儿处于不利的胎位，或者是多胞胎妊娠，或者子宫下段延伸不够充分，不利于在该处做切口，就应采用垂直切口。这将有助于避免对母亲和胎儿的损伤。如果采用了直切口，而且切口向上直达子宫顶部，那么在再次妊娠时也应采用剖宫产术。因为其在阴道分娩过程中出现疤痕裂开的危险要高达 2% 以上。

---

*T*ips: **重复剖宫产**

没有科学证据证明一个妇女最多可做多少次剖宫产是安全的。不过，已做过两次剖宫产之后，如果再次剖宫产，出现并发症的危险性就会增大。

● 重复剖宫产手术往往导致腹腔内形成瘢痕组织，部分肠管或膀胱粘连于子宫的前方、腹壁瘢痕的深面，称为肠粘连，手术时容易伤及这些脏器，使再次剖宫产手术变得很困难。

● 胎盘长入子宫壁的深层，此处正是以前剖宫产的切口部位，称为植入性胎盘（详见 268 页）。

● 前置胎盘（胎盘位于子宫颈上方）在分娩时可导致子宫大出血。

医生会提醒产妇多次剖宫产分娩有大出血的风险。尽管许多医院已使用自体血液回收系统，可以在手术中收集流出的血液，通过静脉输回体内，但仍然需要输血。有时失血量和子宫切除术一样多。

宝宝的出生经历

分娩不仅对母亲来说是一个既漫长而又消耗体力的过程，而且对宝宝来说也要经历一些重大变化，以适应子宫外的生活环境。

出生前，宝宝已经做好了到外部世界旅行的准备。例如，他头部的几块骨头不是固定在一起的，这样，在分娩时，头颅的形状能够发生改变，以适应产道的形状。产后24～48小时内，头颅又会恢复到原来的正常形状。在分娩时，宝宝似乎并未感到疼痛，这可能是能感受分娩疼痛的神经联络尚未建立的缘故。

对体外生活的适应

在通过狭窄的产道时，宝宝的身体会承受相当的压力。这种压力实际上有助于他适应子宫外的生活。作用于宝宝头部的压力可引起甲状腺激素和肾上腺激素的释放，这些激素有助于出生后体温的调节。作用于宝宝胸部的压力则有助于肺内水分和黏液的排出，而且可以避免在通过产道时吸入水和血液，也有助于宝宝出生后的第一次呼吸。

当宝宝通过产道时，因脐带受压会出现短暂的缺氧。一旦娩出体外，宝宝的胸部就会扩张，而且作用于头部的压力也已消失，这两个因素均可促进胎儿对缺氧的本能性反应——吸气。这就是宝宝一出生就能呼吸的动因。

宝宝的第一次呼吸

在脐带被钳夹并剪断后，为了能自己提供氧，宝宝的心脏和肺必须发生一系列的变化。在子宫内生活时，他所需要的氧气是从胎盘内的血液中获得的，而不是通过自己的呼吸。这样，他的心脏不仅要把血液送遍全身，而且还要把血液送到脐带，但大部分血液并不进入肺。宝宝出生后的首次呼吸启动了他体内的主要变化。空气进入肺时，肺内的小囊泡即肺泡开始扩张。氧气使肺内的血管松弛，这使肺内的血流量上升。在出生前，心脏有一个可限制血液进入肺的通路。在出生后，该通路迅速关闭。在娩出时，脐带会受到牵拉，这使脐带内的动脉发生闭塞，从而防止剪断脐带时出现过多的出血。

宝宝的第一次哭

尽管并非见于所有婴儿，但一般来说，婴儿出生后第一件事就是哭，这是他对出生冲击所做出的反应。出生后，宝宝可能会哭数分钟，甚至会尖叫般地哭，而后他很快就会安静下来。但是，如果在分娩过程中产妇使用过镇痛药，由于药物的影响，他可能在出生后过一会才会哭。

知道吗

宝宝会本能地寻觅乳头 出生的婴儿就具有非凡的寻觅乳头的能力。研究证实，婴儿可以把他手上液体的气味和他母亲乳头的气味联系在一起。如果把婴儿放在母亲的腹部，他就会试图爬向母亲的乳头。他也可能会借助触觉和视觉寻找乳头。这就是为何出生后头一个小时对于成功的哺乳是至关重要的原因。

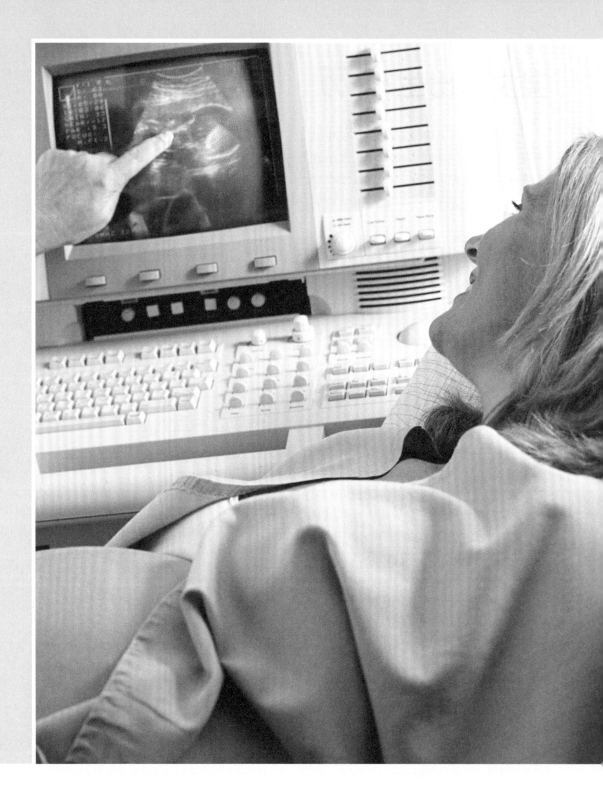

第十三章

产前指导

在妊娠期应进行多项检查，以确保孕妇及胎儿的健康。对于一些疾病应从防范入手，尽可能做到早发现、早治疗，从而消除隐患。

产前特殊检查

在怀孕期间，医生可能会向孕妇推荐多种检查，以确定宝宝发育是否正常。但是否接受这些检查却要由孕妇自己拿主意。孕妇并非一定要接受那些令人不舒服的检查。了解孕期都有哪些检查项目、为何要进行这些检查、这些检查能使孕妇了解宝宝哪方面的问题，这将有利于孕妇对是否接受这些检查做出明智的决定。

筛选性检查

这类检查包括超声检查和血液检查，其目的是检测胎儿是否有发育异常以及母体是否患有某种疾病。这类检查之所以备受欢迎，是因为它们不像其他诊断性检查那样具有侵入性，因而对胎儿不具危险性。然而，在有些情况下，例如孕妇想知道自己的宝宝是否患有唐氏（Down）综合征，或称先天愚型，上述检查并不能给出一个"是"或"不是"的明确答案，有时还可能会出现错误的结果。例如，胎儿可能一切都正常，而检查结果却报告有某种异常，即所谓"假阳性"结果。与之相反，也可能胎儿确实存在某种异常，而检查结果却报告一切正常，即所谓"假阴性"结果。

超声波扫描检查

超声波扫描检查是利用超声波及其回声，绘制子宫全貌及发育中的胎儿图像。超声波扫描检查不仅没有痛苦，而且也不会对孕妇和胎儿造成短期或长期的危害。

超声波扫描检查时，可将探头放入阴道内探查宫内情况；也可将探头放在孕妇的腹部，并不断移动探头经腹部探查。扫描技术的发展非常快，现在广泛应用三维成像技术。三维成像技术即扫描仪把从三个面拍摄的图像叠加起来，全部输入计算机内，

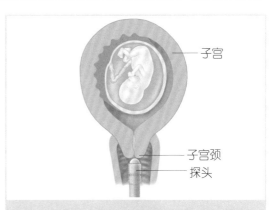

子宫

子宫颈
探头

在超声检查中，用一个特殊的探头插入阴道，可以得到怀孕3个月内的胎儿图像。

形成栩栩如生的胎儿立体图像。四维图像是指活动的三维图像。因为三维和四维扫描的图像是同步进行的，所以显示的图像比平常的二维图像清晰。

彩色多普勒超声波扫描可显示脐带内胎盘和胎儿之间的血流。通过不同颜色的显示，可更加容易地鉴别不同的血管。彩色多普勒超声波扫描通常在扫描探查畸形时观察胎盘是否有问题（详见230页）。

在孕早期（8～10周以前）做超声波扫描检查时，通常采用经阴道探查法。这种方式的优点是：探头可以更接近早期的胚胎，故可获得更为清晰的图像。偶尔在此后的孕期中，为了检查子宫颈，医生也会要求孕妇在进行超声波扫描检查时采用阴

道探查法。有些孕妇担心，探头插入阴道可能会对身体造成危害，这种担心是可以理解的，但却没有任何根据，因为这种检查的本身其实是十分安全的。

此后，在孕期进行的超声波扫描检查一般采取经腹检查方式，因为这时在腹部已可以清楚地检查到胎儿。检查时，在腹部先涂抹一些凝胶，探头借助凝胶在腹部移动。超声波可穿透液体（如胎儿周围的羊水），又被心脏、脑及子宫壁等固体结构反射回来。有许多因素可以影响超声波扫描仪的成像质量：

● 超声波扫描仪的品质。
● 操作者的培训及熟练程度。
● 扫描时间的长短。
● 胎儿在子宫内的姿势（有时扫描仪无法清晰地显示胎儿的心脏，所以医生便请孕妇下床走一走，使胎儿的姿势发生改变，以便重新扫描）。
● 非常肥胖或有大量疤痕组织。

根据怀孕的不同阶段，应用超声波扫描检查的目的也不同。在怀孕早期，超声波扫描可帮助确定预产期，并进行妊娠定位，确定胚胎是位于子宫内而不是发生在输卵管内（异位妊娠），并可检测胎儿的存活状况（未发生流产）。

超声波扫描可帮助某些问题的诊断。如是否是双胞胎，或通过扫描观察胎儿是否正常，是否存在高风险畸形（如唐氏综合征或先天性心脏病）。扫描也可显示胎盘位置是否正确，胎儿是否发育良好，并可确定胎儿的性别。最后，超声波扫描可用于辅助其他手术操作，如羊膜穿刺术和绒膜毛取样。

尽管超声波扫描是非常有帮助的辅助检查，但其仅能提供某些信息，有些轻微的畸形也容易被遗漏掉。因此，超声检查结果要与其他检查数据结合在一起分析。

在怀孕期间，孕妇一般至少要做两次以上超声波扫描检查。

早期超声波扫描检查

这种检查常在怀孕第11～13周进行，并建议在此阶段之前进行预约登记的所有孕妇在扫描检查时做唐氏综合征筛查扫描，其主要检查目的是：

● **妊娠定位** 胎儿是否在子宫内发育。

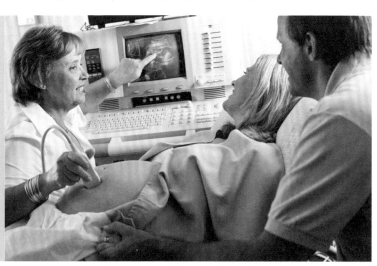

经腹部超声检查是一个无痛过程，是怀孕3个月后检查胎儿发育状况最为常用的方法。

- **确定预产期** 从头部到臀部测量胎儿的长度，称为顶臀测量。这通常用来确认预产期，如果妊娠期在14周以内，测量结果是非常精确的。

- **确定胎儿数量** 如果是双胞胎（或多胞胎），超声波扫描可显示两个胎儿之间有胎膜隔开及胎盘的位置，并可确定两个胎儿是共用一个胎盘，还是各自有独立的胎盘。

- **检测子宫和卵巢** 超声波扫描可以显示子宫的大小和子宫颈的形状，如果孕妇患有子宫肌瘤（因子宫肌肉过度增生所致），还可测量肌瘤的大小。有时候在卵巢上可能发现一个小囊肿，即所谓黄体囊肿。这种小囊肿是在卵巢排卵部位形成的，一般在妊娠期逐渐消失。偶尔也会发现与怀孕无关的卵巢大囊肿。

- **唐氏综合征风险评估** 通过测量婴儿的项部半透明区评估唐氏综合征的风险(NT)（见下文），有时还要测量鼻骨的长度（在扫描中看到鼻骨的存在是唐氏综合征低风险的早期阳性标志）。通过胎儿的项部半透明区测量和血液检查联合筛查唐氏综合征（详见233页）。

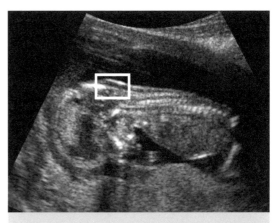

项部半透明区扫描时，用超声测厚仪显现和测量胎儿项部一个特殊的充满液体的区域，用于唐氏综合征的风险评估。

项部半透明区扫描（NT）

项部半透明区是胎儿脖子后面一个充满液体的半透明区，在确定预产期扫描时可准确测量其厚度。如果该区域的厚度超过平均值，胎儿患唐氏综合征或心脏疾病的风险就会加大。

超声波扫描探查畸形

这种扫描可在妊娠第18~20周进行，此检查比早期超声波扫描检查更为详细，

其检查项目如下：

- **胎儿的器官** 检查胎儿的所有器官，包括脑、脊髓、心脏、胸腔、胃、面部、肾和膀胱、上肢和下肢，甚至可以数清楚脚趾和手指的数目。如果扫描显示有异常，可请这方面的医学专家做进一步的扫描和评估。如果需要的话，有时可做MRI（磁共振成像）扫描进行进一步的评估。

- **孕龄** 观察胎儿发育是否与孕龄相符。

- **胎儿生长速度** 测量婴儿的头部、腹部（腰部）和大腿骨（股骨），并标绘成曲线图，用来评估胎儿的大小。

- **胎儿的数量** 是一个或是多个。

- **胎盘的位置** 检查胎盘的位置、大小和功能。如果胎盘的位置较低，靠近或横行越过子宫颈，此后孕妇将再次接受超声波扫描检查。如果再次检查发现胎盘或与其相连的血管仍然遮盖子宫颈时，则需要进行剖宫产。使用彩色多普勒可对胎盘进一步扫描，通过观察子宫动脉的血流量来筛查先兆子痫的孕妇。脐动

脉多普勒扫描可用于评估胎盘血流量，以及评估扫描测量胎儿比较小的原因。

- **胎儿性别** 16周后较容易分辨男孩或女孩，但也不能完全相信这种检查。

再度超声波扫描检查

如果有以下情况，则需要进一步做超声波扫描检查：

- 多胞胎。
- 胎儿生长速度出现问题（胎儿太小或太大）。
- 羊水过少或过多。
- 有早产的危险。
- 孕妇患有糖尿病、高血压或其他潜在疾病，影响到胎儿的生长发育。
- 正在出血。
- 低位胎盘。
- 怀孕41周或超过41周。

孕妇的血液检查

在怀孕早期，通常在第一次产前检查时，孕妇要做血液化验检测，观察是否有贫血，核对血型及Rh因子类型，并对免疫系统进行评估。现在，所有的孕妇要做风疹、乙型肝炎、梅毒及艾滋病（HIV）免疫学检查，在这些项目检查之前，医生要与孕妇进行详细的讨论。在以后的产前检查中，还要做一些排除与唐氏综合征相关的血液检查。

血型和Rh体质

对医生来说，知道孕妇的血型是必要的，因为在孕期或分娩时孕妇有可能需要输血。由于妊娠过程中可能会出现Rh不匹配现象，故知道孕妇的Rh体质状况也是很重要的。如果母亲是Rh阴性血型，而胎儿是Rh阳性血型，一旦两者的血液混合，如在分娩过程中混合，母体就会产生对抗胎儿血液的抗体。尽管这对首次妊娠不会造成什么影响，但在再次妊娠时，如果胎儿是Rh阳性血型，那么母体内已形成的抗体就会攻击并破坏胎儿的红细胞，造成新生儿溶血，轻者仅出现轻度黄疸，重者则会出现严重贫血。值得庆幸的是，现在这种病已比较少见。Rh阴性血型的孕妇可在孕第28周和分娩后注射Rh抗体（Anti-D）。这种注射剂安全、有效，能阻止孕妇产生可穿越胎盘并攻击胎儿红细胞的抗体。Rh阴性血型的孕妇若在怀孕第12周以后出现阴道流血或已接受绒毛取样检查、羊膜穿刺术或外倒转术（详见第234页），也应注射Rh抗体。对于Rh阴性的孕妇来说，如果她确切知道丈夫也是Rh阴性，则不必注射Rh抗体，因为她的宝宝肯定也是Rh阴性。

血细胞计数

这项血液检查的目的是检测各种血细胞，包括红细胞、白细胞和血小板的水平。红细胞的水平尤为重要（详见第82页），其水平偏低即为贫血。

在妊娠晚期，有少数孕妇会出现血小板水平下降。尽管这种情况不多见，但由于血小板水平过低会影响凝血机制，故可使孕妇存在分娩过程出血过多的危险。血小板计数过低也会使硬膜外和椎管内麻醉无法进行。鉴于上述原因，在孕妇初次就诊时就应检测血小板计数，以后至少应在分娩前几周内再检查一次。如果血小板计数偏低，医生将会给孕妇做相应的调理。孕妇的白细胞计数通常略高一点，但如果明显增高则提示有感染存在。如果孕妇被怀疑有感染存在，例如出现了胎膜早破，那么医生就会让孕妇接受白细胞计数检查。

风疹

大多数孕妇对风疹病毒都有免疫力，其原因或许是儿时曾患过该病，也可能是曾注射过相应疫苗。一项常规检查可以明确孕妇对风疹是否具有免疫力（详见第81页）。

如果孕妇不具备免疫力，而且已经接触了风疹患者，或者怀疑已患上风疹，应立即告诉医生，因为这种感染可能会引起严重后果（详见第250页）。

乙型肝炎

乙型肝炎病毒通常通过血液传播，仅几滴血就足以使人染上乙型肝炎，例如输血、输液、纹身、针灸及吸毒者用过的被污染的针头、与肝炎患者无保护措施的性生活，均可使人染病。

乙型肝炎是全世界最为常见的肝脏感染性疾病。在英国，其发病率相当低。卫生部目前正在酝酿推行一项面向所有新生儿

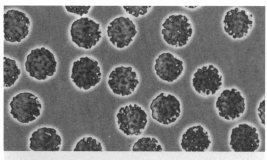

图中所示为乙型肝炎病毒，它是血清型肝炎或称乙型肝炎的病原体，通常经血液或非防护的性接触传播。

的免疫计划。目前仅仅那些母亲患有乙型肝炎的新生儿才接受免疫注射。如果孕妇携带这种病毒，那么在分娩时就有可能把病毒传给自己的宝宝。为了减小感染机会，分娩后宝宝应立即接受疫苗注射。

丙型肝炎是一种无法预防、可导致肝脏严重损害的病毒性疾病。如果孕妇感染了丙型肝炎病毒，把病毒传染给宝宝的风险很小。丙型肝炎的化验检查通常不是产前保健的常规项目。如果孕妇怀疑自己存在患病的危险，要请医生安排进行化验检

遗传学相关血液检查

如果孕妇或丈夫有遗传病家族史，那么孕妇可能会被要求做相关血液检查，以便对胎儿患病的危险性做出评估（详见第238页）。如果孕妇或丈夫具有异常基因的几率高于人群的平均值，尽管其家庭中均没有遗传病史，也可能被要求进行相关的血液检查。例如来自东欧的犹太族夫妇应接受有关泰－萨克斯（Tay-Sachs）病即家族性黑朦性白痴、坎纳万（Canavan）病和家族性自主神经异常的血液检查。再例如，加勒比黑人患镰刀细胞贫血的几率要高于其他人群，故应接受相关血液检查；来自地中海地区的人们应接受有关地中海性贫血——一种遗传性贫血症的血液检查。

血液检查还用于检测由父母单方携带的遗传病，如血友病等；或者由单方患病父母遗传的疾病，如亨廷顿（Huntington）舞蹈症等。

孕妇究竟应该接受哪些遗传学检查，是否需要寻求遗传咨询，医生将会给予具体的指导。

查。如果孕妇已经感染了丙肝病毒，将由专科医生负责进行治疗，等宝宝出生后再做化验检查。

梅毒

尽管现在梅毒已非常少见，但孕妇仍有已被感染却没有任何症状的可能，这就是孕期常规进行梅毒检测的原因。导致梅毒的病原体可能在孕早期就传给自己的宝宝，而且可以导致面部畸形和智力发育不全。然而，幸运的是，一旦发现，这种感染在孕早期就可以通过抗生素治愈。青霉素是最为常用的抗生素，它不仅可用于该病的预防，也可用于该病的治疗。

艾滋病（HIV）

HIV即人类免疫缺陷病毒，或称艾滋病病毒。现在在英国，所有孕妇均被要求接受检测HIV的血液检查，因为人们可以在毫无察觉中染上这种病毒。现在已有许多方法可以防止HIV传给胎儿，故对于那些已染上HIV而又盼望生育的妇女来说，比过去有了更多的机会（详见第260页）。

葡萄糖耐量试验

糖尿病的一种形式称为妊娠糖尿病，是一种妊娠并发症。这种病有多种检测方法。有些医院的惯例是，在孕妇首次就诊时，先给孕妇喝一杯糖水，2小时之后采血送检。在另一些医院，孕妇可能每3个月就得接受一次血液检查，也可能仅在孕妇被认为处于糖尿病发病风险中，或者孕妇的尿样中已检出葡萄糖时才被要求进行血糖检查。血糖检查的时间一般是怀孕第26～28周。

唐氏综合征筛选检查

可通过项部半透明区(NT)超声扫描(详见230页)和血清免疫学联合筛查来评估胎儿患唐氏综合征的风险，这些检查是产前保健的常规项目。这些检测仅提示有80～90%的胎儿存在患病风险。上述血清检查不适于多胞胎妊娠，因为在这种情况下，血液中各种物质的水平都会自然升高，使检验结果失真。

要确定胎儿是否患有唐氏综合征，最好检测胎儿的染色体，检测方法有绒膜毛取样和羊膜腔穿刺术。

各种筛查检测

存在于母体血清中的、来自胎儿和胎盘的某些特殊物质升高，预示胎儿存在患有唐氏综合征危险。这些物质包括甲胎蛋白（AFP）、人绒毛膜促性腺激素（HCG）、PAPP-A、雌三醇和抑制素A。

如果孕妇希望排除胎儿患唐氏综合征的话，可做下列筛选检查：

● **怀孕第11～14周** 联合筛查检测（NT、HCG和PAPP-A）。

● **怀孕第15～23周（如果没有做过NT）** 四联筛查检测（HCG、AFP、雌三醇和抑制素A）。

● **怀孕第10～13周及第14～22周** 综合筛查检测（首先做超声波扫描检测NT、血液检测HCG和PAPP-A，随后血液检测雌三醇和抑制素A）。

孕妇血液中甲胎蛋白（AFP）水平升高，表明胎儿可能神经管发育缺陷，例如脊柱裂（详见367页）或腹壁发育缺陷。当然，这些异常通常会在超声检查时发现。

这种类型的筛选并不适合多胎妊娠，由于多胎妊娠孕妇的血中这些物质的水平

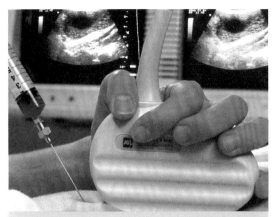

在经腹绒毛取样(CVS)中，超声波可用于胎盘的定位，并对穿刺针穿越腹壁、子宫壁直至胎盘的全过程进行引导，以防伤及胎儿。

比较高，所以检测结果不可靠。如果是双胞胎，则取决于是否具有相同的DNA。

诊断检查

根据孕妇的年龄、疾病史、妊娠史、家族史和其他因素，她可能希望接受一种或几种取样检查，以检测某些可能的遗传性疾病。这些检查包括绒毛取样检查（CVS）和羊膜穿刺术。

染色体数目和结构的异常均会导致胎儿缺陷。在存活新生儿中，最为常见的染色体病是唐氏综合征，这种病表现为严重的智力障碍。上述检查可通过对胎儿的核型分析，即对放大的染色体照片进行分析，对这种染色体病做出诊断。

依据孕妇的家族史及种族背景，宝宝可能被怀疑有患某种遗传性疾病，如黑矇性白痴、囊性纤维变性或镰刀细胞贫血的风险，那么在上述检查中所获胎儿的DNA样本还可用于对这些遗传性疾病的诊断。这类特殊的检查并非常规进行，只有在孕妇或丈夫被认为有传给后代这类罕见遗传性疾病的风险时才进行。

按照惯例，在英国年龄在35岁以上，或者已接近该年龄的孕妇才有可能接受这种产前检查，以排除胎儿异常。之所以把35岁定为一个界限，是因为母亲超过这个年龄后，胎儿出现染色体疾病的风险会明显升高（如果胎儿的父亲也是高龄，详见第85页）。然而，超过35岁的孕妇，在接受上述侵入性检查时引起流产的风险也会升高。这种风险与胎儿患有染色体疾病的风险大体相仿。尽管对于35岁以下的孕妇来说，胎儿患唐氏综合征的风险明显较低，但生育过唐氏综合征患儿的母亲却大多小于35岁。这是因为35岁以下孕妇的数量远远超过35岁以上的孕妇。

如果孕妇已被告知胎儿出现染色体疾病的风险很高，但又觉得这种诊断检查导致流产的风险难以接受；或者孕妇已做出决定，即使胎儿有缺陷也不愿终止妊娠，孕妇可能会问："我该怎么办？能拒绝检查吗？"当然可以拒绝，因为孕妇有权决定是否接受医生建

无创性产前诊断 （NIPD）

在怀孕第8周，在孕妇血液中漂浮着胎儿少量的DNA，是可以被检测到的。最近的科学进展表明，可以通过给孕妇做简单血液化验的方法便可分离出胎儿的DNA。这项技术称为无创性产前诊断，可以准确地检测出胎儿的性别和血型。如果胎儿患有唐氏综合征，其诊断准确率高达99%。目前，仅在某些高风险的情况下应用，这项试验最终将取代标准筛查唐氏综合征、胎儿其他染色体或基因缺陷的方法。

议的任何检查。然而，需提醒孕妇注意的是，即使孕妇不愿过多考虑妊娠的结果，恐怕也得了解一些相关的知识，花费更多的时间，为接纳一个需要特殊照料的孩子做好准备。

如果孕妇的年龄小于35岁，并且希望为宝宝进行有关染色体病的检查，就更应充分了解该项检查的危险性及益处所在，以便做出明智的决定。

绒毛取样检查（CVS）

绒毛是构成胎盘的一种非常细小的结构，呈手指状。绒毛的细胞来自受精卵，所以它们与正在发育的胎儿细胞具有相同的染色体和基因构成。通过绒毛样本，医生可以了解这些细胞染色体的数目和结构是否正常。如果胎儿被怀疑患某种遗传性疾病，从绒毛中提取的 DNA 可用于相关的检测。

与羊膜穿刺术相比，绒毛取样检查的主要优点是，它可以在妊娠早期做出诊断结果。这就意味着，如果检查结果揭示胎儿患有遗传病，而且孕妇又同意中止妊娠，那么中止妊娠的手术就可以尽早进行。这对于孕妇来说，无论从身体方面，还是从精神方面来讲，都比较容易接受。

手术过程

绒毛取样检查通常是在妊娠第11周实施，手术有两种方式：第一种称经腹绒毛取样，其方法是将一枚中空的穿刺针经腹部刺入胎盘，采集含有绒毛的胎盘组织；第二种称经阴道绒毛取样，其方法是经阴道将一根可弯曲的软管插入胎盘，采集胎盘组织。手术过程常借助超声波的引导，确定穿刺的正确位置，以避免伤及胎儿。采集的组织送往实验室处理，制作染色体照片并报告核型。手术是采用经腹方式还是采用经阴道方式取决于胎盘在子宫内的位置以及子宫本身的形状和位置。

危险及副作用

只要是侵入性检查都具有导致流产的轻度危险（1：100~1：1000）。绒毛取样检查的两种方式，即经腹方式和经阴道方式的危险性无明显差别。研究证实，实施手术者的经验对于降低手术的危险性是至关重要的。

在怀孕第9周之前做绒毛取样检查有导致胎儿肢体和面部缺陷的高度危险性，这正是该项检查在怀孕第11周后实施的原因。

绒毛取样检查术后有可能会出现少量阴道出血，一般不必为此担心。但是，如果持续出血超过3天，就应该告诉医生。该项

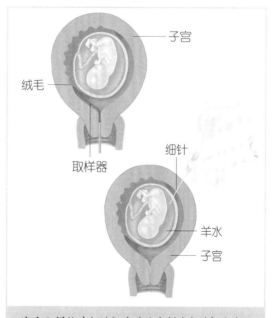

绒毛取样检查(上)和羊膜腔穿刺术(下)都是诊断性检查，当胎儿被怀疑有畸形存在时，羊膜穿刺术较绒毛取样检查更为常用，因其对胎儿的危险性较小。两种检查都辅以超声引导，以保证穿刺部位的准确，防止伤及胎儿。

检查也有导致感染的轻度危险，在术后几天内若有发热，应及时告诉医生。

结果

绒毛取样检查的结果一般可在术后7天得知，但完整的检查报告要在术后2~3周才能做出。偶尔（1/100）结果是不确定的，还需要进行羊膜穿刺术来确认胎儿的基因组成。

羊膜穿刺术

羊膜穿刺术是从子宫内抽取羊水，从羊水中提取来自胎儿的细胞，通过对这些细胞的分析获取有关胎儿染色体的信息。

该项针对遗传性疾病的检查通常是在怀孕第15~20周进行。它主要是检查染色体的数目（正常是23对）及结构是否正常。这项检查并非是针对所有遗传性疾病和先天性畸形的常规检查，而仅仅是检测胎儿处于高度危险中的已知和特定的遗传性疾病。例如，如果父母双方都是囊性纤维变性或家族性黑矇性白痴的携带者，或者父母有一方是某种由单亲遗传的遗传病（如亨廷顿舞蹈症的携带者），胎儿则应接受该项检查。

如果孕妇的血液检查报告提示，胎儿处于患唐氏综合征的高危状态，或者超声检查结果提示胎儿异常，如生长过缓或可疑有某种畸形，也应该接受羊膜穿刺检查。

怀孕晚期羊膜穿刺术

怀孕晚期羊膜穿刺术主要用于以下检查目的：

● **感染** 有些孕妇可能患有某种感染的危险，其中包括弓形体、巨细胞病毒和细小病毒感染。羊水检查可为上述感染的高危孕妇提供依据。

● **Rh致敏** 已被Rh致敏的孕妇应接受一种称为OD-450的检查，其目的是检测羊水中是否有破碎的胎儿红细胞。

● **畸形** 如果超声检查（详见第230页）结果提示胎儿有某种畸形，并怀疑这些畸形与染色体异常有关，则应进行该项检查。

检查过程

该项检查通常由专职产科医生操作，借助超声扫描辨认包绕胎儿的羊膜囊。一枚细针通过孕妇的腹壁和子宫壁穿入羊膜囊，抽取15~20毫升（1~2汤匙）羊水后，将针拔出。

有些人以为钢针是从肚脐插入，其实不是。进针部位要视胎儿、胎盘和羊膜囊在子宫内的位置而定。

有些孕妇听说穿刺针特别长，因而担心会很痛。穿刺针确实比较长，而且足以进入羊膜囊，但它并不会引起疼痛。穿刺针是否会引起疼痛取决于它的粗细，而羊膜穿刺针非常细，所以不适感非常轻微。

检查过程仅持续1~2分钟，尽管给人的感觉可能很久，会给人以不舒服的感觉，但不会引起剧烈的疼痛。多数接受过此项检查的孕妇评价说，检查并不像人们想象的那样难受。当钢针穿入子宫时，一般都会有一种轻微、短暂的紧缩感。随后，当羊水从钢针中被抽出时，则会出现一种奇怪的牵动感。有些医生选用局部麻醉，而有些医生则认为，注射麻药时引起的不适感并不比手术造成的不适感轻微。局部麻醉毕竟只能使皮肤失去感觉，却不能使子宫失去感觉，故钢针穿越子宫的不适感仍会存在。手术后，医生会嘱咐孕妇应该休息1~2天，在此期间应避免过度运动和性生活。

危险和副作用

这项检查引起流产的危险性很小（1：100~1：1000）。检查后几小时内，有些孕妇会有腹部紧缩感，最佳的处理方法就是休息。术后可能会有少量羊水从阴道流出，一般不超过一汤匙。少量羊水渗漏属正常现象，一般很快就会停止，但如果有大量羊水流出，应立即告诉医生。术后也可能会有少量阴道渗血，一般持续几天就会消失。许多父母担心羊膜穿刺术是否会伤及胎儿。由于手术辅以超声波引导，所以发生胎儿损伤的几率非常低。

结果

经羊膜穿刺术取出的羊水细胞须经过几番培养，故检查结果一般在1~2周后才能得到。在某些情况下，有些实验室先进行一种叫做荧光原位杂交（FISH）的快速初步检验，它在24~48小时内即可报告结果。FISH报告并非是最终结果，而且也仅能检测几种较为常见的染色体疾病。这种技术最常用于对唐氏综合征、18三体型和13三体型的诊断。

胎儿血液检查

胎儿血液检查又称脐带穿刺术，即从脐带中抽取胎儿的血液进行检查。该项检查通常在妊娠18周以后进行，其优点是可迅速得到染色体疾病的诊断结果，故一般用于急需诊断结果的病例。这项检查有时也用于对胎儿感染、胎儿贫血的诊断以及一种称为胎儿水肿的疾病诊断和治疗。

有些患贫血的胎儿可在子宫内接受输血治疗，这种治疗是在通过脐带穿刺取血的同时向脐内输血。有多种因素可导致胎儿贫血，其中包括某些感染，如细小病毒感

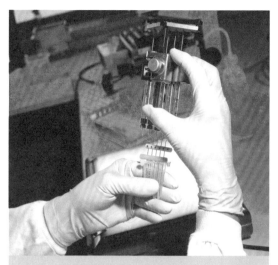

经皮肤从脐带抽取的胎儿血液，送到实验室检查，可用于多种疾病的诊断。

染、遗传性疾病（详见第238页）和血型不合（详见第82页）。

然而，最常见的原因是由于母体血液中的抗-D抗体越过胎盘，杀死了胎儿的红细胞（见231页）。

操作过程

该项检查由富有经验的妇产科专家操作并在超声波引导下进行。其操作过程与羊膜穿刺术相仿，其区别在于穿刺针不是刺入羊膜囊，而是刺入脐带。

危险及副作用

该项检查导致流产的风险要大于羊膜穿刺术，另外的风险还包括导致感染和羊膜破裂。

结果

一般第3天报告结果。尽管目前还没有关于该项检查结果可信度的明确研究报告，但一般认为，该项检查的结果是高度准确、可信的。

遗传咨询

在怀孕前后，如果胎儿生长发育不正常的风险比较大，应该去做遗传咨询。理想的遗传咨询应该在孕前进行，接着进行检测，因此最好不要匆忙做决定。

为什么要做遗传咨询

遗传咨询的目的：

- 确定新生儿先天畸形或基因异常的可能性。
- 解释基因异常对胎儿的影响和风险。
- 列出可行的治疗方案。
- 确定用于发现问题的最佳产前检查方法。
- 解释各种可能的应对措施。
- 帮助做出最合适的决定。

许多胎儿异常是可以产前诊断的。然而产前检查是可以选择的，甚至可以拒绝。如果孕妇选择做产前检查并被告知可能有问题，或者胎儿在孕期或产后被发现有严重异常，就可以到遗传咨询处与医生、助产师或者遗传顾问讨论有关遗传的问题。

许多人错误认为，年龄较大的孕妇更容易生出有各种先天畸形的孩子。事实上，绝大多数的畸形儿和母亲的年龄并不相关，因为绝大多数孩子在母亲40岁以前出生，而这些胎儿占了先天畸形的大多数。然而，年龄较大的孕妇生出先天愚型（唐氏综合征）和其他染色体异常孩子的风险确实比较大。

哪些人被建议进行遗传咨询

生出有遗传疾病或先天畸形儿的风险高于平均风险水平的夫妇应在孕前或孕早期做遗传咨询。这些人包括：

- **曾有过畸形儿** 咨询可以讨论生出有相同畸形的另一个孩子的可能性。

- **来自特殊的种族** 某些遗传疾病在特定的种族或部落中较为常见。例如，犹太人携带一种神经退行性变疾病，即家族性黑朦性白痴病基因的风险率较高；其他人种，如加勒比黑人携带镰刀细胞贫血基因风险率也较高；地中海血统的人携带地中海贫血病基因的风险率较高。

- **异常基因携带者** 因种族起源、家族史、反复流产或健康查体发现夫妻一方是异常基因或异常染色体携带者，应建议进行遗传咨询，以确定对子女和家庭其他成员的影响。

- **近亲结婚** 如果婚配者是第一代堂（表）亲，那么他们有相通基因的几率是1/8，第二代则是1/32。因此，彼此含有相同异常基因的风险率较高，故产生具有隐性遗传病孩子的机会也较多。重要的是要记住，多数近亲结婚者的子女还是正常健康的。

- **反复流产** 如果反复流产，应建议做染色体检查，因为夫妻一方染色体异常可能是流产发生的原因。流产是常有的事，通常并不说明双亲一定有问题，所以只有在已流产2~3次时，才应做该项检查。

- **有害物接触史** 如果在怀孕期间或前不久接触过有害物质，例如X射线、化学物质或特殊药物，这些可能会伤害胚胎。
- **产前检查疑有问题** 如果超声扫描或其他产前检查结果不正常。

咨询过程

为了绘制遗传系谱，以发现在双亲家族中可能存在的遗传病，并对其子女患同种遗传病的机会做出评估，遗传学家、专业护士或遗传咨询顾问要询问一些有关亲属的问题。为了取得更详细的信息，双亲和其他家庭成员可能需要提供血液或唾液标本，以便做基因或染色体检查。

若检查结果提示胎儿患遗传病或染色体病的风险较高，则应接受羊膜穿刺术（详见236页）、绒毛取样（详见234页），如果孕期超过20周，应接受胎儿血液检查（详见237页）。

综合所有信息和实验结果，如果发现胎儿患有某种疾病，孕妇将被告知这种疾病对孩子有何影响，如何处理及是否做人工流产手术。孕妇不会被告知一定要做什么，所有的检查都是自愿的。不论孕妇决定做什么检查，医生都可接受。医生会提供正反两方面的意见让孕妇选择，并可进一步提供所需要的信息，由孕妇自己做出决定。

疾病如何遗传

孩子的每个性状有两个基因，一个来自母亲，另一个来自父亲（详见9页）。双亲和孩子可携带某些不正常基因，但大多数人都不会产生畸形。下列情况可导致畸

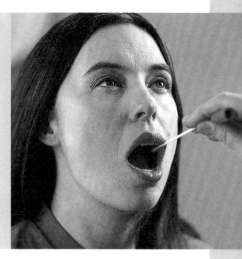

当可能有遗传性疾病时，唾液标本可用于基因或染色体检查。用棉棒擦拭面颊内侧，然后送实验室分析。

形：异常基因为显性基因；异常基因为隐性基因，孩子具有异常基因的两个复本；携带X连锁异常基因的男孩（详见240页）。图解列出了不同遗传类型的平均风险率。记住，就像一对夫妇可连续有6个男孩或6个女孩一样，一对夫妇也可有许多畸形的孩子，其畸形风险率是1/2或1/4，但也可能有许多正常的孩子。

新的突变

新生儿有时伴有显性基因或X连锁基因遗传病，而其双亲皆无，即新的基因突变。基因突变产生于卵子或精子发生过程中的基因复制差错。如果已生有一个伴有新基因突变的患儿，尽管以后的孩子没有出现相同问题的风险，但该患儿可把患病基因传给他的孩子。

染色体异常

孩子由遗传获得46条染色体至关重要。多一条染色体意味着多出数千个基因，丢失一条染色体说明缺失数千个基因。

显性基因

畸形实例 亨廷顿舞蹈病、软骨发育不全和肌强直营养不良。

如果携带有异常显性基因，都将出现畸形，除非直到生命后期基因作用仍不显现。如果携带这样一个基因，产生的精子或卵子含有这种异常基因的机会是50/50。

遗传缺陷发病率 每个孩子的发病率是1/2。

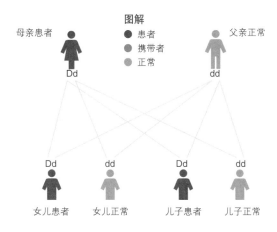

D= 不正常，显性基因　d= 正常基因

隐性基因

畸形实例 囊性纤维变性、地中海贫血和镰刀细胞贫血。

异常隐性基因不影响母亲或父亲的健康，因为其配对基因正常。但是，如果孩子从母方和父方各得到一个异常基因，孩子将受影响。如果只得到一个异常基因，如同父母，是健康携带者。

遗传缺陷发病率 每个孩子的缺陷发病率是1/4；异常基因携带者为2/3。

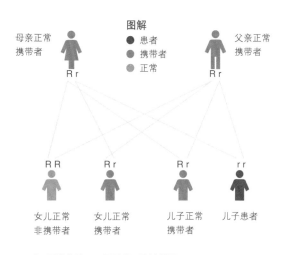

R= 正常基因　r= 不正常，隐性基因

X-连锁基因

畸形实例 血友病、脊髓病性肌萎缩和色盲。

如果女性在一条X染色体上有一异常基因，可能没有问题，因为另一X染色体上的相应基因正常。但男性若X染色体上有一个异常基因则可被受累，因为他不像女性有另一正常的X染色体。

缺陷发病率 如果母亲是异常基因携带者，女儿的异常基因携带者为1/2，儿子的畸形发生率为1/2。如果父亲是畸形患者，女儿均为携带者，儿子均不患病。

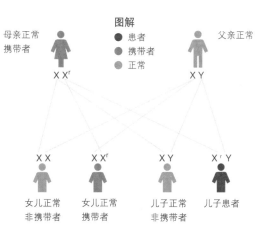

X= 正常基因染色体　Y= 无基因染色体
Xʳ = 异常基因染色体

三体型

如果孩子获得一条多余的染色体,以三条代替正常的两条,这种情况称为"三体型"。多数可导致流产,但有些胚胎可正常发育,其中最常见的是先天愚型的第21号染色体有三条,所以又称21三体。18三体(Edward's综合征)和13三体(Patau综合征)比较少见,但更严重。先天愚型患儿发病率的增高与孕妇年龄有关,20岁大约为1/5 000,30岁为1/900,40岁增高到大约1/100。

多余性染色体

研究发现,至少有1/1 000的孩子有一条多余的性染色体。这样的孩子在外观和行为上通常是正常的,许多人终生都没有做出多余性染色体的诊断。但有些孩子可能出现问题,例如伴有一条多余X染色体的女性没有生育能力。如果产前检查发现有一条多余的X或Y染色体,应去进行遗传咨询。

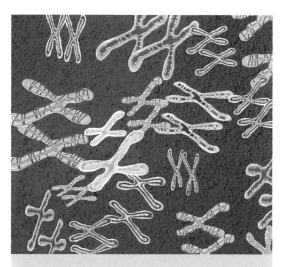

中央偏左可见亮黄色的男性性染色体,小的是Y染色体,其下面较大的是X染色体。Y染色体与男性特征有关。

易位

大约有1/500的人有一条或多条异常染色体,这些染色体的片段移位到另一条染色体或已经脱落,这样的重新排列称易位。平衡易位不会产生问题,因为基因仍存在,只是位置不同。如果是非平衡易位(伴有多余或丢失遗传信息),通常会流产;如果出生,将有严重的躯体缺损或智力障碍。平衡易位患者产生伴有非平衡易位的精子或卵子的风险率较高。

X染色体易裂病

X染色体易裂病是患者的X染色体出现缺损。因为正常的基因可转译一种脑发育所必需的蛋白质,所以该病主要的症状是智力障碍。在所有种族和人群中,男性的发病率是1/3 600,女性是1/4 000～1/6 000。

多因子或多基因遗传病

许多先天性畸形,例如脊柱裂(详见367页)或心脏畸形(详见366页)不是由一种异常基因或染色体引起,而是许多不同基因和环境因素综合作用的结果,这称为多因子或多基因遗传病。如果新生儿伴有这类畸形之一,对其父母再生同类畸形儿风险率的评估,可参照过去其他父母生类似畸形儿的资料。

复杂性分娩

> 每个妇女都有不同的分娩经历，每个孩子的出生过程都不一样。有的孩子按时出生，有的则可能提前或推迟；有的出生时非常顺利，偶尔有的会出现问题，影响分娩过程。

早产

并非所有的分娩都按时（末次月经后37~41周之间）发生。如果在怀孕37周以前发生规律性宫缩，每小时6次或6次以上，则可能要早产。因为胎儿不够成熟，如果分娩过早将很难应付，不要迟疑，要尽快去医院检查。

就像按时分娩一样，没有人确切知道发生早产的原因。但是，有许多可能的原因和相关因素，它们是：

● 宫内感染促进前列腺素分泌，可诱发分娩。

● 胎盘异常或功能不全，可能使胎盘分泌某些物质引起早产。

● 子宫异常，如较大的子宫肌瘤，它会降低子宫的扩张能力，难以适应胎儿的生长。

● 双胎或多胎。

● 羊水过多（详见253页）。

● 有早产史。

可能是由于不期而至，早产宫缩给人的感觉可能和正常分娩的感觉一样强烈。有的孕妇感到腰背部持续性或规律性疼痛，或骨盆有强烈的压迫感；有些则会感到类似月经来潮时痉挛性疼痛或腹股沟牵拉感。阴道分泌物尤其是血性分泌物增多，可能是子宫颈扩张的信号。

如果怀疑可能是早产性宫缩，应大量饮水，卧床休息，有时能减轻症状。休息也有利于安抚子宫内的胎儿，若把一只手覆在下腹部（子宫位置）可能会更好。在卧床休息时，如果紧缩感觉反复或持续出现，应尽早给医院打电话求助。

产程延长

产程进展缓慢或不进展，包括以下几种类型：

第一产程延长

要综合各方面的进程（不能只看时间）来判断第一产程延长的诊断。以下因素影响诊断：

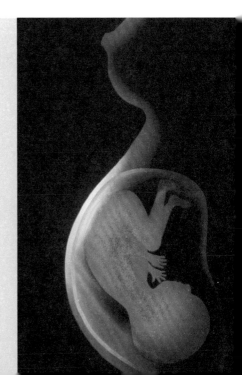

子宫内胎头向下。

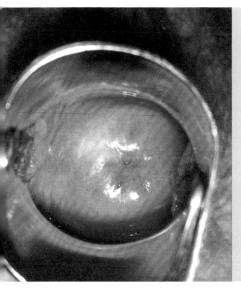

怀孕期间，子宫口（中央左侧）始终紧闭。激素和血液供应增加使宫颈呈深粉红色。

- 第一产程宫颈口扩张速度低于每4小时2厘米，或随后的分娩进程减慢。
- 子宫的收缩力、持续时间和频率发生变化。
- 胎头延迟下降及胎头旋转。

应用镇静剂和休息对第一产程延长有治疗作用，而且有时这种方法可区别真假临产。也可鼓励产妇散步，这有助于胎儿进入正常位置，但是不要太疲劳，要为分娩活跃期和胎儿娩出储备能量。

活跃期延长

分娩活跃期开始时，宫颈口通常已开大到3~5厘米。此期一旦开始，宫颈口会以每小时1厘米或更快的速度开大，一般在4~8小时内开全。宫缩在此期内更强烈，使宫颈口完全开放并推动胎儿以每小时大约1厘米的速度降入骨盆。

发生活跃期延长时，分娩过程停滞，宫颈口扩张1厘米的时间超过1小时。这可能发生于胎位不正，或实施硬膜外麻醉。这在初产妇经常发生，可给予催产素刺激宫缩。如果产程仍无进展，可能是胎头太大，不能进入骨盆，称之为胎头骨盆不称（CPD），需要做剖宫产术。

背后位分娩

许多产妇感到背部宫缩最强烈，这通常是因为胎儿不是处于最常见的胎位，而是枕后位，即胎儿面部背向产妇脊柱，而胎儿枕部压迫脊柱。膝胸卧位、骨盆摇摆、散步或保持直立位有利于胎儿下降。胎儿下降时常常旋转，从而使枕后位得到纠正。背部按摩，有时用针压法和水疗法也可帮助矫正胎位（详见第十二章）。

急产

有时候宫颈迅速扩张，在非常短的时间内宫颈口开全，从开始到结束只需3小时或更短时间，称之为急产。胎儿通常不会有任何问题，但偶尔急产会使胎儿缺氧，或导致宫颈、阴道和会阴裂伤。可用药物减缓分娩，使胎儿安全出生，使产妇免于损伤。

阴道臀位分娩

一般认为，阴道臀位分娩属于难产，但只要分娩过程进展正常，就应让它继续进行。即使分娩过程进展缓慢，有些医生也不主张用催产素，因为这往往是胎头太大而不能通过产道的征象。分娩中若出现偏差，医生将建议施行剖宫产术。只有等到宫颈完全扩张，从阴道口可以看到胎儿臀部时，医生才会鼓励产妇用力。如果分娩继续进行，腿和躯体可自然娩出。有时需要会阴切开术和利用产钳帮助肩部和头的娩出。

妊娠并发症

许多妇女在怀孕期间感到轻度不适，但偶尔也会出现比较严重的并发症，通常需要治疗。因此，直接向医生诉说异常症状至关重要。

血液病

贫血

若孕妇的血液中没有足够的红细胞，即为贫血，是怀孕期间常有的事。许多孕妇患有一定程度的贫血，但症状轻微，不会引起什么问题。由于母亲的身体能把自身的资源赐给宝宝，所以宝宝似乎不会缺铁。但是，如果贫血产生于遗传性血红蛋白障碍，它将会威胁母子双方的健康。

怀孕期间，最常见的贫血是稀释性贫血。孕期全身循环血容量增加40%～50%，以支持生长中的胚胎。这种血量的急剧增加主要通过血液中血清成分的增加来实现，红细胞并非以相同的比例增加，以致血液被稀释而导致稀释性贫血。引起孕期贫血的其他主要原因是缺铁。因为怀孕期间母子双方需要产生足够的红血细胞，需要更多的铁，以维持正常血容量。多数妇女体内不能储存足够的铁，也难以摄取足够的铁。因此，许多孕妇在孕期要通过营养摄取来补充铁，否则分娩时体内铁储存不足，可导致产后出血，并会出现危险。叶酸和维生素 B_{12} 缺乏也可导致孕期贫血，医生将安排孕妇做血常规和血清铁蛋白检测。

【症状】
- 疲乏、无力。
- 面色苍白。
- 抵抗力减弱。
- 头晕、虚弱、呼吸急促。

【治疗】

怀孕期间，缺铁性贫血应补充铁剂。另外，多吃含铁丰富的食物，如蜂蜜、瘦肉、菜豆、鱼类、雏鸡和猪肉。维生素C可促进铁的吸收，可将铁制剂与橙汁、西红柿汁、蔬菜汁共同服用。

偶尔有的孕妇不能吸收足够的铁，可注射铁制剂，特别在临近分娩时。维生素 B_{12} 缺乏症可用注射方法进行治疗。

深静脉栓塞

深静脉栓塞通常称为DVT，即血凝块阻塞下肢深静脉，好发于小腿、大腿和腹股沟部位的深静脉。

【症状】
- 疼痛，小腿、大腿或腹股沟处肿胀，触痛。
- 肿胀部位发热。

【治疗】

如果怀疑患有静脉栓塞，应直接去医院。这种情况不可忽视，因为如果不治疗，血栓可能运行到肺，产生肺栓子，可危及生命。一种特殊的血液检验可确定诊断。采用多普勒特殊超声扫描检查，可迅速得知是

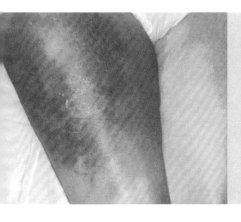

下肢上部血栓引起的深静脉栓塞(DVT),可见炎性区域,触诊可感到发热。

● 极度口渴。
● 疲倦。

【治疗】

多数妊娠糖尿病孕妇采用相对无糖饮食控制血糖,有些孕妇仅此还不够,这不是因为她们不能坚持节食而是因为妊娠本身。这些孕妇需要开始口服药物或每天至少2次注射胰岛素来控制血糖。内分泌科医生会教给她们如何自己测量血糖和注射胰岛素。

否患有静脉栓塞。通常采用稀释血液的口服或静脉药物治疗。

静脉栓塞很容易与表浅无损害性血栓性静脉炎混淆。怀孕期间,尤其是过胖的孕妇,小腿表浅小静脉会发红并疼痛。这时可涂些镇痛霜和穿紧身袜。

妊娠糖尿病

这是一类妊娠特有的糖尿病,因体内不能产生足够的胰岛素,会导致降低增加的血糖水平。怀孕期间,胎盘产生人胎盘催乳激素来对抗胰岛素,因此有产生糖尿病的趋势。伴有糖尿病孕妇的主要并发症是胎儿可能特别大,在怀孕39~40周分娩可确保胎儿健康。

如果孕妇曾患过糖尿病,或年龄超过35岁,或过于肥胖,或是亚洲人,或曾生过体重超过4千克的婴儿,或双亲或兄弟姊妹中有糖尿病患者,或生过畸形儿或怀孕过死胎,都有可能出现妊娠糖尿病。可通过检测快速进食定量葡萄糖后的血糖水平做出诊断。

【症状】

● 尿糖阳性。

高血压

如果孕妇在怀孕前血压(BP)就高,称为原发性高血压。如果孕妇的血压仅仅在怀孕期间升高,则称为妊娠高血压综合征(PIH)。妊娠高血压综合征是指血压超过140/90毫米汞柱,有16%~18%的孕妇患有此病。这种病常发生在孕20周后,在接近预产期时较为常见,初产妇更容易发病。

中度高血压不会引起什么问题,但严重的高血压可导致肾功能衰竭或脑出血。约有1/4的妊娠高血压综合征患者常发展成子痫前期(参见下文)。

【症状】

只有当某些器官,例如肾脏和眼因为血液供应减少而受累时,高血压才会出现症状。因为高血压不做处理最终可导致严重并发症,故产前检查应常规测血压。

先兆子痫(子痫前期)

先兆子痫仅仅是怀孕期间出现的综合征,其特点是高血压、蛋白尿和进行性下肢和足部水肿。8%~10%的孕妇出现先兆子痫,其中85%为初次怀孕。40岁以上或20

岁以下，患糖尿病、高血压、以前出现过先兆子痫、肾脏疾病及风湿热病史者，或者双胞胎及多胞胎的孕妇出现该综合征的风险较高。

许多处于先兆子痫的孕妇感觉相当好，只有被告知患有高血压后才意识到这种综合征的存在。如果该病加重会出现下列症状。

【症状】
● 突然出现下肢、手或面部过度水肿。
● 持续性头疼。
● 视力模糊，眼前冒金花或光斑。
● 右上腹肋下区疼痛。

【治疗】
虽然怀疑一种蛋白质与该病有关，但由于先兆子痫的原因仍不明确，故仍无很好的预防和治疗方法，只有分娩才能使该病痊愈。对于临近预产期或严重患者，应施行引产。如果仍处于妊娠早期，或症状轻微，可给予降压药物控制血压。低剂量阿司匹林（每日75毫克）和钙制剂有助于降低先兆子痫发病的风险。定期进行产前检查，以便早期发现该病。控制情绪，因为情绪紧张可引起血压升高。注意饮食卫生，做到低盐低脂，多吃水果、蔬菜并注意补钙，多饮

水。医生可能要求孕妇自己监控血压，故对血压的变化应做好记录。

子痫

先兆子痫可发展为子痫，这是一种少见但非常严重的状态。

【症状】
● 抽搐发作。

【治疗】
子痫属临床急症。给孕妇吸氧、服药，避免抽搐再度发作。为了使孕妇得到适当治疗，有时需要紧急催产。

HELLP 综合征

HELLP综合征可危及生命，是子痫前期唯一的一种变型。其表现特点是：红血细胞破裂造成溶血（H）、肝酶类增加（EL）和血小板减少（LP）。该综合征与子痫前期相继出现，有些症状先于子痫前期出现，有可能误认为其他疾病而未给予正确处理，使母子皆处于危险之中。在英国，所有孕妇的8%～10%出现子痫，其中2%～12%发展为HELLP综合征。有一个以上孩子的高龄孕妇患该综合征的风险最高。

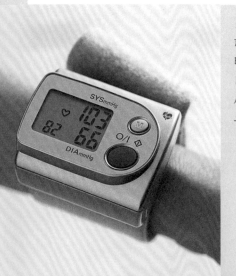

当认为有子痫前期的危险时，可用一种简单的家用血压检测器测量血压。

【症状】
● 头痛。
● 恶心、呕吐。
● 肝肿大引起右上腹疼痛。
出现或不出现的症状有：
● 严重的头痛。
● 视力障碍。
● 出血。
● 水肿。

- 高血压。
- 蛋白尿。

【治疗】

对 HELLP 综合征唯一有效的治疗方法是立即协助分娩。对子痫前期的诊断和处理越早，母子双方的结果越好。

产科胆汁淤积

又称 OC，或妊娠期肝内胆汁淤积症。产科胆汁淤积症是由肝内未知的、多因子导致的疾病，孕妇的发病率为 0.7%，亚裔孕妇的发病率要高出两倍。

肝功能紊乱导致母体血液内胆盐积聚，引起剧烈瘙痒，甚至无法入睡。虽然该病对孕妇没有什么危害，症状可在分娩后消失，但对胎儿危害较大。如果胆盐非常高，孕妇应提前分娩，可减少胎儿在出生前死亡（宫内死亡）。

【症状】

- 手掌、脚掌以及全身瘙痒。
- 血中出现异常的肝酶。

【治疗】

医生可能会开些药物（如熊去氧胆酸）改善肝功能异常。抗组胺药物和冷乳霜能帮助止痒。给予孕妇和新生儿维生素K。因为此病对胎儿危害较大，所以医生一般建议提前分娩，其意义在于减少死胎。

子宫疾病

子宫肌瘤

子宫肌瘤为子宫壁内的良性肿瘤，中老年妇女较常见，一般不影响怀孕。孕期激

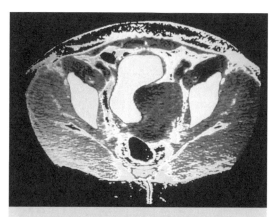

彩色强化CT扫描显示，子宫（黄色）内有一个大子宫肌瘤（圆形黑色区域），属良性肿瘤。怀孕期间，子宫肌瘤有时会带来麻烦。

素可能使肿瘤长得更大，有时会带来麻烦，如影响胎儿生长，也可能因为其位置的原因，使胎儿不可能经阴道出生。

【症状】

- 疼痛。
- 腹部压痛。
- 低热。

【治疗】

怀孕期间，因子宫肌瘤引起的不适，唯一的处理方法是给予镇痛药。分娩后数周内，子宫肌瘤通常会皱缩。如果仍有问题，分娩数月后可手术切除。

一般认为，在剖宫产手术过程中切除子宫肌瘤不安全，因为有大量失血的危险。如果需要，可做子宫切除术，以控制出血。

异位妊娠

这是一种严重的情况，受精卵在子宫腔之外生长发育，通常在输卵管。孕妇可出现腹痛和阴道流血，其症状和流产非常相

似。尽管阴道流血很少，但怀孕早期出现腹痛一定要做超声检查，以排除异位妊娠。在做出异位妊娠诊断之前，还需要检查血中绒毛膜促性腺激素（HCG）的水平。

【症状】
● 剧烈的腹痛，有时伴有肩背痛或直肠痛。

【治疗】
一般用腹腔镜（微创手术）进行治疗。但目前许多医院采用一种叫做氨甲喋呤的药物进行治疗。

葡萄胎
是一类少见的妊娠并发症，占正常妊娠的1/2 000。在怀孕过程中，滋养层细胞参与胎盘的形成。如果这些细胞的生长失去控制，就会阻止胚胎正常发育，使子宫内充满不正常组织，这些组织产生高水平的绒毛膜促性腺激素。可通过超声检查对该病做出明确诊断。

【症状】
● 阴道流出棕色液体。
● 严重的妊娠呕吐。
● 子宫异常增大。
● 没有胎心搏动。

【治疗】
扩张宫颈，行刮宫术，清除子宫内不正常组织，因为这些组织偶尔会扩散到其他部位。一般需要密切观察 HCG 水平数月之久，以确定不正常组织已被完全清除。再次怀孕须在一年之后，直到HCG完全消失后才能考虑。

肛门病

肛裂
妊娠或难产可撕裂肛门黏膜（肛管壁内层），肠管运动可使其再裂开，引起出血和剧烈疼痛，屡屡裂开使其不能愈合而产生疤痕组织。肛裂常与肠管疾病相关，便秘和频繁大便的牵拉作用可加剧疼痛。肛裂也可由梅毒、结核、节段性回肠炎和肿瘤引起。

诊断肛裂可用直肠镜做肛管检查。保持大便规律和柔软，可以预防肛裂发生。摄取富含纤维素的食物和大便软化剂也有助于预防其发生。

【症状】
● 大便及大便后疼痛。
● 新鲜血便。
● 便秘。

【治疗】
肛裂可以是急性或慢性，重要的是及时治疗，否则会出现并发症。治疗方法取决于严重程度，急性或近期肛裂，可用大量通便剂和局部涂用麻醉膏处理，严重病例有必要做手术。治疗之后，重要的是食用高纤维素食物、饮食规律和大量饮水。

消化障碍

妊娠剧吐
妊娠早期有时会发生非常严重的呕吐。大约有1/200的早期孕妇由于剧烈呕吐需要静脉输液而入院治疗。如果不给予治疗，妊娠剧吐会引起血液低钾和肝功能受损。

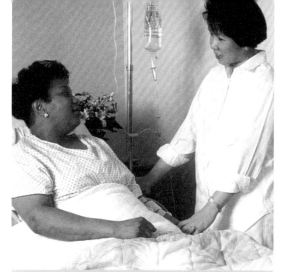
妊娠剧吐引起脱水需要住院，往往采用静脉补液。

【症状】

● 剧烈恶心、呕吐。

● 体重减轻。

● 脱水。

● 深黄色尿液。

● 尿量减少。

【治疗】

　　幸运的是，禁食、静脉补液等住院治疗措施通常非常有效，几天之后，再慢慢恢复进食，很快即可出院。

感染

巨细胞病毒

　　巨细胞病毒（CMV）是疱疹病毒族的一个成员，是一种常见的先天性传染源，一般通过唾液、尿液和粪便接触传播，大约有百分之一的新生儿被感染。虽然绝大多数孩子不会被感染，但每年仍大约有8 000个孩子发生永久性残疾（如智力障碍、聋哑和失明）。在怀孕期间，孕妇首次感染巨细胞病

毒传给胎儿的风险率是30%～40%。怀孕前最少6个月前感染过巨细胞病毒，产生并发症的可能性很小。实验室检查可以确定先前是否感染过该病，尿标本培养出病毒可以确定为感染活动期。如果确定为巨细胞病毒感染，可通过羊膜穿刺术对胎儿进行检测。新生儿在出生后3周内可通过体液检查病毒。

【症状】

● 喉咙痛。

● 发热。

● 全身疼痛。

● 疲乏无力。

【治疗】

　　目前，对先天性巨细胞病毒感染尚无预防措施，但是，急性巨细胞病毒感染的孕妇可注射免疫丙种球蛋白，降低传染给胎儿的风险。一种叫做金刚乙胺的新抗病毒药可能有助于感染该病毒的孩子。同时，要特别注意卫生，例如，在接触婴儿的唾液、尿液后要充分洗手，可以减少接触感染的危险。

弓形体病

　　尽管弓形体病非常罕见，但是这种感染对胎儿有严重影响。它通过接触户外的猫、食用未煮熟的肉和未洗干净的蔬菜感染。如果孕妇被感染，传染给胎儿的机会在很大程度上取决于感染的时间。如果感染发生在孕期头3个月，虽然胎儿被感染的机会少于2%，但是对胚胎的发育影响很大；如果在怀孕后期感染，胎儿被感染的机会较多，但对胎儿的影响却不太严重，可能会出现一般症状（见下文），但很可能觉察不到感染。

尽管有的医生对早期孕妇进行常规弓形体病检测，但有些医生常常根据患者自己特殊的危险因素，例如，是否喂养常去户外的猫而做出判断。

【症状】
● 感觉不适。
● 低热。
● 扁桃腺肿。
● 皮疹。

【治疗】
不管是即将怀孕，还是在怀孕期间，只要血液检查确定已经感染了弓形体病，应求助于妇幼医生，需要给予一定的抗生素治疗，以减少传染给胎儿的可能性。怀孕 4～6 个月时，可行羊膜穿刺术（详见236页），以确定胎儿是否染上该病。来自法国新近研究的消息证实，如果胎儿已被感染，适当运用抗生素治疗，结果可能相当好。

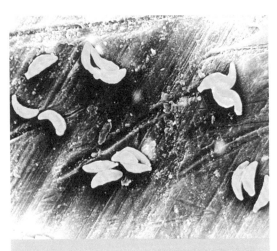

此处可见弓形体细菌，为黄色新月形寄生细胞。如果孕妇感染，可能影响未出生的胚胎。

李斯特菌病

李斯特菌病由李斯特菌引起。李斯特菌见于未洗过的生菜、未经巴士消毒的牛奶和干酪、生的和未煮熟的肉、家禽、鱼和贝类。孕妇感染可引起严重的疾病，会导致早产、流产、死胎或胚胎感染。李斯特菌病难以被发现，其症状可以出现在食用污染的食物后12小时至30天的任何时间内。其症状像流感，可能被忽视或者误认为是正常的妊娠反应。

【症状】
● 头痛。
● 发热。
● 肌肉酸痛。
● 恶心和腹泻。

【治疗】
如果已经感染，需要用抗生素治疗。

风疹

风疹是一种相对较轻的传染病，但是在怀孕期间可能非常严重，因为可能会引起胎儿耳聋、脑炎（脑部炎症）、心脏等先天性缺陷和出生后学习困难。幸运的是，大多数妇女对这种病有免疫力。产前保健时要采血化验（详见81页），检测孕妇的免疫力。

事实上，即使以前曾患过风疹或接种过风疹疫苗（保护作用逐渐丧失），都应该通过血液检查确定孕妇是否有免疫力。如果没有免疫力，应该接种风疹疫苗，然后等3个月后再怀孕。如果在怀孕之前接种了疫苗，损伤胚胎的机会非常少。孕期第18周可以采用超声扫描详细检查胚胎发育状况。

【症状】
● 风疹首先出现在面部，然后波及身体其

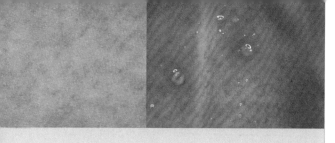

皮疹是风疹（左）和水痘（右）的一个症状。尽管多数成年人对这类疾病有免疫力，但是孕妇感染后可产生严重的并发症。

他部位。
- 发热。
- 淋巴结肿大。

【治疗】

如果孕期有风疹接触史，胚胎患病的风险取决于孕妇感染的时间。胚胎受影响的几率在孕第 1 个月是 1/2，在孕第 3 个月是 1/10。不幸的是，在孕期没有任何办法保护胚胎。医生将告诉孕妇都有哪些检查方法、应该怎样选择。

水痘和带状疱疹

这两种传染病由水痘—带状疱疹病毒引起，表现为水痘或带状疱疹。水痘是初次接触这种病毒的结果，带状疱疹则由这种病毒的再活化所致。多数成人在儿童时期已患过水痘，所以就获得了免疫力，即使与患者接触也不会再得病。如果孕妇在怀孕早期（10 周之前）感染了这种病毒，对胚胎影响很小。但是，有 1% 患水痘的孕妇可导致胎儿的眼、四肢和脑部损伤，称为先天性水痘综合征。孕妇在分娩之前患水痘可引起胎儿也长水痘，引起严重的新生儿并发症。

【症状】

- 感染病毒后的潜伏期为 10 天至 3 周。
- 发痒的泡状疹。
- 发热。
- 不适。
- 疲乏、无力。

【治疗】

如果孕妇对水痘无免疫力并有与患者接触史，要尽早告诉医生。如验血确认孕妇体内没有水痘病毒抗体，则需要注射免疫球蛋白（VZIG），以预防发病。如果不进行治疗，该病可引发成人严重的肺炎。若已患病，可服用抗病毒药物进行治疗。

真菌感染

怀孕期间，分泌黏液量增加使阴道排出物增多。只要排出物是稀薄无色的，尽管干燥后呈黄色，也属正常。但是，怀孕期间激素变化可促使阴道内的微生物过度增生，一种叫做白色念珠菌的真菌常会引起阴道感染。25% 的妇女阴道内含有白色念珠菌。

【症状】

- 浓稠，凝乳状白色阴道流出物。
- 排尿时有烧灼感。
- 外阴发红、瘙痒。

【治疗】

如果感染未经治疗，念珠菌对妊娠无影响，但胎儿出生经过阴道时可能导致口腔感染，即鹅口疮。念珠菌可用阴道霜、软膏、栓剂和口服药物治疗。这些药物都可在市面上购到。但在使用任何药物治疗之前，都须经医生检查。为减轻症状和预防念珠菌感染，要避免使用女性保健喷雾剂和盆浴，并少吃碳水化合物和糖类食物，因为它们可促进真菌生长。穿棉制内衣裤和三角裤头，避免穿合成纤维织物和紧身裤。便后总是由前向后擦。每天喝含有嗜酸乳杆菌的酸奶，有助于减少患病危险。

尿道感染（UTIS）

尿道感染包括膀胱、肾脏、输尿管（位于膀胱和肾脏之间的管道）和尿道（将尿液运送到体外的管道）的感染。怀孕期间，尿道感染经常发生。感染有轻有重，轻者仅在尿中有细菌，重者则引起肾脏感染。因为尿道感染可以不产生任何症状，因此，在怀孕期间要进行常规尿液检查。如果发现细菌，抗生素可以抑制轻度感染，以免影响到肾脏。

【症状】

● 尿急。

● 排尿时剧烈疼痛或烧灼感。

● 尿量极少，可因含血液而微红，或混浊，或发出异味。

● 尿频，甚至数分钟一次。

● 可以发生下腹部、背部或侧面疼痛。

● 如果炎症扩散到肾脏，可有腰痛、寒战、恶心和呕吐。

【治疗】

未经治疗的尿道感染可激发宫缩，有可能引起早产。患尿道感染应该就医，一般需要抗生素治疗。为预防复发，要大量饮水，有助于从泌尿系统中冲刷细菌。膀胱要经常排空。在解小便时，身子向前倾斜，以确保膀胱完全排空。尿液潴留非常有利于细菌的生长。新鲜的橘汁有助于尿液酸化，不利于细菌生长。

B 族链球菌（GBS）

研究发现，1/10 的健康女性阴道内有这种通常无害的细菌，分娩时可以传给孩子，会产生严重的疾病（详见 355 页）。因此，已经发现为 B 族链球菌携带者的女性，在怀孕期间应该用抗生素治疗。

关节病

腕管综合征

腕管位于腕的前方，容纳通向手指的肌腱和神经。怀孕期间，如果手和手指肿胀，腕管与其他组织通常也肿胀而压迫神经。这种压迫产生针刺样感觉，向下蔓延到除小指以外的所有手指。腕管综合征的症状夜晚加重，白天因关节活动变得稍柔顺。这种症状应于分娩后数日内消失。

【症状】

● 腕部疼痛。

● 针刺样疼痛由腕部向手指放射。

● 手指和关节强直。

【治疗】

睡觉时，用枕头把手抬高，以防体液聚集；睡醒时，把两手垂在床边，用力震颤，有助于驱散体液，减轻强直。腕部戴夹板也可能有帮助。

耻骨联合功能不全

骨盆由三块骨头构成，一块位于背侧，两块位于前面，由韧带连接。骨头连接处形成 3 个固定关节，前面一个为耻骨联合，每边一个位于脊柱基部。怀孕期间，松弛素使骨盆所有韧带松弛，分娩时胎儿容易通过。但是，这些韧带过度松弛，可使骨盆移动，尤其是施加重量时更是如此。胎儿重量会使这种移动更甚，实际上有时会使耻骨联

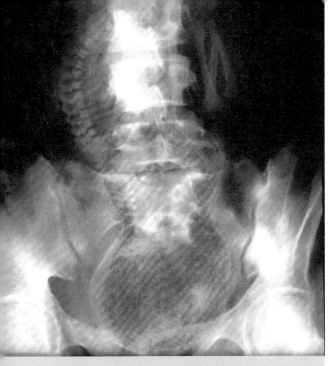
头位X线片显示：胎儿的压力使耻骨联合（胎头下方）分离。

合轻度分裂，使骨盆处产生轻度或严重疼痛，称之为耻骨联合功能不全（SPD），可发生于孕3个月以后的任何时间。

如果长时间不活动或运动过量，也可导致耻骨联合功能不全。耻骨联合功能不全也可以发生于活动后，例如蛙泳或姿势不正确地举起重物。

【症状】
● 疼痛，常见于耻骨或骶尾部，也可见于腹股沟内侧、股部和臀部。
● 单腿持重疼痛更甚。
● 骨盆有分离感。
● 步行困难。

【治疗】
遗憾的是，怀孕期间的耻骨联合功能不全不能治疗，因为它产生于激素的作用。但是，当孕妇的身体恢复到怀孕前的状态

时，症状即会改善。怀孕期间要特别小心，不要使其恶化。尽可能不要单腿持重；穿衣服时，要坐好后再穿；乘坐轿车时，先坐好再抬腿进入车内；游泳时，应避免蛙泳；在床上翻身时，要两膝靠拢。如果疼痛剧烈，请求医生给予止痛药，并安排理疗，也可使用骨盆固定带。

分娩时，尤其要特别小心，两腿尽可能靠拢，正确的分娩姿势是伏卧位跪在床上，或上边一条腿被支撑着的侧卧位。

胎儿相关异常

生长异常

胎儿有时生长太快或太慢，二者皆可产生问题。许多因素影响胎儿的生长，例如，如果孕妇吸烟，胎儿通常较小；糖尿病患者可能生出较大的孩子。如果怀疑胎儿生长不正常，常用的确认方法是用卷尺测量宫底高度（从耻骨联合到子宫底）。但是，现在已知道这种方法不太精确。如果怀疑胎儿生长有问题，用超声检查可精确地测量胎儿大小，并根据怀孕时间评估其生长状况。

胎儿太小

除了用于胎儿大小的实际测量外，超声扫描还可用于其他重要特征的发现。如果胎盘功能不全，胎儿周围的羊水将减少。非常小的胎儿往往不大活动，这种胎儿出生后呼吸功能弱，活力也差。胎体小，不太活动，再加上胎儿心律追踪检查结果，构成其生物物理学全图（BPP）。正常的BPP通常说明胎儿是健康的。

当试图判断胎儿是生长不良还是健康

时，脐动脉多普勒术是一种非常有用的检查。这也是一种超声扫描方法，可测得血液沿脐带运动的速度。当运动速度降低时，说明胎盘功能不正常。

当做出分娩的决定时，要考虑许多因素，包括胎儿成熟程度、胎儿病情如何和孕妇的健康状况。有些病情严重的胎儿需要做剖宫产术。当胎儿有病需要成熟前分娩时，为了促进胎儿肺成熟，可能要给孕妇注射类固醇。

胎儿太大

高大的母亲比矮小的母亲更易于生出较大的孩子。但是有些疾病可使胎儿太大，最为常见的是糖尿病。

许多母亲担心胎儿是否会过大，超声扫描在测量胎儿大小和估计胎儿体重时，并非总是非常准确，存在大约10%的误差。如果胎儿太大又接近怀孕晚期，可能会建议孕妇引产，以免胎儿在分娩时会更大。如果胎儿大于胎龄对应的大小，但离出生还有一段时间，最好与医生讨论个方案，谈出自己的想法，听取医生的忠告。

羊水过多

大约有2%的孕妇羊水太多，这种情况称为"羊水过多"。多数情况羊水仅轻微增多，是怀孕后半期羊水逐渐增加的结果。在妊娠后期，增多的羊水也可能会减少，将生下一个健康的孩子。羊水过多也可能是先天性畸形或妊娠糖尿病的征兆，但很罕见。

有些情况也可能引起羊水过多，如胎儿贫血或某些病毒感染。羊水过多也可使子宫收缩导致早产。

【症状】
● 子宫过大。
● 腹部不适。
● 消化不良。
● 下肢浮肿。
● 呼吸困难。

【治疗】
一般采用超声检查诊断羊水过多。如果羊水呈进行性增加，可行羊膜穿刺术清除多余的羊水。如果羊膜破裂，有脐带脱出，即脐带先于孩子娩出，应立刻到医院就诊。

羊水过少

这种情况是指子宫内羊水太少。多数羊水过少的孕妇无异常，但偶尔预示会出现问题。怀孕早期，因为没有足够的空间使胎儿正常生长，有形成畸形足的危险。怀孕后期，羊水过少可能是胎儿窘迫的征兆。有时伴有某些先天性畸形，如肾和膀胱畸形。如果羊水过少在怀孕期间持续数周，可导致肺发育不全。

【症状】
● 子宫比正常小。
● 胎动较少。
● 生长缓慢。

【治疗】
通常采用超声波扫描检查诊断羊水过少。要做更多的测试来检查胎儿的发育或健康状况，任何问题都有可能诱发早产。由于分娩时缺乏羊水对宝宝的缓冲作用，可引起胎儿心率异常，所以剖宫产的可能性较大。

脐带打结

脐带在子宫内有时会缠绕或打结，甚至绕在胎儿颈部或身体的其他部位。脐带绕颈是常见的现象，约占所有出生宝宝的30%。通常不会出现问题，但如果脊髓受到压迫，会引起胎儿的心率变慢。如果心率持续很慢，就需要尽快分娩。

【症状】
● 胎动减少。
● 心率变慢。

【治疗】
如果某些原因阻断了胎儿血液供应，应立刻引产，一般有必要做剖宫产。

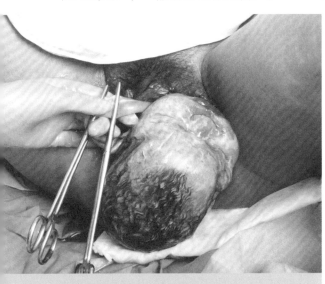

有时胎儿脐带绕颈，有必要立刻引产。这种情况发生时，钳住脐带，胎头一经娩出就切断脐带。

脐带脱垂

有时脐带先于胎头和胎体其他部分降入产道，脱出的脐带对胎儿可能非常危险。当脐带被挤压时，会阻断胎儿的血液和氧气供应，可能会产生非常严重的后果。

脐带脱垂经常发生于羊水过多、双胎第二个孩子出生时、胎儿臀位或横位、羊膜破裂、常规或胎儿降入骨盆之前的阴道检查时。

【症状】
● 胎儿心律减慢。

【治疗】
如果在阴道内能看到或触知脐带仍规律跳动，医生应托住胎体已娩出的部分，解除其对脐带的压迫。为有助于这种操作，要求产妇抬高并前屈膝部。在孩子生出之前，医生始终保持一只手在阴道内。在紧急情况下，最快的方法一般是行剖宫产术。如果胎位正常，也可使用产钳或真空吸引术。

胎儿窘迫

这个名词是指胎儿处于各种危险状态，通常指缺氧。产生窘迫的原因很多，包括孕妇疾病，例如贫血、高血压、心脏病、低血压；胎盘功能减退或成熟前与子宫脱离；脐带受压或缠结；胎儿感染、畸形和分娩期间长时间过度宫缩。

【症状】
● 胎动变化。
● 胎动消失。
● 胎心音变化。

【治疗】
通常建议立刻引产。如果尚未临近阴道分娩，要行紧急剖宫产术。要首先给孕妇药物缓解宫缩，以增加胎儿供氧。还要扩张孕妇血管，以改善胎儿血流量。

孕前疾病

如果孕妇怀孕前有病，有可能影响怀孕过程，要进行治疗。医生希望治疗要保证母子双方都安全。有时需要采取特殊的预防措施，孕妇可能需要经常地进行产前检查。

呼吸性疾病

哮喘

这是一种孕妇最常见的呼吸性疾病，其发生率占所有孕妇的1%～4%。怀孕对哮喘的影响很大，其中22%使症状加剧，29%使症状改善，余者无影响。一般从怀孕36周开始有改善的倾向，仅极少数人在分娩时忍受哮喘的严重发作。哮喘如控制得好，对怀孕影响不大，或没有影响。

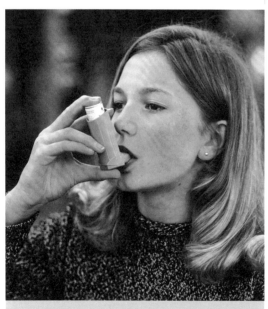

没有证据证明怀孕期间应用哮喘吸入喷雾剂会伤害胚胎。

【治疗】

怀孕期间，若不坚持用药，哮喘患者的症状可能加重。可以坚持应用哮喘吸入喷雾剂，如果需要控制哮喘甚至可口服类固醇片剂，它们无任何伤害。长期应用类固醇偶尔能引起高血压或使血糖升高，但二者皆有治疗作用。

免疫性疾病

抗磷脂综合征（APS）

又称为红斑狼疮，是一种自体免疫性疾病，产生损害身体的抗体。抗体使血液黏稠，可产生或大或小的血凝块。这种综合征也可伴有系统性红斑狼疮（SLE），称之为继发性抗磷脂综合征。APS情况严重，因为它可引起流产、子痫前期、血管内凝血以及死胎。

【治疗】

可用小剂量阿司匹林（75毫克/天）治疗APS，有的孕妇可每天注射肝素。如果患有此病，需要产科医生给予治疗。医生将密切观察孕妇和胎儿生长情况。重要的是一旦确定怀孕就要就医，因为正确治疗使成功怀孕的机会超过70%；而未经治疗，流产率近70%。

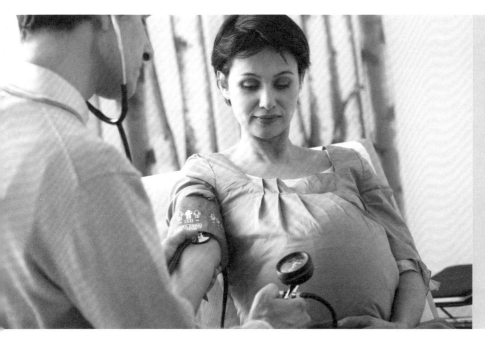

患高血压的孕
妇需要经常测
血压，因为有产
生子痫前期的
危险。

循环／血液病

慢性高血压

如果怀孕前已患有高血压，称为慢性
高血压。常见于 40 岁以上的妇女、加勒比
黑人妇女以及那些母亲或姊妹患有高血压
者。某些疾病更容易引起高血压，例如糖尿
病、肾脏病和过度肥胖。

孕期高血压的主要危险是促进子痫前
期发生（详见 245 页）。患有高血压的孕妇
中，大约20%有发展为子痫前期的危险。一
般说来，只要不发展为子痫前期，高血压对
母子双方都不太危险。

【治疗】

由于孕期高血压对妊娠产生危险，所以
孕妇要到医院进行密切的医学观察，通常要
进行比平时更多、更仔细的检查和化验。重

要的是要尽早与医生讨论治疗情况，因为有
些药孕妇使用不安全。最初3个月血压有可
能下降。在怀孕进行过程中，通常需要增加
药量，甚至增加第二类或第三类药物。

高血压患者需要专门的护理，要特别
注意自我照顾，这就是说要低盐饮食，多休
息，做轻松的体育锻炼。这些习惯会增加健
康怀孕的机会。

心脏病

大多数妇女希望有一个家，希望有一
个健康的心脏。过去，最常见的心脏病诱
发于感染，称之为风湿热，可损伤心脏瓣
膜。尽管有些妇女在经济欠发达地区长大，
在儿童时期患过该病，但这在我国已不是
一种常见病。如果孕妇患有先天性心脏病，
应与医生讨论一下病情，这非常重要。唯
一的措施是在孩子出生时给予抗生素治疗，

使孕妇避免心脏感染。另外，如果患有严重的先天性心脏病，怀孕有一定的危险，应在怀孕前与医生讨论。

如果孕妇或丈夫患有先天性心脏病，第一次产前检查时就要告诉医生。以后对孩子的心脏要做仔细的扫描检查，看是否患有相同的遗传病。

【治疗】

如果是风湿热患者，已经更换了心脏瓣膜，这种孕妇的主要问题是抗血凝处理。苄丙酮香豆素可用于抑制在新瓣膜周围形成血凝块，是一种很有效的药物，但在怀孕6～14周之间不能用。可改用另一种防凝剂——肝素。这种药不会通过胎盘，可每天注射。有的医生给孕妇持续用肝素，而其他医生则喜欢从14～36周改用苄丙酮香豆素，然后再用肝素，直至分娩。

镰刀细胞贫血

镰刀细胞贫血是一种红血细胞的遗传缺陷，主要见于加勒比黑人。该病可自然对抗疟疾。如果遗传来自父母之一，对健康没什么影响，而在一定程度上可对抗疟疾。如果来自双亲则可患病。

镰刀细胞贫血的症状从儿童时期就开始，有关节痛和贫血。怀孕可能是特殊问题，它会给身体带来额外负担，而且可能突然出现危险。孕妇的并发症一般包括关节痛、胸闷、胸痛、胸部感染；对胎儿来说是生长受限和早产。

【治疗】

医生将对孕妇密切进行观察并决定何时应该输血。怀孕期间始终给予叶酸和青霉素治疗。怀孕第38周时可进行引产。

性传播疾病（STD）

细菌性阴道炎（BV）

因为细菌性阴道炎属性传播疾病，故患有该病应避免性生活。第一次产前检查时就要检查细菌性阴道炎。如果不对细菌性阴道炎进行治疗，可增加早产的风险。炎症主要症状是，有水样白色或灰色阴道流出物，这种流出物常有非常难闻的腥臭味。但是，有可能患有细菌性阴道炎而无任何症状。

【治疗】

一般用抗生素治疗，也可用阴道药膏处理。

衣原体

这是一种通过性交传播的细菌。男性症状轻微，常常已经感染但意识不到，有的则感染后有排尿痛。女性感染也可没有症状，有的有阴道排出物，也可有排尿痛。妇女有时会感到严重的骨盆疼痛，并可发展为急性盆腔炎。即使症状严重，似乎不会导致不孕。

【治疗】

如果孕妇曾感染过衣原体，而且本人和丈夫都已治愈，就没有再感染的危险。对怀孕来说，唯一值得注意的是，感染是否已影响到输卵管。如果输卵管受损，可增加异位妊娠的危险。如果怀孕已超过12周，或超声波扫描显示胎儿位于子宫内而不在子宫外，那么过去的感染对妊娠没有决定性的影响。

如果怀孕期间衣原体未经治疗，早产的可能性会稍有轻度增加。分娩时孩子有被感染的危险，可出现眼结膜炎，分娩后1～3周可产生胸部感染。怀孕期间可用红霉素，但不能用四环素进行治疗，因为后者可影响胎儿骨骼发育。

淋病

如果孕妇被怀疑患有淋病，第一次产前检查就要进行性传播疾病相关检查。淋病可导致胎儿失明和严重的感染。症状包括异常出血、排尿烧灼感、阴道流出物和严重的瘙痒。

【治疗】

淋病一般用抗生素治疗。怀孕后期要复查，以确定不再有感染。

乙型肝炎

这种肝炎病毒存在于血液和身体的分泌物中，很容易通过与感染者之间的性行为、出生时感染或污染的针头传播。如果被病毒感染，可能永远是一个病毒携带者，随时可传染给其他人。长期患乙型肝炎可损伤肝脏。由于肝炎病毒可由孕妇传染给未出生的胎儿，因此在世界某些地区，例如非洲西部和东南亚，乙型肝炎广泛传播。

【处置方法】

如果孕妇是乙肝病毒携带者，在怀孕时应去医院看肝病医学专家。配偶也应进行检查，如果尚未患病，可能对该病毒有免疫力。乙型肝炎在分娩时可传给孩子。但是，可通过出生后立刻给孩子注射一个疗程的疫苗加以避免。这可保护婴儿在吃母乳时不被传染。

单纯性疱疹病毒（HSV）

单纯性疱疹病毒有两种类型：Ⅰ型病毒主要影响口唇而引起唇疱疹；Ⅱ型病毒影响生殖器。两种类型均可通过密切接触传播，例如接吻和性交。两种类型都可引起皮肤小的疼痛性溃疡，可发生在任何时间，但通常发生在刺痛感之后。如果配偶患有HSV，在性交时应戴避孕套，可避免感染，这在怀孕期间尤其重要。

【处置方法】

如果生殖器疱疹是患者分娩期间初次发作，一般说来，唯一的问题是分娩时传给孩子。如果感染过HSV，体内已产生抗体，胎儿出生前已获得抗体，直到生后3个月内孩子都不会被感染。如果孩子出生时染上此病，可发生脑部感染，称为大脑炎。临床表现为嗜睡，很少吃奶，并可能发展为危及生命的疾病。

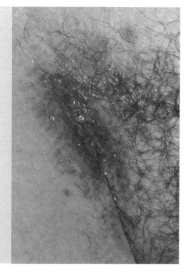

Ⅱ型单纯疱疹病毒感染生殖器和腹股沟周围，可见黄色结痂感染区。

为了保护孩子，如果在分娩期间是单纯性疱疹病毒初次发作，羊膜又没有破裂，多数医生主张行剖宫产术。但如果是再度发作，这更为常见，那么就不是所有医生都会推荐剖宫产，因为这时会有少于百分之一的孩子会出现危险。一些医生推荐口服预防性抗病毒药物阿昔洛韦——从妊娠 36 周开始口服，一直到分娩。

人类免疫缺陷病毒（HIV）／艾滋病（AIDS）

无保护性性交是人类免疫缺陷病毒/艾滋病最常见的传播方式，但是也可通过使用污染的注射针头、感染血液的输入和孩子出生等途径传播。

【处置方法】

如果孕妇患有 HIV，一般称为 HIV 阳性，若不进行治疗，15%~25% 的胎儿有被感染的危险。经过适当治疗，胎儿被感染的风险可降至 1% ～ 2%。治疗方法包括给予抗逆转录酶病毒药物治疗、剖宫产及避免母乳喂养。如果未发现孕妇血液病毒感染，胎儿经阴道分娩是安全的。如果怀孕前已在治疗，医生可能建议孕妇改变治疗方案。如果在怀孕期间仅用一种药物治疗，一般是用叠氮胸苷，分娩后一般可停止治疗。

孕妇在怀孕早期应进行HIV筛查，因为在孩子出生前进行适当的检查，可降低母婴传播感染。孕妇也应尽早检测其他性传播疾病感染情况，并在孕 28 周时再检测一次。确诊孕妇HIV阳性时，应由多学科专家进行治疗。

可以理解，对孕妇来说，保密可能很重要。因此，孕妇需要决定找哪位医生就医，

医生需要了解孕妇的治疗情况，因为他（她）将要长期关照孕妇和孩子。

梅毒

孕妇在第一次产前检查时将被建议检查梅毒。令人宽慰的是，目前怀孕期间的梅毒发病率比过去已经减少。

【治疗】

孕期最初3个月的抗生素治疗过程，通常能成功地预防其伤害胚胎。

阴道滴虫病

这种性传播疾病不太严重，但可引起早产，因此治疗非常重要。此病也常常与其他性传播疾病相关，尤其是梅毒和HIV。主要症状是伴有鱼腥味的绿色泡沫样阴道流出物和瘙痒。

【治疗】

怀孕期间给予口服药物治疗是安全的。

神经性疾病

癫痫

如果孕妇患有癫痫，妊娠仍有可能是很顺利的。虽然癫痫发作基本不会伤及胎儿，但最好还是避免其发作。怀孕早期的早晨呕吐可能会使孕妇很难服用抗癫痫的药物，如果出现这种情况，就需要去看医生。

【处置方法】

最好在怀孕之前就医，以减少用药

量。如有可能，也可改为最适合于妊娠的治疗方案。该病可使生畸形儿的危险性增加（例如脊柱裂或腭裂），在怀孕前的3个月增加叶酸用量（每天4毫克），直到分娩，可减少其危险性。如果已经怀孕，就要尽快去看医生，服用最好的抗癫痫药物（AEDS）。如果癫痫发作更加频繁，可能需要加大药量。孕妇要再做一次超声波扫描，检查胎儿是否发育正常。在出现产前阵痛和分娩时，一定记得带上抗癫痫的药物，以防在分娩过程中癫痫发作。有些抗癫痫药物会影响维生素K的吸收，因此从怀孕36周开始应服用维生素片，宝宝在出生后也要注射维生素K（详见278页）。

多发性硬化（MS）

多发性硬化是一种原因不明的神经退行性变，时而发作、时而缓解。尽管产后并非不再发作，但现在没有怀孕影响多发性硬化长期预后的证据。

【处置方法】

尽管多发性硬化对怀孕无影响，但定期检查很重要。该病有可能引起贫血和感染，如泌尿道感染（详见252页）。注意充分休息，避免紧张和过度兴奋，尽可能保持自身健康。如果怀孕期间用药，应向医生请教，所用药物对妊娠是否安全，因为有些药是不安全的。

感染

慢性疲劳综合征

也称为疼痛性脑病（ME）。虽然感染性质和产生疲劳的原因仍不清楚，但这是一种慢性衰竭性疾病，似乎始于病毒感染之后。如果患有此病，孕妇应该找医生讨论一下所用药物，包括草药和顺势疗法药物，因为有些药物对妊娠有害。

【治疗】

有些患有疼痛性脑病的孕妇发现，其症状在怀孕期间有所改善，可能是激素变化的结果，但产后痛苦的症状又重新出现。分娩本身可能会令人恐惧，孕妇应事先做好计划，并考虑接受硬膜外麻醉，以便减少分娩给孕妇带来的压力和疲劳。没有什么理由说明孕妇应该尝试正常分娩，如果在第二产程孕妇感到太疲劳，已无法用力时，可能需要帮助。

对患者来说，一件需要考虑的重要事情是，怀孕期间特别是分娩后可能非常疲劳，孕妇需要得到充分支持。不要拒绝来自陪人、母亲、姊妹和朋友的帮助。

其他慢性病

糖尿病

糖尿病有血糖水平升高的趋势，这种情况在怀孕期间也可发生（妊娠糖尿病，详见第245页）。无论是用口服药，还是注射胰岛素，对胎儿的危害都一样。对胎儿的主要危险是畸形、巨大儿和死胎。对孕妇的主要危险是高血糖和低血糖，最常见的是早晨发作。另外，发生子痫前期的危险也增加。

因为有死胎的危险，许多产科医生建议，分娩时间应不迟于38～39周。如果到时不分娩，应该引产。

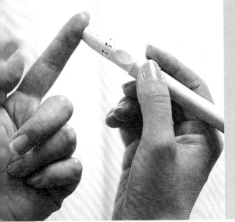

家庭检测盒可用于检测血糖。用一个小穿刺器（左图）从手指抽吸一滴血。将血涂在电极的检测区，监视器显示血糖结果（下图）。

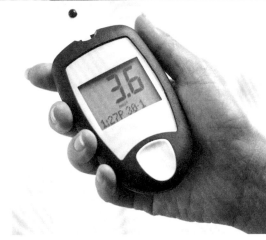

非常重要，这有助于估计胰岛素的用量。不要因为增加胰岛素的用量而担心，这并不意味着患者进食太多。

肾衰竭

许多妇女患有肾脏病。与之相关的疾病，如尿道感染和膀胱炎（详见251页）等，都相对较轻。但也可发生严重的疾病，例如肾衰竭。如果孕妇患肾衰竭，其对妊娠的影响在很大程度上取决于孕妇患病的严重程度。

【治疗】

患有肾衰竭的孕妇，应与肾脏内科医生和相关药理专家一起对妊娠并发症进行讨论。成功怀孕的机会取决于肾功能如何。如果已经做过肾移植手术且肾功能正常，则机会颇好，可怀孕健康的孩子。许多预防排异反应的药物怀孕期间使用是安全的。医生将会就孕妇的用药问题给予忠告。

如果孕妇正在等待肾移植和正在透析治疗，怀孕结果将不容乐观。许多做透析治疗的妇女甚至难以怀孕，即使怀孕，也会遇到许多麻烦，多数是早产。中等程度肾损伤的妇女有子痫前期的危险，与医生讨论这些危险，争取将其减少到最低程度。

甲状腺病

甲状腺的功能可亢进或低下。这两种极端情况不仅对孕妇的健康不利，而且还会影响妊娠。如果甲状腺功能异常，需经药物治疗，使其恢复正常。尽管这种情况对妊娠无影响，但医生将会对孕妇进行密切观察，直到产后检查结束。

【处置方法】

怀孕前和怀孕初期数月内控制血糖至关重要，这样可减少胚胎畸变的危险。一旦怀孕，通常停止口服药，改为注射胰岛素，目的是在怀孕期间尽可能严格控制血糖水平，达到饭后 2 小时血糖低于 7 毫摩尔 / 升。将注射次数由每天 2 次增加到每天 4 次，常可达到这一数值。因为胎盘生长，胰岛素用量每周都需增加，直到大约怀孕 34 周。

富含多种营养成分的饮食对保持健康

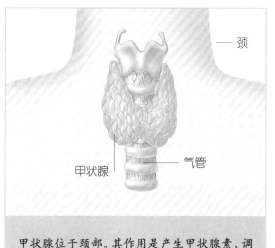

甲状腺位于颈部。其作用是产生甲状腺素，调节新陈代谢。

【处置方法】

甲状腺功能低下可采用甲状腺素治疗。怀孕期间，每3个月要检查一次甲状腺素水平，但可能不需要改变其治疗剂量。如果患有甲状腺机能亢进，可能需要卡比马唑（甲抗平）或丙基硫氧嘧啶治疗，这两种药可控制甲状腺活性。如果在怀孕期间初次诊断为该病，可能需要从大剂量开始，一般数月之后减量。两种药皆能通过胎盘，少数病例会引起胎儿甲状腺肿，导致甲状腺功能低下。采用最低有效剂量可减少这种危险。

如果孕妇患有甲状腺病，分娩后6个月要进行甲状腺素水平检查。因为这个阶段甲状腺可能会发炎，称之为产后甲状腺炎。用药方案可能会因此而进行调整。

类风湿关节炎（RA）

许多类风湿关节炎女性患者发现，在怀孕期间关节疼痛和肿胀的程度有所改善，特别是在怀孕中期。

【处置方法】

服用妊娠期安全的药物。怀孕早期不要服用非甾体类抗炎药，如布洛芬。在整个怀孕期间可服用低或中等剂量糖皮质激素。可以继续服用羟氯喹和柳氮磺胺吡啶。因为氨甲蝶呤可导致胎儿畸形，所以怀孕前至少 3 个月要停止服用。新的药物如抗肿瘤坏死因子，目前还不清楚其对妊娠的影响，可以听从医生的建议是否服用。如果关节炎影响了髋关节的活动，可与医生商讨最佳的分娩方式。

癌症

尽管没有迹象表明，怀孕会直接影响癌症病程，但它肯定会给癌症的治疗带来一定影响，因为所需药物可能有害于胚胎。如果怀孕后发现癌症，则必须考虑怀孕是否继续下去。这将取决于癌症的类型、进展情况以及所选最佳治疗方案对孕妇和胎儿有什么影响。

【治疗】

怀孕期间，医生需要寻求最佳疗效和胚胎安全之间的平衡。最初3个月，化学疗法有致畸的危险。怀孕第4~9个月，化学疗法可减少胎儿体重，但引起其他并发症的危险度却因药物不同而异。放射疗法对胚胎是否有影响，取决于癌症的部位、照射强度和胎儿的大小。胎儿最容易患病的时期是怀孕第8~15周之间。怀孕期间手术切除一般不会危及胚胎。但是，如果腹腔有炎症，可增加早产的危险性。

急症

多数人怀孕都能顺利进行，不会出现任何问题。仅偶尔出现并发症，有可能危及孕妇和胎儿。可喜的是如果尽早发现，其中大部分都能得到成功治疗。如果孕妇感到不舒服或某些部位似乎不正常，不要迟疑，请医生给予诊治。

腹痛

怀孕期间，偶尔疼痛或短暂的不舒服是预料之中的事。但是，能引起不适或似乎并非寻常的持续性腹痛，都需要医生紧急处理。

剧烈的下腹疼痛，恰在子宫一侧或两侧，可能仅是韧带受到牵拉所致（圆韧带痛），也可能是异位妊娠、流产、胎盘早期剥离或早产的信号。持续性腹痛伴有子宫内变硬和紧绷感，要特别注意，需要紧急处理。

在怀孕的头几周，异位妊娠的第一个信号常常是下腹痛，可以是痉挛痛或钝痛，可能仅为单侧，也可能是整个腹部。有时也可表现为肩部痛和直肠周围痛，更有可能表现为肛门痛。常见阴道出血，通常不太严重。异位妊娠需要到医院紧急处理，因为腹内出血可能很危险。

在怀孕后期，上腹肝区痛（右侧，恰恰在肋下）可能是要发生严重的先兆子痫征兆，需要立刻处理。也可能是胆石症或消化不良，虽然疼痛程度较轻，但决不能忽视。

腹股沟或腰部疼痛可能是肾感染的征兆，需要有效抗生素治疗。若疼痛伴有高烧或寒战，提示有必要住院静脉点滴抗生素治疗。

胸痛

胸痛决不能忽视，它可能是肺栓子或胸膜炎的征兆。这两种情况都需要紧急处理。

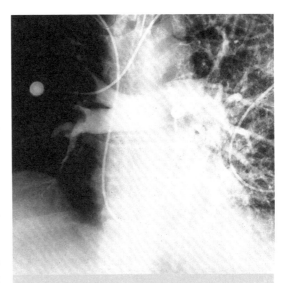

X线照片显示肺上部血凝块形成的肺栓子。情况严重，需要紧急处理。

寒战和高热

如果孕妇发热超过37.8℃而没有其他症状，也应当天就医。如果超过38.9℃，伴有胸痛、气短、咳嗽等症状，则需立刻治疗，因为孕妇可能已有感染，需要抗生素治疗和休息。持续高热可阻碍胎儿生长。

下肢过度浮肿或体重过度增加

不能忽视这些症状，因为它们可能与子痫前期有关。

剧烈呕吐或腹泻

如果孕妇患有持续性呕吐或腹泻，要就医。如果不缓解，有脱水的危险，因为剧烈呕吐和腹泻会丧失大量体液，这是危险的。孕妇需要住院行静脉点滴补充丢失的体液。如果呕吐伴有发烧或腹泻物中含有血液或黏液，应立刻就医。

跌倒或车祸

跌倒并不一定总会造成伤害，子宫内的胎儿浸泡在羊水之中，能得到很好的保护。如果摔得很重，要紧急求医，告诉医生所发生的事情。如果孕妇感到有宫缩，有液体从阴道流出或出血，要立刻就医。

头痛、眼前发花或复视

所有这些症状都提示有子痫前期和严重的高血压，需紧急到医院诊治。

阴道出血

在怀孕最初几周出现无痛性阴道少量出血是比较常见的（详见12页）。这是指怀孕早期内裤出现点状血斑（详见267页）。但是，如果出血发生在怀孕的中期或出血很多，最好请医生诊治。如果出血伴有疼痛，可能提示流产（详见270页）或异位妊娠（详见247页），因此要紧急就诊。大量阴道出血或出血伴有剧烈疼痛，需要立刻治疗，应该直接到急症室去。

全身瘙痒

全身瘙痒尤其是伴有黄疸（皮肤发黄，尿色加深），这是产科胆汁阻塞（详见247页）的征兆。这对孕妇无损伤，但对胎儿却有较大危害。因此，一旦确定黄疸，医生将密切监护胎儿情况，通常建议提前分娩。

阴道渗液

应立刻就医。因为流出的可能是羊水，提示羊膜破裂，可能是早产的征兆，胎儿有被感染的危险。

排尿疼痛或烧灼感并伴有发烧、寒战和背痛

可能患有泌尿道感染，应采用抗生素治疗。

癫痫发作

癫痫发作源于惊厥，是急症，需要吸氧和药物治疗，以预防进一步发作。即刻到急症室，因为胎儿很可能需要紧急出生，以便能对孕妇进行适当处理。

胎动缓慢或消失

通常在孕期16～20周会感到有胎动，28周以后，每天至少应感到有10次胎动。如果在过去的24小时内似乎胎动较少，或白天12小时内胎动少于10次，则应直接到医院检查。胎儿心跳在胎儿监护仪上记录20～30分钟，以确认一切正常。胎动减少可能是胎儿受挤压的迹象，绝不能忽视。另外，如果胎儿监护仪一开始记录，胎儿就活跃地动起来，就没有什么问题。

口渴与少尿

如果口渴突然加剧，伴有尿少或无尿，这可能是脱水或肾衰竭的征兆。二者

均可危及母子双方，应即刻到医院请医生诊治。

猪流感

猪流感是起源于猪的（虽然不能确定）新型流行性感冒。由于孕妇的免疫力降低而容易感染；如果孕妇被传染上猪流感，极易发生并发症。也就是说，孕妇不仅出现轻度流感症状，也有出现并发症的风险。

猪流感的症状和普通流感差不多——发烧，体温达38℃以上，还伴有下列两个或多个症状：极度疲劳、头痛、胸痛、气短或咳嗽、肌肉酸痛、腹泻或呕吐，通常大约一周后身体才能恢复健康。但是孕妇在怀孕的中期或晚期患猪流感容易发生并发症，例如肺炎（肺部感染）、呼吸困难和脱水，这些并发症可导致早产或流产。

孕妇可通过接种疫苗、养成良好的卫生习惯、避免不必要的外出旅行和人群拥挤的场所，以降低被传染上猪流感的风险。如果家人或与孕妇有密切接触的其他人患猪流感，医生会给孕妇开抗病毒的药物（常用瑞乐沙）进行预防。

如果孕妇怀疑自己（或身边的人）患了猪流感，应马上给医生打电话咨询，不必去门诊看病。如果医生通过电话证实，将给孕妇开出可立即服用抗病毒的药物，并告诉其用药方法和取药地点。医生通常给孕妇开一个疗程的抗病毒药物，必须马上服用。瑞乐沙是一种吸入药，装于一个圆盘形器皿中。推荐给孕妇的原因是该药可非常容易地到达需要药物的胸腔和肺，在血液和胎盘的浓度很低，对孕妇和胎儿没有影响。对患有哮喘或慢性堵塞性肺部疾病或病情严重、或由于流感引起并发症的孕妇，无法使用吸入性抗病毒药，可服用特敏福（或住院治疗）。

也可用扑热息痛退烧和减轻其他的症状。

孕妇在怀孕期间的任何阶段都可注射猪流感疫苗、甲流疫苗。因为这些疫苗都是灭活的，对孕妇和胎儿没有任何损害。

下肢浮肿或疼痛

下肢痛性浮肿，伴有局部发热，可能是深静脉栓塞（DVT）。如果怀疑是这种情况，应立刻就医（详见244页）。它可能与表浅的血栓性静脉炎相混淆。后者较常见，对身体无伤害，多发生于小腿表浅小静脉。怀孕期间，尤其是孕妇若过度肥胖时，病变区会明显发红和疼痛。超声检查很容易对两者进行鉴别。

妊娠出血

大约有1/4的孕妇在怀孕期间有阴道出血的经历。出血量可以不同，从血点、血斑到需要紧急到医院处理的大量失血。认真处理孕期出血至关重要。切记：至少90%的病例证实，出血不会对妊娠造成危害。

早期出血（12周以前）

怀孕最初几周的出血或血斑相当常见，但并非意味着一定有问题。一个能帮助孕妇做出判断的征象是与出血相伴的疼痛的程度。值得注意的是，无痛性阴道出血比出血伴有下腹部痉挛性疼痛、或超过数小时的背痛少得多。如果孕妇出现阴道出血，医生将进行多方面的检查。可能要进行骨盆检查、超声检查。为了监测妊娠激素，即人绒毛膜促性腺激素(HCG)和黄体酮的水平，要进行血液检查。随着怀孕的进展，HCG水平会升高，故需要检查一次以上。经常会发现无原因的出血，而且不妨碍妊娠。少数孕妇在整个妊娠过程中，会出现时隐时现的少量出血，却没有明显的原因。

植入性出血

怀孕后10天左右，因为幼胚植入到子宫壁内，偶尔有少量出血，持续时间24～48小时，这是正常现象，不必介意。

激素性出血

在怀孕第4～8周，有的孕妇可恰恰在与其月经周期相对应的时间出现少量出血。这就是为什么有的妇女不知道自己已经怀孕的原因。

子宫颈外翻

怀孕早期的斑点状出血，可由子宫颈外翻引起。子宫颈外翻是因子宫颈内面的上皮细胞扩展到子宫颈表面并被感染所致。出血可发生在性交后，因为怀孕期间的子宫颈更柔软、更脆弱。除非炎症未被控制，子宫颈外翻对怀孕没有影响。

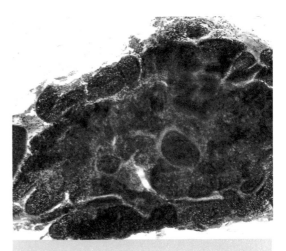

正常情况下，当位于子宫颈内表面的一层上皮细胞扩展到子宫颈表面时，即形成子宫颈外翻。上图可见由子宫颈外翻引起的不正常细胞的生长物。

267

晚期出血

怀孕12～24周阴道出血通常不像最初3个月那么常见，在这一段时间流产似乎相当少。20周以后的后期流产可能产生于宫内感染或异常，例如，子宫颈机能不全（详见271页）或胎盘异常。

怀孕24周以后的出血都应到医院就诊。轻度出血常常没有什么原因，尤其是发生于性交和内诊检查后。如果孕妇诉说阴道出血，特别是伴有疼痛时，都应该入院观察24小时。

所有Rh血型阴性妇女应在怀孕12周以后注射抗D免疫球蛋白，预防形成抗胎儿血液的抗体。

如果怀孕后期出血，应考虑可能有以下情况：

胎盘边缘出血

胎儿娩前无痛性阴道出血可以产生于胎盘边缘的小血管破裂。尽管有可能在子宫颈附近出现小血凝块和持续几天的棕色阴道排出物，但出血一般很快停止。有时因为血液刺激子宫导致其轻度收缩，可能出现疼痛。没有理由为此担心，通常医生会建议孕妇休息和观察。

前置胎盘

当胎盘在子宫内位置偏低时，可部分或全部遮盖子宫颈。在妊娠第20周常规超声波扫描检查时，有些孕妇会得知患有前置胎盘（胎盘位置低）。但是，妊娠最后几周，胎盘有向上迁移的倾向而不再堵塞子宫颈，不过，仍有1%孕妇的胎盘覆盖子宫颈。在这种情况下，胎盘贴附子宫壁不牢，

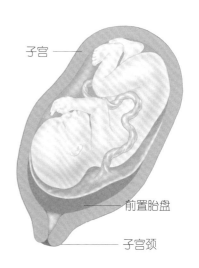

前置胎盘，即子宫内胎盘位置偏低，部分或全部覆盖子宫颈（右图）。由此引起的大出血可危及母子双方。

子宫

前置胎盘

子宫颈

胎盘表面的一根或多根血管很可能出血。幸运的是，尽管出血可能很严重，但是常常能主动停止。应劝孕妇在怀孕34周时住院直至孩子出生，如果再次出血，可得到及时处理。

前置胎盘更常发生于经产妇、做过剖宫产术以及怀有双胞胎或三胞胎的孕妇。出血通常无痛，但可能非常严重。作为先兆，最初可能非常轻微，但会突然变得非常严重，需要对孕妇进行紧急处理，包括输血。

前置血管

与上述情况有关，脐带中的血管可能穿过覆盖在子宫颈上面的羊膜，当羊膜破裂时，这些血管堵挡了羊膜囊内羊水的流出，血管就会被水流的冲力撕裂，导致阴道出血。由于这种情况非常罕见（占新生儿出

生率的 1/3 000 ～ 1/6 000 ），新生儿可因失去大量的血液而死亡。这种情况是很难诊断的，但可以通过超声波扫描发现。

植入性胎盘

是一种非常罕见的妊娠并发症，胎盘长入子宫壁的深层而牢固附着。这种情况有 3 种变异：一种是最常见的胎盘直接贴附于子宫壁；第二种比较少见，胎盘深入到子宫肌层；第三种非常罕见，胎盘贯穿子宫壁全层。

植入性胎盘最常见于曾做过剖宫产术或子宫手术留有疤痕者，也可能由前置胎盘引起。第三产程之前，即胎盘尚未从子宫壁脱离时，常常没有症状。植入性胎盘偶尔引起子宫壁全部或部分破裂。一般处理方法是手术清除胎盘。如果出血不能控制，这种情况非常罕见，需要做子宫切除术。

胎盘早期剥离

胎儿娩出前胎盘从子宫壁分离或剥脱，称为胎盘早期剥离。出血一般伴有严重的腹部痉挛性疼痛。如果只有一小部分剥离，也可能并无腹痛。出血量不定，但有时可以是伴有血块的大出血。

一种更为危险的胎盘早期剥离称为隐性胎盘早期剥离。这种情况比较罕见，其剥离部分位于胎盘中央，常在胎盘表面和子宫壁之间形成大量血块。患者通常有剧烈的疼痛且感到非常虚弱。因为血凝块全部聚集在胎盘下面而不见出血。必须紧急处理，必要时立刻引产。

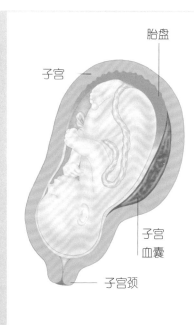

胎盘从子宫壁分离。胎盘早期剥离可在胎盘与子宫壁之间形成血囊，需要紧急处理。

子宫
胎盘
子宫血囊
子宫颈

子宫破裂

怀孕期间，子宫破裂或撕裂非常罕见。分娩过程中，子宫有时破裂。原因常常是因过去剖宫产术疤痕或以前子宫破裂修复而造成的子宫壁脆弱。胎盘异常，例如前置胎盘或植入性胎盘也可增加子宫破裂的危险，剖宫产后经阴道分娩也可大大增加子宫破裂的危险。破裂的最初征兆通常是，腹内烧灼痛伴有内脏撕裂感和阴道有些出血。如果过去曾做过剖宫产术，在尝试阴道分娩过程中出现子宫破裂，宫缩很可能变慢甚至停止。

破裂发生时，需要立刻剖宫产，继之手术修复子宫，很少需要切除子宫。

破裂修复后，应密切观察病情，给予抗生素治疗，预防感染。

流 产

怀孕有时终止于流产。许多原因可导致流产，早期数周内发生常常是本身排斥胚胎所致，这种情况将永远不会再孕。有时是因为怀孕过程中出现问题，或预先存在的药物治疗而引起流产。习惯性流产需要调查研究，以便有针对性治疗。

怀孕不足 24 周的胎儿即产出（尚未发育到能在子宫外存活之前）称为流产或自然流产。流产最常发生于怀孕 12 周以前，医生将其归类为早期流产或最初 3 个月流产。早期流产很常见，发生率大约为 20%。实际数字可能比这更多，因为有人在流产之前并没有意识到自己已经怀孕，好像只是有一个体重增加的阶段。如果是吸烟者，有过流产史的女性，或有子宫肌瘤、狼疮或糖尿病，将面对流产增加的危险。

在怀孕最初 3 个月所有的流产中，至少有半数产生于染色体畸变引起的非正常胚胎。感染、未能控制的糖尿病、甲状腺病、子宫畸形或孕妇产生特殊抗体也可能引起早期流产。

阴道出血伴有腰痛或伴有类似于急腹症的痉挛性腹痛，出血可呈持续性，也可断断续续，这可能就是要发生流产的征兆。有时，尽管出现了这些症状，流产也不会发生。

但是，一旦子宫开始排挤胚胎，流产将不可避免。子宫颈开放，肝样组织块排出。在这种情况下，可能有大量出血并伴有剧烈疼痛。

超声扫描一般可用于确定妊娠是否继续进行。子宫颈检查也有帮助，因为关闭的子宫颈口提示怀孕可能正常。

完全流产

当妊娠组织完全排出时，流产结束。出血停止，疼痛消失，超声扫描将显示子宫完全排空。

不完全流产

如果子宫没有把妊娠组织完全排出，则称为不完全流产。虽然超声扫描可清晰分辨不完全流产，但医生往往根据阴道出血多或检查时发现宫颈处有妊娠组织而做出诊断。

在这种情况下，可能要做一个小手术，在麻醉下清除子宫内妊娠残留物。这包括扩张子宫颈和从子宫内膜刮除妊娠组织。

只要出血不多，而且身体状况良好，也可不必手术，因为残留的妊娠组织有可能在以后的数天之内自动排出。

稽留流产或萎缩卵

偶尔，流产没有任何症状，或者仅有轻微的迹象，例如极少量的棕色阴道流出物。这类流产通常可经超声扫描测知，显示子宫内有一空泡，提示胚胎根本没有形成，称之为萎缩卵。为了进一步明确，医生可能希望 7～10 天后再次扫描检查，以确定囊泡内无胚胎发育。偶尔在囊泡内发现胚胎，但其心脏停止跳动，提示胚胎已早期死亡。之后要行刮宫术，清除残留妊娠组织。另外一种选择是，等待几日，看妊娠组织是否可自动排出。

子宫颈机能不全

在怀孕第4~6个月，20%~25%的流产产生于子宫颈机能不全。这种病例显示，来自生长中的子宫和胚胎的压力可使子宫颈开放。子宫颈机能不全可能产生于遗传性宫颈松弛，也可能因一次或多次分娩中对宫颈过度牵拉或宫颈严重撕裂、宫颈癌活检、宫颈手术或激光治疗引起。如果怀孕4~6个月有流产史，怀孕期间超声检查或阴道检查显示宫颈变短或宫颈口开放，一般可诊断为子宫颈机能不全。

一旦做出诊断，将采用缝扎术关闭子宫颈开口。在怀孕12~16周，该手术在局部麻醉或硬膜外麻醉下经阴道进行。一般在预产期数周前拆除缝线，有时保留到分娩开始才拆除。缝扎术有可能使胎儿维持到足月。

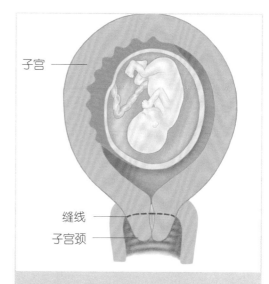

子宫

缝线
子宫颈

如果诊断为子宫颈机能不全，缝扎（上图）可加固宫颈肌肉。在怀孕早期用缝线缝扎最成功。

妥善处理流产

流产使操劳已久的妊娠丧失，这会给人以一种毁灭性的打击。伤心、悲痛和沮丧的心情不言而喻。这种情况在医院里总是一件需要常规处理又令人感到忧伤的事情。

流产非常多见，通常是用来淘汰那些在早期发育阶段就出现缺陷的异常胚胎，即一种自然处理方式，这可能难以为人们接受。决不能因为受到责备而感到内疚。应认识到这是一种自然过程，并非是孕妇自己的过错。要面向令人欣喜的未来，下一次会有成功怀孕的绝好机会。

要经常服用叶酸和食用富含各种营养物质的食物。虽然许多人会在下次怀孕之前休养一段时间，但这种等待似乎没有什么理由。

少数妇女会反复流产，如果连续流产3次或更多，需要请医生安排做一些另外的检查。有些妇女血液中含有抗体，使早胚不能正常植入，怀孕早期给予治疗可能会有所帮助。

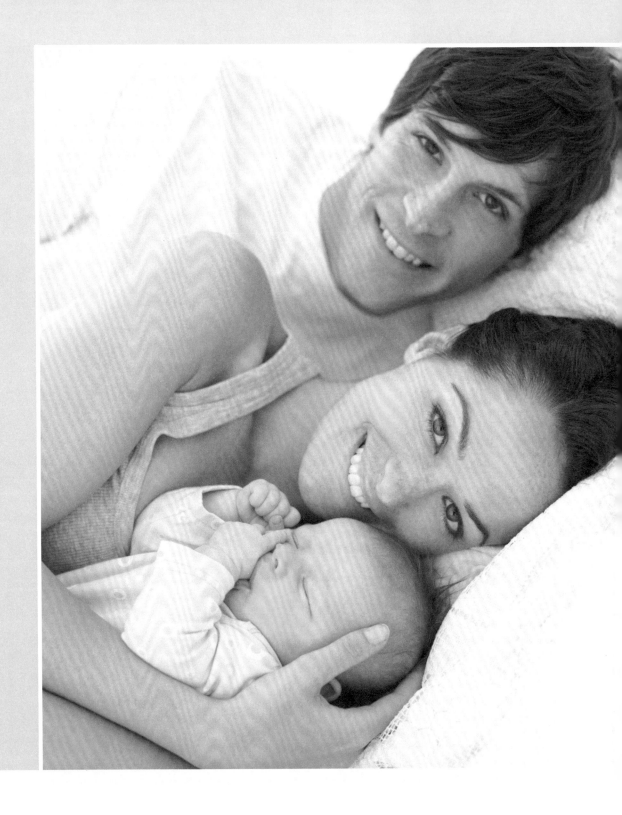

第十四章

心爱的宝宝

经过许多个月的期待，宝宝终于降临到自己身边。当第一次抱起自己的宝宝的那一刻，妈妈的心中将充满前所未有的喜悦与期望，将会迅速地去熟悉他，比如他像谁，他将来能够做什么，并想进一步了解孩子健康成长需要什么！

宝宝像谁

在怀孕期间，孕妇就一直想知道自己的宝宝将会像谁？他会有多少头发？头发的颜色是什么样的？将来会长得苗条还是丰满？他是否像自己？现在就可以从头到脚地仔细看一看他了。

当新妈妈抱起自己的宝宝，开始仔细观察时，可能会发现他并不像自己所想象的小天使那么漂亮。确切地说，婴儿的相貌如何取决于他在子宫内的位置、他的遗传基因以及出生方式。比如，剖宫产的婴儿由于没有经历产道的挤压，其头颅和面部看起来可能比经产道出生的婴儿悦目一些。有的母亲看到刚出生婴儿的样子，常常感到很沮丧。请不要担心，新生儿的这些特征将很快消失，他会长得像想象的那样漂亮。下面介绍一些应注意的与宝宝有关的事项。

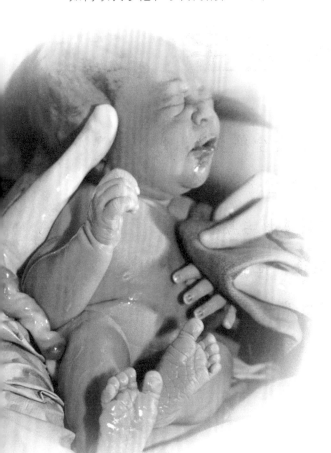

新生儿的典型特征

所有的新生儿都有某些令其父母惊讶的特征。新妈妈一定抽时间就宝宝外形的某些问题去咨询一下医生，了解一下这方面的专业知识，同时获得照料婴儿所需的技巧。

肿胀的长头形

新生儿的头骨是柔软的，便于顺利地通过产道。由于出生时产道的挤压，可能使新生儿的头变为圆锥形。甚至某些剖宫产的婴儿也会有不同程度的变形，这是因为婴儿在母体子宫内头脚倒置地度过了最后几个星期。无论是哪种情况，这种头颅的变形都是暂时的。新妈妈将很快发现婴儿的头在几天内开始变圆了。

婴儿的头部可能由于某些软组织的肿胀而变得比较大，这是由于胎儿的头受到扩张的子宫颈压迫或是产钳吸引所致（详见221页）。这种无损害性的肿胀应在几天内消失。另外，婴儿的头可能出现青紫，尤其是在出生过程中用过产钳时。这种情况一般一周左右逐渐好转。

在婴儿的头顶部可摸到一个软的、有波动的部位，这个部位称为前囟，这是婴儿的两个囟之一。婴儿的颅骨在这个部位还没有连结在一起，这有利于婴儿的头在生后一年内迅速地发育。囟还有弹性垫的作用，在外伤时有保护头的作用。大约在2岁时，婴儿的囟闭合。

虽然表面上看来，囟柔软脆弱，易受损伤。实际上囟有坚韧的纤维组织覆盖。因此，轻轻触摸囟不会伤及婴儿，可放心地在这一部位梳理婴儿的头发。

受压变形的脸

仔细观察婴儿的脸，可能注意到他的鼻子扁平一些，好像受压而向两边突出。婴儿的眼睛可能看起来像充血，眼皮浮肿。他也可能在睁开一侧眼或另一侧眼睛时有困难。这可能是由于婴儿在子宫内的位置和出生时在产道内的艰难过程引起的，所有这些现象将在婴儿生后1～2天内迅速消失。如果宝宝睁眼时有困难，请不要勉强用力去分开。如果喜欢让宝宝睁开眼睛，可以通过举起宝宝，使他的头高过母亲的头，这样可以促使宝宝睁开眼睛。

当注视宝宝的眼睛时，请注意眼睛的颜色。许多婴儿出生时眼睛呈深蓝色，这是由于婴儿眼内的虹膜缺少黑色素的缘故。随着黑色素的增加，婴儿眼睛的颜色会逐渐改变，这种变化一般在婴儿12个月大时结束。

有的婴儿在出生时常有被称为"粘连眼"的症状，如果宝宝有这种情况，新妈妈可能注意到在其眼睑边缘有一些黄色的分泌物（详见357页）。虽然这不是什么严重的问题，但应由医生来处理。

胎脂和胎毛

出生时，大部分婴儿身体表面都覆盖有血液和黏液，并有一层厚的白色的脂状物，称为胎脂。这是胎儿在母体内的最后3个月产生的，它可保护胎儿免受羊水的浸渍。早产儿体表有较厚的胎脂，而延迟出生的胎儿则几乎没有。某些医院常将胎脂洗去，也有的医院不做处理，因为此膜常常在几天内自行脱落。

许多婴儿尤其是稍微提前出生的婴儿，身上常常有一层纤细的绒毛，称为胎毛。目前还不清楚为什么会长胎毛，有人认为它可能有助于固定胎脂，并调节胎儿的体温。大部分的胎毛将在婴儿出生后的最初几个月内脱落。

宝宝出生时可能有一头浓密的头发，也可能一根头发也没有。这种头发将在最初几个月内被新长出的头发所代替，而且头发的颜色和质地也将发生很大的变化。

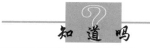

知 道 吗

胎儿体重的估计大部分是不确切的，过去常常用于估计胎儿体重的超声探查和手的触摸是不可靠的。现在美国加利福尼亚的研究者们提出了一个方程式，能够比较准确地估计胎儿的体重。应用比如胎儿的性别、其母亲的身高及最后3个月增加的体重等多种因素来估计胎儿的体重，甚至居住地的高度也要考虑在内——生活在高山上的人的胎儿常常较小。这种方法可以使可能怀有较大胎儿的孕妇考虑早一些引产或进行剖宫产。

275

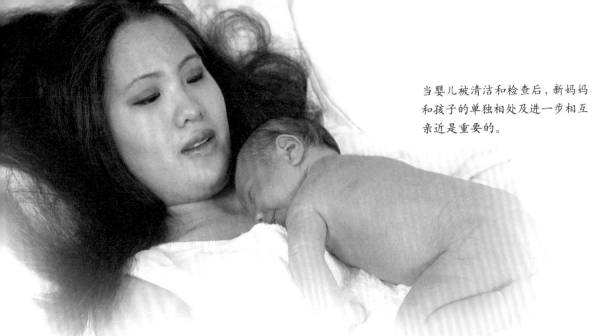

当婴儿被清洁和检查后，新妈妈和孩子的单独相处及进一步相互亲近是重要的。

蓝色的手、脚和长的指甲

在最初几天，婴儿的手和足可能呈蓝色，这种情况称为手足发绀，是因循环不良引起。这种情况是正常的，随着婴儿的生长会逐渐改善。婴儿的其他部位应当是正常的粉红色。

婴儿的指甲可能较长而且非常纤细，尤其是延期出生的婴儿。这个时候最好不要剪掉它们，轻轻地锉一锉即可，或请医生给他戴上婴儿手套，以防婴儿抓破自己。

肿胀的乳房

新妈妈可能注意到宝宝的乳房有轻微的肿胀，甚至在某些新生儿的乳头可能有乳白色的分泌物。无论男孩还是女孩，这是完全正常的，这两种情况都是由于残留在婴儿体内的孕激素引起的。这种现象一般在几天内消失。

肿胀的阴部

如果宝宝是个男孩，可能注意到他的阴囊（包绕宝宝睾丸的囊袋）有些肿胀，这种情况称为鞘膜积液，是由于阴囊内有一些液体围绕在睾丸的周围所致。鞘膜积液常在几个月内消失。如果不消失，那就应当咨询一下医生，因为有可能需要手术。某些男性婴儿可能有隐睾症，也就是他的睾丸没有下降至阴囊内。如果宝宝有这种情况，医生应进一步给宝宝做检查（详见370页）。

如果宝宝是个女孩，可能注意到它的外阴部有些肿胀，甚至从阴道中流出一些白色分泌物。从生后几天至2～3周，还可能从婴儿阴道中流出少量血液。这是由于残留在婴儿体内的孕激素所致。随着孕激素水平的下降，这种情况会消失。

脐带

婴儿出生后，脐带被立即结扎并切断（详见216页），但在婴儿脐部仍保留脐带的残端及结扎线，以防出血。在生后几天内，脐带将由柔软湿润变为干燥而发黑，通常在1～2周内，脐带将自行脱落。在脐带脱落之前，应当小心保护，尤其是在给宝宝洗澡时（详见304页）。

干燥的皮肤和斑

当宝宝第一次洗澡后,他的皮肤开始显得干燥而容易受伤。这是由于他结束了浸泡在液体内生活的结果。由于保护性的胎脂完全消失,稍稍超过预产期出生的婴儿皮肤干燥更加明显。任何干燥性的皮肤应在几周内逐渐好转。同时,最好应用一些非常清淡温和的润肤剂。切记所用的润肤剂内不能含有任何香料,因为香料可刺激婴儿柔嫩的皮肤。

在最初几天内,婴儿可能会有1~2个皮疹。新生儿常见的皮疹有:

● **毒性红斑** 为红色的斑,斑的中部有一白色的头,常出现在婴儿的躯干部,其原因不明。

● **粟粒疹** 又称乳疹,这是出现在婴儿面部的白中带黄的斑点,尤其容易出现在鼻部,但在嘴巴的上部较少。这是由于婴儿皮肤内肿大的皮脂腺所致。

● **脓泡性黑斑** 开始为一小的白点,破溃后变为鳞状的棕褐色环状斑,其原因不明。

所有这些斑都是无害的,在最初几周内会自行消失。但是,要请医生检查一下这些斑疹,因为它们偶尔可能是感染的早期症状,这时应进行治疗。

辨认婴儿的胎记

胎记是非常常见的,通常对身体无害。但医生应随着婴儿的成长对这些胎记给予检查。

红色斑 由扩张的小血管集中形成的红斑,出现在婴儿颈部的后面,这些红斑一般不会消失,但常常被头发覆盖。

橙色斑 与红色斑相似,但常出现在额部(图1)、眼睑上方或鼻的下面。但与红色斑不同的是,橙色斑常随时间而逐渐消退。

草莓样斑 为凸起的红色斑(图2),由毛细血管盘曲形成,此斑在婴儿生后第一年可以生长。如果不治疗,当孩子长到9岁时,草莓样斑几乎完全消退。

蒙古斑 常见于深色皮肤的婴儿,为蓝灰色的扁平的斑块,常见于婴儿的足部(图3)、肩部、背部和上肢,由皮肤的色素细胞聚集而成,常随年龄的增长而消退。

葡萄酒色斑 较为少见,常位于面部、头部和颈部,呈红色或紫色,不消退,但可以通过激光或整形手术治疗。

牛奶咖啡色斑 为小的棕色或牛奶咖啡色椭圆形斑,扁平,很常见,通常是永久性的。

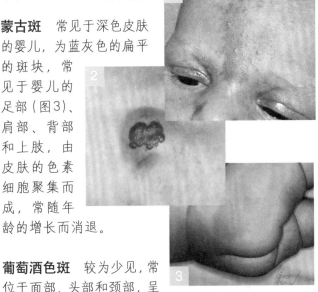

宝宝出生后的护理

宝宝在和新妈妈经过一段时间的相互认识后，将会被抱回婴儿室洗澡，然后进行体格检查和某些常规处理。如果宝宝是在家里出生的话，医生要进行这些处理。

产妇可在同一间病房里待产、分娩和恢复，或根据需要在一套相邻的病房里待产和分娩。分娩之后，可转到另一间更舒适的房间里。大多数产妇在医院分娩后，可根据身体状况在24小时内回家。家中护理条件好的产妇，在分娩后2小时即可回家。剖宫产的产妇一般要在医院住3~4天。住院时间的长短将与院方协商，产妇与孩子的健康与经济承受能力是首先考虑的因素。在医院里，产妇可住在产后小病房里。

如果产妇在医院恢复的话，一般会住

宝宝的医院护理

出生后的最初几天，宝宝要接受一系列的医院护理，以确保宝宝各方面的良好发育。

全面的体格检查　出生后每隔1~5分钟，医生要给宝宝进行阿普伽新生儿测定（详见后面的说明及表格）。在最初几天内，要对婴儿的容貌、脊柱、肛门、手指和足趾进行检查，并测量体重及头围的大小（图1），还要对其髋关节进行适当的运动和位置的检查（图2）。

注射维生素K　由于新生儿体内维生素K常常较低，在婴儿出生后，许多医院都要给婴儿注射或点滴维生素K。这种维生素对凝血过程是必需的，几周后还要给以适当的补充。

足跟血筛查　出生24小时之后，将从婴儿的足后跟穿刺抽取血样，检查婴儿的甲状腺功能，以及检查是否患有一种少见的称为苯丙酮尿症的代谢性疾病。如果产妇家庭有某种疾病的家族史，也应进行相应的检查。这种检查在各医院各不相同。

乙肝疫苗的注射　如果婴儿的母亲或其他家庭成员是乙肝病毒携带者，出院前要给婴儿注射乙肝疫苗，并在婴儿一周岁时完成3次注射。

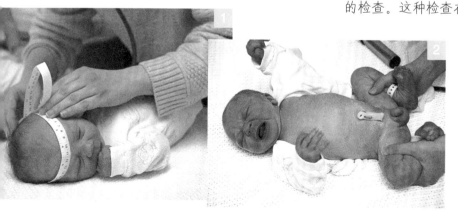

278

在设有4～6张床的房间里，特殊的病人将享受单间。孩子将始终与母亲在一起，母婴不再分离。有些医院设有单独的房间，可以在那儿给婴儿洗澡和喂奶。

学习照顾宝宝

如果产妇还没有参加过新生儿父母学习班（详见164页），那么在医院的这段时间将是一个非常好的机会，在专家的指导和帮助下，将学会如何照顾宝宝。她们将教产妇如何为宝宝换尿布，如何给宝宝洗澡，如何护理脐带，以及如何喂宝宝等。许多医院组织一些短期培训班，产妇在那里可以学习照顾婴儿的许多知识，也有机会认识和自己有相同经历的母亲，这将尽可能地缓解独自照顾婴儿的紧张和劳累。当然，一旦回到家时可能会出现焦虑和担心，必要时医生会很高兴地与新妈妈交谈，或去看看宝宝。关于出院回家要带哪些物品详见198页。

如果没有去医院分娩，那么可咨询医生帮助找一个能够参加的社区学习班。

身体功能　婴儿出生后，可根据观察其吃奶的量和次数及大小便的颜色来判断宝宝的身体功能，这是一个简便易行的方法。

体重　宝宝可能在出生后的最初几天体重减轻。不要为此担忧，因为最初几天新生儿体重下降不超过10％是正常的，一周后体重又开始恢复。

听力　所有的新生儿在出生后几天内要做听力筛查，以排除听力障碍。

Tips: **阿普伽新生儿测定**

本测定是对新生儿健康状况进行快速评价的一种方法。"Apgar"一词代表医生和护士们正在查看的症状。为此，每一项测定将分别给以0、1、2三个分数。婴儿很少能获得10分，6分以上即表示良好。如果宝宝得分较低，也不必担心，这仅仅表示他需要暂时的医疗帮助与密切的观察。这并不代表将来的健康状况指标。

项目	分数		
	0	1	2
皮肤颜色	苍白色或蓝色	躯干粉红色、四肢蓝色	粉红色
脉搏	摸不到	低于100	大于100
反应	对刺激无反应	能对刺激做出反应	对刺激反应敏感强烈
活动（肌张力）	低下（没有或微弱活动）	四肢有某种程度的活动	许多活动
呼吸	无	慢而不规则	好，喊叫

新生宝宝能够做什么

刚出生时宝宝似乎是无能的，但实际上他是有能力、有个性的，在以后几周和几个月内，他将迅速地、有计划地增加其知识储备。

自从宝宝出生的那一刻起，大量的信息涌进他的感觉器官，刺激大脑迅速发育。神经元（神经细胞）开始加倍地工作，相互之间建立起数以万计的联系。接受的各种信息刺激大脑的结构和形态发生变化。如果宝宝不能接受足够信息的话，脑的某个部位的发育就会受到影响或损害。例如，如果斜视眼长时间不治疗的话，脑就会习惯于用一只眼看东西，即使以后戴眼镜，这种习惯也很难纠正过来。另一方面，如果新妈妈非常早地与宝宝说话、唱歌和做游戏，这将有效地刺激神经通路的形成。

在相应的脑内神经通路还没有建立之前，宝宝不可能按大人的意愿去做某件事情，他将按自己的时间和自己的发展速度去完成。生后第一年婴儿的大脑生长迅速，比刚出生时的大脑大一倍以上。为了保证这种令人惊奇的发展速度，大脑将耗去婴儿所吸取能量的60%。但脑内神经通路的建立需要一些时间，实际上，出生时宝宝已经有了某些躯体功能和反射功能，使婴儿能够生存下来。

呼吸、哺乳和消化

宝宝获得的最令人不可思议的技能是独立呼吸的技巧，当他还在母体子宫内时，由于胎盘提供来自母体血液中的氧气，他的肺不需要呼吸。从出生的那一刻起，它必须启用自身的肺来获取维持生命所需的氧气。随着呼吸接触外界的空气，导致婴儿的肺扩张，血液直接流入肺，从而获得氧气。随着婴儿的第一次呼吸，常有一阵咳嗽，以清洁呼吸道，但开始呼吸之后，很可能听到的是婴儿的啼哭声。

新生儿开始可能经常打嗝，但这不会影响新生儿的健康。打嗝是由于发育还不成熟的膈突然地、不规则地收缩引起的，因为它还不能使呼吸成为具有稳定节律的运动。随着膈的发育，婴儿的打嗝会逐渐减弱。

新生儿也完全具备了吃和消化食物的功能，让新生儿靠近母亲的乳房，他会立即去吸吮乳头，因为新生儿已经具备了良好的吸吮反射。

开始适应周围环境

刚出生时，新生儿的所有感官都发育完全，并做好了使用的准备。尽管看东西模糊，但他早已能够看周围的世界了，他能够听、能辨味、能嗅，并能感受触觉。

宝宝的视觉

新妈妈可能注意到，刚刚出生的宝宝正在注视着自己，他能清楚地看到妈妈，在宝宝距妈妈20～25厘米时看得最清楚。有趣的是这个距离正好是妈妈怀抱婴儿时妈妈的面部和婴儿眼睛之间的距离。宝宝很满足地看着妈妈，并能短暂地随妈妈的运动而移动目光。有时母亲可能注意到宝宝是斗鸡眼（内斜视），这是因为新生儿眼肌的协调功能不健全所致，是正常的，随着发育，这种情况一般在生后几周内消失。如果不消失，就应当去找医生检查。

宝宝的听觉

刚出生时，婴儿就具有了良好的听力。新妈妈可能注意到，当自己说话时宝宝会转向自己，并对他在母体子宫内时就曾听到的声音有明显的偏爱。新妈妈也可能注意到宝宝在听到自己的声音时显得特别活跃，这是一种本能的反应，因为母亲对子女的生命是极其重要的。

宝宝不喜欢响亮的声音或噪音，这种声音会使他受到惊吓，甚至啼哭。如果婴儿因噪音正在啼哭或烦躁不安时，低调的洗衣机声或洗碗机声可能有意想不到的镇静效果，这可能是因为这种声音唤起了婴儿在母体子宫内时听到的那种声音。同样，如果妈妈对宝宝唱一首曾经在怀孕期间对宝宝唱过的歌，常常会引起宝宝的愉快反应。

宝宝的味觉

婴儿好像能够辨别某种喜欢的源于出生时的味道，许多专家认为婴儿有比成人更加精细的味觉功能。研究证实，如果给婴儿尝几个稍有区别的不同程度甜味液体的瓶子，婴儿常会用更多的时间来吸吮甜度最高的瓶子。

如何与宝宝建立亲情联系

出生后，婴儿常常完全意识到周围的环境，这也是为什么在新生儿生后的最初几小时和最初几天内新妈妈与他相处的时间是非常重要的原因。宝宝一出生，便抱至产妇面前，并仔细观察他的脸。婴儿具有天生的把人与其他物体区别开的能力，宝宝希望看妈妈的脸而不是其他的东西。新妈妈应注视着婴儿的眼睛，并微笑着促进这种亲情联系。

通过密切的肌肤接触交流母亲对宝宝深厚的疼爱。在出生后最初的清醒期，让赤裸的宝宝贴近母亲的皮肤，以便他能够熟悉母亲的感觉与气味。轻轻地与他交谈，他将从出生前听到的声音中辨别出妈妈的声音。随着年龄的增长，宝宝将努力模仿妈妈与他说话的声音，并将模仿妈妈的面部表情。通过这种方式的联系，宝宝开始认识自己的母亲，学会依赖、信任母亲。新爸爸也要多花些时间接触宝宝，以便宝宝能够与父母二人都建立起亲情联系。父母与宝宝的这种早期联系会对婴儿的将来产生影响，会给他克服困难的勇气，随着宝宝的成长，他将变得具有独立性。

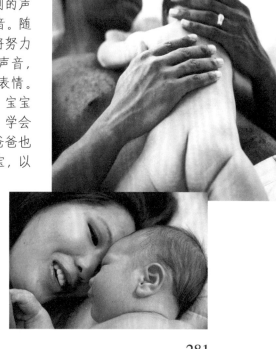

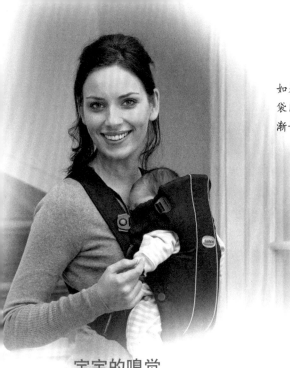

如果婴儿烦躁不安，可把他放入婴儿背袋内，使他紧靠母亲的身体，会使他逐渐平静下来。

宝宝的嗅觉

婴儿常有令人惊奇的嗅觉取向，能够区别出亲生母亲与其他母亲乳汁味道的不同，并对亲生母亲的乳汁显得更喜欢。他甚至可利用嗅觉去寻找母亲的乳头。婴儿似乎也显示出对某种气味的偏爱，排斥他不喜欢的气味，而被所喜欢的气味吸引。

宝宝的触觉

所有的婴儿都喜欢被紧紧抱在怀里的感觉，怀抱对婴儿有一种镇静和抚慰作用。母亲心跳的声音和体温将使宝宝有安全感。这表明母婴肌肤接触或称为"袋鼠式护理"对早产儿的成长非常有利。研究证实，每天将早产儿从温箱内抱出来，让他与母亲的身体接触一会儿，将使婴儿的体重迅速增加和更快地发育。

人们常常认为婴儿由于发育得太不成熟而感觉不到痛觉，但近来的研究发现，他们以与成人相同的方式去感受它，甚至在子宫内胎儿也可避开因为检查而作用于母亲腹部的压力的部位。

宝宝的个性

宝宝从出生后就有自己独立的性格，他有自己的好恶，并以自己独特的方式对母亲和周围的世界做出反应。

最令父母亲兴奋的一个方面是能以其他人无法使用的方法去逐渐熟悉自己宝宝的行为方式。作为新生儿，宝宝与母亲交流的方式非常有限。通过全面的观察，母亲将逐渐地了解宝宝的个性。与宝宝接触和玩耍的时间越长，就越容易了解他的需求。

逐渐地认识宝宝

某些婴儿喜欢被轻轻摇动，有的婴儿则喜欢安静，有的喜欢被紧紧包裹，也有的更喜欢它们的手脚能自由活动。有的婴儿尿布一湿就变得烦躁不安，也有的婴儿对此毫不在乎。婴儿的行为方式受其性格的影响，母亲将很快了解宝宝的性格。在最初几天，可利用几种不同的方式照料宝宝（详见298页），看看哪种最适合自己的孩子。

了解宝宝的性格

如果婴儿爱哭，可能意味着他对刺激非常敏感。敏感的婴儿可能在养成规律的睡眠习惯和定时喂奶方面有些困难。如果宝宝是这种性格，安静的环境最适合他。如果让他见陌生的人或到一个新的环境，他往往需要有足够的时间去慢慢适应。

宝宝的反射

宝宝出生时就有许多重要的固有行为。这些行为都是帮助婴儿获取基本需求的自动反应。许多的早期反射6个月后会逐渐消失。

吸吮反射　不管是什么，只要放到婴儿嘴里，他就会吸吮它，这是婴儿的本能。他会很容易地吸吮妈妈的乳头、瓶子上的橡皮奶头或妈妈的手指。这种反射对婴儿的生存是至关重要的。有力的吸吮是婴儿健康的标志，婴儿也可能吸吮自己的手指来自我满足。

觅食反射　如果妈妈用手轻轻挠抓宝宝的颊部，宝宝会转向妈妈，并试图吸吮妈妈的手指（图1），这就是觅食反射，这种反射可帮助婴儿发现食物。当妈妈鼓励宝宝吃奶时，可用乳头刺激宝宝的口唇。

抓握反射　如果把手指放在宝宝的手上，他将紧紧地抓住它。这种抓握是如此有力，当你向上抬起你的手指时，宝宝的上肢会被提起（图2）。当试图移开手指时，他将握得更紧。

摩洛反射　也称为惊吓反射，这种反射发生在婴儿听到响亮的噪音时或婴儿突然被移动时。在受到惊吓的过程中，婴儿的手将突然移至身体两侧，手指散开（图3），然后他将握紧拳头，将上肢放回胸部，最后可能哭几声。

行走反射　如果从婴儿的臂部下方托着他，使其站立在平坦的地方，婴儿会产生行走反射，他将很自然地做出迈步的动作，并试图向前移动（图4）。

跳水反射　尽管从来没有让宝宝在水中游过泳，但如果把宝宝放到水中一小会儿，他将很高兴地游泳而不会有任何问题。这是因为一旦婴儿的身体接触到水，他的肺会自动停止呼吸（暂时）。

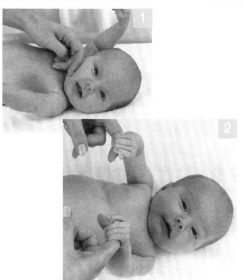

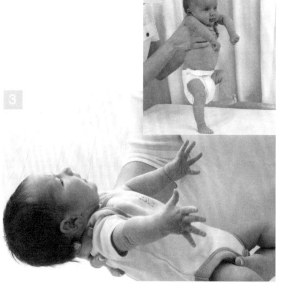

一个性格随和的婴儿比较容易适应陌生人或新的环境，在睡眠和饮食方面也不会有多少问题。然而，如果宝宝是这种情况，由于他能非常容易地适应新的周围环境，因此他很可能会变得兴奋过度。如果宝宝转移了目光而不再感兴趣，或他突然睡着了，可能是他需要休息了。

宝宝如何与大人交流

最初，宝宝啼哭是向大人表达他的需要的唯一方式。想知道宝宝啼哭的原因，开始时可能是困难的，但随着仔细耐心的观察，并试图用不同的方法去抚慰他，就会逐渐了解宝宝想要告诉大人什么了。

每个婴儿都有自己不同的哭法，某些婴儿哭一会儿，有的婴儿很少哭，也有的很爱哭。抚慰会使某些婴儿很快安静下来，有的则很难使他平静。有时候婴儿的啼哭没有什么明显的原因，也似乎没有什么办法去抚慰。婴儿啼哭的方式也大不相同，某些婴儿大声啼哭，有的则仅仅是啜泣。婴儿啼哭的一个常见的原因是因为他需要什么东西，并希望大人对这种需求做出反应。

宝宝的成长

新生儿在最初3个月内的生长速度令人吃惊，虽然大部分婴儿出生后都有少量的体重下降，但很快会得到恢复（详见287页）。一旦恢复到出生时的体重便开始迅速生长，在最初6个月内，平均每天增长15～30克。

虽然要对宝宝每天的变化做出评价是困难的，但别的人如果只在宝宝出生时见过他，他就会对宝宝的变化感到吃惊。去看医生也可证实这种变化，可见宝宝的生长非常迅速。

除了体重增加，宝宝也正在增强他肌肉的力量。出生时，他几乎不可能抬起头，至第4周，当使他直立时，虽然仍需要扶着他的头，但他将能够抬起头，并能左右转动。仅再过一个月，即到第8周，宝宝在俯卧时就能够抬起头和胸部。到第12周，当宝宝的上肢伸直时，就能挺起胸部。

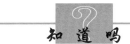

新生儿没有泪 虽然婴儿会经常啼哭，但直到第3～12周时才产生泪液。这是因为在泪液溢出之前，泪道就非常有效地移除了来自泪腺的多余的泪液。

到第4～5个月，宝宝将会有某些手的技巧活动，能够抓握物体。他将通过吸吮，用嘴来探索手中的物体。到6个月左右，他将能够滚动，同时能控制他的颈部和头，并开始能坐起来。

社交方面，宝宝将变得越来越活跃。当他出生时第一次与母亲对视，他可能面无表情地注视。仅仅4～8周后，当他第一次微笑着看着妈妈的时候，这将是一个令人难忘的时刻。同时，他的计划将变得更加理性，妈妈也就更容易理解他的心情和需要。

大约在第8周，他将开始发出一些轻轻的儿语，这是宝宝发展语言的开始。至第4个月，宝宝会理解所有组成他的语言的基本声音。

在第4～6个月期间，他知道如何发出不同声音，并开始咿呀学语，咿呀学语通常含有反复的发元音练习。但在这一阶段，他仍将通过啼哭来交流。

第十五章

照料新生宝宝

　　既然有了新生儿，也就有了新的父亲和母亲。新爸爸、新妈妈们有了一种令人敬畏的责任，因为这幼小的生命将完全依赖于他们。请不要担心，每对新父母都想知道他或她是否能做好这项工作，他们将对自己如此迅速地胜任父亲或母亲的角色感到惊奇。

哺乳常识

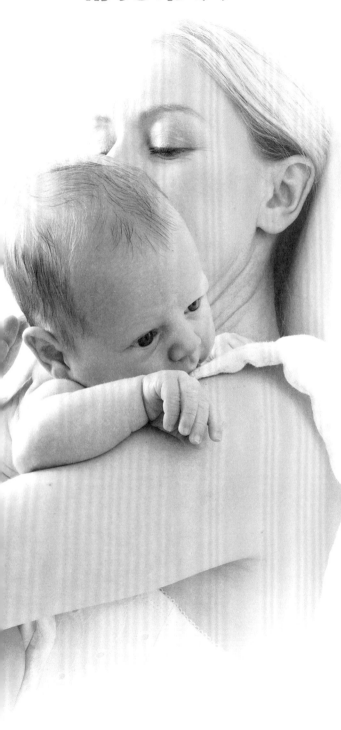

在最初的几周，新妈妈会发现喂奶在哺育婴儿的各项工作中是最重要的。要花费一些时间来确定一个合适的哺乳程序，如果家里有人照料宝宝，可以使这个过程更迅速、更有效。

可能新妈妈早已决定是用母乳喂养还是用人工喂养宝宝（详见182页），现在还有一些其他事项需要考虑，例如：喂奶的次数、谁来喂。最初，可能关心自己所做的是否恰当，宝宝是否能获得足够的营养。但当看到宝宝茁壮成长，新妈妈就会逐渐安下心来，并学会相信自己的判断。

多长时间喂一次奶

不久以前通常规定每4小时给婴儿喂一次奶，也不管是否在喂奶时间到来之前婴儿早已因饥饿而哭叫。现在，大部分的营养师建议采用更加灵活的喂养计划，即婴儿感到饥饿时便喂奶。在最初几周，婴儿希望每天多喂几次奶是正常的。因此，在最初几天如果准备每2小时给宝宝哺乳一次，或每3小时人工喂一次奶，那么应当相应地安排好自己的时间。

最初似乎除了给宝宝喂奶之外什么事都没做，但这种情况不会持续很久，新妈妈可把每次的喂奶当做坐下来休息的机会。在以后几周的时间里，随着婴儿的成长，将发现喂奶的间隔逐渐延长，宝宝逐渐适应了每4小时喂一次奶的规律。当然，婴儿的这种适应能力各不相同，如果别人的孩子比自己的宝宝早一些适应了这种变化，也没有必要担心自己的宝宝。

偶尔，新生儿或幼婴儿嗜睡（可能母亲在分娩时用过药），这并不表示婴儿不需要喂奶。在这种情况下，给新生儿哺乳或人工喂奶的间隔时间不应超过 5~6 小时。

宝宝是否饿了

不要等到宝宝哭闹了再喂奶，其实宝宝可能在哭闹之前就已经饿了。当宝宝饿了时，通常会反复张、闭小嘴，发出吮吸的声音，吮吸手指或小手，挥舞手臂或踢动小腿，转动头或眼睛，把嘴巴靠向妈妈。

宝宝需要喂多少奶

每个婴儿需要的喂奶量是各不相同的，新妈妈可能注意到宝宝有时吃的多一些，有时少一些。总的来说，如果是母乳喂养，应当让婴儿尽可能吃饱（详见 291 页）；如果是人工喂养，每 0.5 千克体重的婴儿需要 75~100 毫升的奶量。如果宝宝 3.5 千克，他一天需要 415~620 毫升奶。大多数人工喂养的婴儿需要每天喂 6~8 次。

宝宝需要喂水吗

即使在最炎热的气候里，奶水中所含的水分对宝宝也是足够的，如果是人工喂养，也没有必要再另外补充水。当宝宝正在寻找乳头想吃奶时，给他喂水，可能会使宝宝感到迷惑不解，也会使他娇小的胃过度充盈，反而会影响他的食欲。

如果人工喂养婴儿，当天气非常炎热而潮湿、婴儿有些脱水或发烧时，可给婴儿少喂一些水。无论如何，不要给孩子喂太多

的水，或频繁地喂水，这样会影响他的胃口。如果的确需要给孩子喂水，在孩子 6 个月之前，一定要给孩子喂煮沸又冷凉了的开水。

健康宝宝的体征

不管宝宝是母乳喂养还是人工喂养，想知道宝宝是否健康，一个最好的办法是定期地带宝宝去看医生，医生将给他量体重，并绘制体重百分位图（一种将宝宝增加的体重与全国平均水平相比较的图）。喂养方面有什么问题，也可以与他们商讨。总之，将会全面了解宝宝是否健康：

- 他体重的增加是否稳定。
- 他的皮肤颜色是否正常。
- 他的眼睛是否亮而有神，肌肉是否结实。
- 吃奶后是否感到满足。
- 24 小时内是否有 6 次或更多的小便。
- 大便是否是软的。

避免吸入空气

所有的婴儿在吃奶时都会吸入部分空

气，但有些婴儿似乎比其他孩子更容易吸入较多的空气。如果宝宝是用奶瓶喂奶，常吸入许多空气（这从婴儿吃完奶后常烦躁不安可以看出），这时要检查一下橡皮奶头的出奶孔大小是否合适。可将奶瓶倒过来，观察流出的奶水量，正常应以每秒一滴的稳定速度流出。如果流出的速度慢了，表明出奶孔小了，婴儿必须用力吸吮才能获得足够的量，那就意味着婴儿吃奶时可能同时吸进了许多空气。反之，如果婴儿的嘴边常有奶溢出，表明橡皮奶头的出奶孔太大了。同时，喂奶时，奶瓶要有足够的倾斜度，以确保瓶内的奶水充满瓶子的顶部和奶嘴。

如果宝宝是母乳喂养，吸进空气可能是因为宝宝的嘴含乳头的部位不适当，也可能是由于奶水不规律地流出所致。如果宝宝还没有接触到乳头，奶水便涌出，可在给宝宝喂奶之前，挤出部分奶水（详见 294 页）。

喂奶时间的间隔不要太长，因为婴儿饥饿时可能因大哭而吞进很多空气，也可能因饥饿吃得太快而咽进空气。

让宝宝吐出空气

某些专家建议喂一会儿奶便可让婴儿停下来以排出吸进去的空气，而另一些专家则认为这没有必要，尤其是母乳喂养的婴儿。每个婴儿对此都有自己的好恶，有的宝宝可能不喜欢在吃奶时被打断，如果中途打断他，他可能会愤怒地大叫；他也可能中途需要停下来打个嗝。新妈妈将很快知道自己的宝宝喜欢如何做了。

如果婴儿因吸进空气而感到不适，而他自己又不能吐出来的话，请把他放在自己的大腿上，使他稍向前倾，将手放在婴儿的颏下，支持着婴儿的头；或者使婴儿靠在妈妈肩部竖起来（见 286 页图），手头准备一块干净的毛巾，或拎起自己的衣服以防孩子吐奶。另外，轻轻地拍打婴儿的背部可能有助于婴儿吐出空气。如果婴儿在这种位置仍不能吐出吞进的空气的话，可让婴儿面向下趴在妈妈大腿上，轻揉他的背部。如果宝宝常常吸进空气而又不能容易地吐出，可以向相关专业人员学习一些婴儿的按摩技术，一个简单的可以帮助婴儿吐出空气的按摩技术称为"老虎爬树"（详见 338 页的图注）。

如果宝宝没有这方面的问题，就不要浪费时间让孩子打嗝，或者孩子更喜欢等 1~2 小时后自己打嗝。

吐奶

大部分婴儿在吞进空气或躺下的时候都可能偶尔吐少量的奶，这仅仅是因为新生儿身体发育不成熟的缘故，新生儿胃与食管连接部的肌肉协调性较差。另外，婴儿在吃奶时或吐出气体之后都可能吞进许多气体，而他们仅仅吐出少量的奶与气体。只要宝宝状况良好，体重增加，仅仅吐点奶是不必担忧的。可以在宝宝吃完奶后把他放在婴儿车上，让他坐直，这样有助于防止婴儿吐奶。一旦婴儿长至 6 个月时，增加一些固体食物，少喝点奶，那时任何吐奶问题都将得到解决。

如果婴儿出现频繁或严重的吐奶，或似乎有疼痛的感觉时，那就有可能患病了，例如胃的感染或返流疾病（详见 353 页），应找医生咨询一下。

开始哺乳

早在怀孕期，孕妇的身体就已经开始为喂养婴儿做准备了，毫无疑问，母乳喂养是一位母亲给予宝宝的最好的开端。

哺乳是一项需要学习的技巧，就好像学习骑自行车或学习驾驶汽车一样。只不过是有些母亲和婴儿可能学得快一些，而有些母亲与婴儿学得慢一些而已。那些较快掌握这种技巧的母亲常常发现这只需要耐心和毅力。如果需要从医生那里获得帮助，也可以联系本地区的医疗组织来获取某些关于哺乳方面的建议与忠告。

最初两天

如果没有什么特殊情况（例如急症剖宫产），通常鼓励产妇分娩后尽快地给新生儿喂奶。多数婴儿生后即可毫无困难地很快找到母亲的乳头并幸福地吸吮乳汁，但也有的婴儿则不然，例如难产儿或早产儿。如果遇到这种情况，应轻轻地抚摸他，亲近他，直到他能够吃奶。

最初，新生儿两次哺乳的间隔达6～8小时是常见的，这是因为在最初1～2天，婴儿需要的奶量较少，因此不必担心。

乳汁的产生

了解乳汁的产生过程对顺利地哺育婴儿是有帮助的。每一个乳房都是由15～20个被称为乳腺叶的部分组成的，每个乳腺叶又可分为几个乳腺小叶，乳腺小叶含有腺泡——一串葡萄状的细胞，这些细胞是产生和储存乳汁的地方。乳汁从腺泡进入

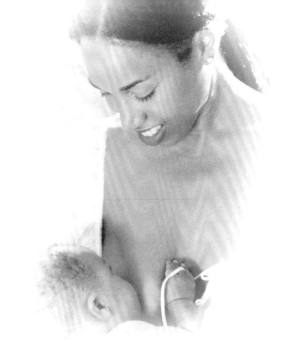

实际上，产妇可以穿容易显露胸部的衣服，比如有束带的领口宽松的衣服。

输乳管。输乳管在乳晕（乳头周围颜色较深的区域）下面扩张形成输乳管窦，乳汁通过乳头上的15～20个小孔流出。

当婴儿吸吮乳头时，分布在乳头和乳晕的神经末梢受到刺激，并将这种刺激传送到脑，使其分泌两种激素：催产素和催乳素。催产素引起乳汁流动，这个过程称为排乳反射。催乳素可刺激乳汁的产生，使乳汁根据需要而产生，也就是说吸出的乳汁越多，产生的乳汁也就越多。

排乳反射

当催产素进入乳房的血管时，可引起腺泡的收缩，挤压乳汁进入输乳管和输乳管窦，然后经乳头流出。

那些有这种排乳反射经历的母亲感觉乳房有一种强烈的针刺样的感觉，她们的乳汁排出呈喷射状，而另一些母亲则仅有种麻酥酥或暖呼呼的感觉，她们的乳汁呈滴状流出。这种排乳反射也可由婴儿的啼

哭或性交引起。也有的母亲排乳时根本没有什么感觉。

乳房的构造

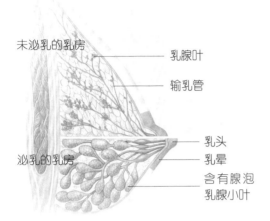

未泌乳的乳房

乳腺叶

输乳管

乳头

乳晕

泌乳的乳房

含有腺泡
乳腺小叶

如果到了喂奶的时间或听到婴儿啼哭的时候，发现乳头有乳汁溢出，可以在乳罩的内面加一个乳垫。当不准备给婴儿喂奶而乳头有乳汁溢出的话，可以用手掌后部或前臂紧紧地按住乳头，以减少乳汁的流出。

乳汁的变化

在哺乳过程中和哺乳几周后，乳汁的营养成分是不断变化的，这样，至少在婴儿头4～6个月内可保证母亲的乳汁内含有婴儿所需要的各种营养成分。

初乳

新生儿第一次从母亲的乳房中吸食的乳汁称为初乳，这是在怀孕后期由于雌激素和孕激素的作用而产生的。这种乳汁营养丰富，呈金黄色，可分泌2～3天。这种乳汁的量虽少，但对婴儿却是一种极有价值的食物。它比普通的乳汁具有更丰富的蛋白质，并含有婴儿最初几天所需的各种矿物质、脂肪和维生素。初乳内的抗体也很

丰富，可使婴儿抵御各种感染，并帮助婴儿建立起强有力的免疫系统。初乳也有缓泻剂的作用，可清除婴儿肠内的胎粪（第一次褐绿色的大便）。即使以后不准备长时间哺乳，但在最初几天给婴儿吃这种初乳还是非常值得的。

过渡乳和成熟乳

2～3天后，初乳逐渐变为过渡乳，这个阶段产妇可能有乳房涨满的感觉，无论是否给婴儿哺乳，都可能有一种"乳汁到来"的感觉。和初乳相比，过渡乳稀而白，是初乳和成熟乳的混合物。

2～3周后，过渡乳开始变为成熟乳。成熟乳起初为水样，几乎呈蓝色，随着脂肪含量的增加逐渐变为白色。

成熟乳这种颜色的变化反映了这样一个事实：成熟乳有两种类型，即前乳和后乳。前乳是当开始给孩子哺乳的时候产生的，较稀薄，因为它含有较少的热量和脂肪，可以在婴儿刚开始吃奶时就能解渴。

随着婴儿继续吃奶，排乳反射促进后乳排出。后乳含有丰富的脂肪、能量和营养。虽然它比前乳少，但正是后乳满足了婴儿生长所需要的能量。每天后乳排出的时间变化很大，有时需要半分钟，有时则可能需要数分钟。在给宝宝喂奶时，一定要让宝宝把一侧乳房的乳汁吸尽，再换吸另一侧（以保证宝宝能够得到足够的后乳）。随着时间的推移，后乳的量会减少，但脂肪含量会增加。

保证充足的乳汁供给

乳汁是通过催乳素的作用产生的，而催乳素的产生有赖于婴儿的嘴与母亲乳头

的接触，因此，每当婴儿感到饥饿或母亲乳房感到涨满时，就要哺育婴儿，这样就会产生足量的婴儿所需要的乳汁。

有的母亲担心不能产生足量的乳汁，试图通过限制婴儿的吃奶时间来增加乳汁的分泌，然而，这样做的结果适得其反。如果担心婴儿吃完奶后不久又感到饥饿，解决的办法就是更加频繁地给他哺乳。

确保适当喂宝宝

如果担心母乳喂养的宝宝是否能吃饱（毕竟母乳不像奶瓶里的牛奶一样能亲眼看着被宝宝喝掉），确定宝宝是否吃饱，以下内容或许会对您有所帮助。

● 宝宝张大嘴含住乳头，可看到宝宝上唇上方露出的乳晕（乳头周围皮肤发暗的部分）比下唇下方露出的部分多。

● 宝宝下巴紧紧贴在乳房上，吮吸时颊部呈圆形。

● 宝宝有节奏地吮吸，长长地吸一口乳汁并咽下去，稍停顿后再吸下一口。

● 吃饱后，宝宝的嘴会自动离开乳房。

偶尔可见宝宝出生时，舌头下面与口腔底之间的舌系带非常短，很难含住乳头。这个问题比较容易解决，请医生治疗一下就可以了。

应避免的问题

在最初几天，乳头的疼痛与充血是常见的，但不要让这些问题影响对宝宝的哺乳，婴儿需要时就给他喂奶将有助于改善这种状况。其他不大常见的问题将在 349 页讨论。

乳头疼痛

许多母亲在开始哺乳时有疼痛的感觉，常表现为刺痛或烧灼感，大多数可简单地通过不同的哺乳姿势而治愈，即每次哺乳采用不同的姿势。也可能需要采用几种办法使婴儿正确地含住乳头。如果要改变姿势，请记住在移动婴儿之前，要先用手指暂时中断婴儿的吸吮，不然的话，将加重乳头的疼痛。

 种促进乳汁分泌的办法

1. 勤喂奶。当宝宝失去了吃奶的兴趣时，尝试"交换喂奶"的方法，让宝宝吮吸另一侧乳房；当宝宝即将吃饱时，采取"乳房加压"的方法，挤出一大口乳汁。
2. 如果必要的话，在母乳喂养之间添加一次牛奶喂养，可刺激乳房产生更多的乳汁。
3. 多次少量饮水。不要强迫自己大量饮水（详见 324 页）或沉溺于咖啡因和酒精的饮料。因为母亲所摄取的各种食品和饮料的成分都会通过乳汁进入宝宝体内。
4. 观察宝宝的反应。如果母亲所吃的食物令宝宝感到不舒服或不喜欢的话，请更换另一种有类似营养的食物。
5. 在建立母乳喂养之前的一个月，不要使用橡皮奶头，现已证实橡皮奶头可减少乳汁分泌量。

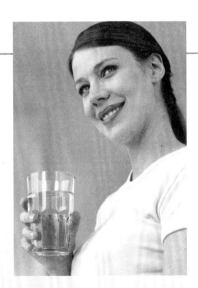

成功的哺乳

无论是在家或是在医院,当准备给婴儿喂奶时,应尽可能地创造一个安静的环境,以便能尽可能地放松自己。如有必要,可把手机关闭,或在门上贴一张"请不要打扰"的告示。身边准备一杯饮料,以保证所需要的液体。

舒适的体位

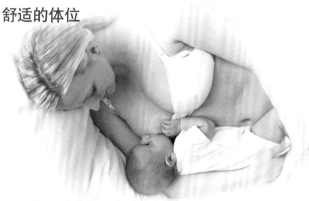

舒适的体位是成功哺乳的关键,妈妈可尝试几种不同的体位,看看哪一种最适合。一般来说,大多数妈妈哺乳都是直立坐在椅子上,双脚抬高,大腿上放一个枕头。在某些情况下,其他的姿势也可采用。如果感到很疲劳,或因为分娩时会阴切开,采用坐位感到不舒服时,可采用侧卧位,背后放个枕头以获得充分的支撑。与婴儿面对面,用自己的臂部托起婴儿的头,使婴儿的嘴与妈妈的乳头平齐。如果产妇曾经历剖宫产,或者婴儿扭动,或弓背,就要取屈膝位,背部用枕头支撑。将婴儿置于大腿上,必要时婴儿下面放一个枕头,以抬高其高度,用手托着婴儿的头。

无论采取什么体位,都应当使婴儿的整个身体朝向乳房,使他的胸部贴近妈妈胸部,以便他能够非常容易地靠近妈妈的乳房。

吸吮时婴儿的嘴应紧紧含住妈妈乳头和乳晕的大部分,如果婴儿的嘴仅含住乳头吸吮,将会导致乳头疼痛(详见291页)或乳头损伤(详见350页)。有的母亲起初感到很难使婴儿的嘴含着乳头,的确在最初几天常常需要耐心和实践。

婴儿的体位

哺育婴儿前,一定要采用使婴儿和母亲都感到舒适的体位。如果采用坐位哺乳,母亲可用前臂或手托着婴儿的头和肩,使婴儿的头与母亲的乳头平齐,婴儿能非常容易地靠近妈妈的乳房。其他的体位请见左图。

用手掌托住乳房下部而后手指握成杯状,或将手指放在乳房下面托着,将有助于哺乳。请不要将两个手指像剪刀样夹着乳头,这会妨碍婴儿的正确吸吮。也不必按压乳房,使其离开婴儿的鼻子——婴儿张开的鼻孔可使其吸吮与呼吸同时进行。

当母亲的乳房触及婴儿的面颊时,婴儿会立即本能地寻找乳头吸吮。用乳头摩擦婴儿的口唇,也可激发婴儿的觅食反应(图1)。一旦婴儿张开嘴,即迅速使其靠近乳房。

检查宝宝口含乳房的部位

　　婴儿吸吮时需要尽可能多地含着乳房，如果他口含乳房的位置适当（图2），乳房将充满婴儿的嘴，包括母亲的乳头和大部分的乳晕都将被婴儿含在嘴里，他的下唇应当向后翻卷，口周围的肌肉会有节律地收缩。如果婴儿颊部的肌肉在吸吮时呈凹陷状，表明他含住乳房的部位不适当，应当及时加以调整。母亲可以把小指从婴儿口角处插入他的嘴里来暂时中止吸吮动作（图3）。

必要时交换乳房

　　当婴儿吃奶时，他吸吮的方式是变化的，时而短吸，时而深吸，伴有间歇。母亲应当知道当乳房内乳汁被吸尽时，婴儿会摸着乳房玩，或让乳头滑出他的嘴，这时可让他吸吮另一个乳房。当想要婴儿嘴离开乳房时，可用手指中断吸吮（前已述及）。如果婴儿拒绝吸吮另一个乳房，也不必担忧，下一次可以让他先吸吮这个乳房。重要的是一定让婴儿吸尽乳房内的乳汁后，再让他吸吮另一个乳房，因为最后吸出的奶是含热量很高的后奶。

要护理好乳头，太湿或过干都会使乳头疼痛，因此，每次哺乳后等几分钟再戴乳罩，这样可以让乳头稍干一点。同时，要戴自然纤维制作的乳罩，比如纯棉的，这种乳罩的通气性好，但不要束得太紧。哺乳后将少量乳汁擦在乳头上，或在乳头上放置一个凉的湿茶叶袋，也可缓解疼痛。

如果乳头变得红肿发亮或感到剧痛，可能患有乳房的感染，这时要咨询医生。

涨奶

婴儿出生后几天，当乳汁涌来时，许多女性的乳房充盈，感到肿胀、变硬和疼痛。这时哺乳变得困难，有时疼痛。更加频繁地哺乳（比如24小时内哺乳8次或更多）可能有助于避免乳房的充血。如果确实感到乳房涨满，可在哺育婴儿前挤出少量的乳汁。哺乳前将一浸在温水内的布置于乳晕处，或哺乳后用凉的敷布覆盖也有助于减轻涨奶。有的女性发现冷冻的甘蓝叶也可缓解涨奶和疼痛，将外层的甘蓝叶冲洗干净，在每个乳房上放置10～20分钟。按摩乳房也是一个解决办法（详见315页）。

人工与母乳综合喂养

当产妇恢复工作时，可采用人工与母乳综合喂养宝宝。但在最初几天，应尽量避免这样做。因为从母乳喂养到人工喂养婴儿需要一个适应的过程，他需要学习新的吸吮动作。但一旦建立起一套成功的程序，便可试着挤出乳房内的乳汁（详见下文）。有些婴儿起初不愿意吸吮奶瓶，但当母亲不在家时，由其他人给他用奶瓶喂奶则比较容易。

总之，如果想停止母乳喂养，最好应逐渐地实施，先穿插一部分人工喂养，因为不仅婴儿需要逐渐适应人工喂养，而且产妇的身体也需要重新调整。如果突然停止母乳喂养，容易导致乳房涨奶（详见上文）。

如何挤出乳汁

有时候可能需要挤出一部分乳汁，比如轮到丈夫给婴儿喂奶，或自己要出去一会儿，不能及时地给孩子喂奶。可以用手或吸管吸出一部分乳汁。可以把乳汁直接吸到清洁的奶瓶内、清洁的塑料容器内或母乳冷藏袋内，将母乳放在冰箱冷藏室（不要放在靠近冰箱门的地方），设定4℃或更低，可保存5天；设定0℃可保存两周；放在冷冻室−18℃或更低可保存6个月。

使用手挤奶的方法，从乳房的上部向乳晕处轻轻按摩以刺激乳汁的流动，然后将两个拇指放在乳房上方，其他手指放在下方，有节律地挤压乳房的下部。许多女性觉得手动或电动吸奶器比用手更好。比如，把像注射器样的手动吸奶器的漏斗部紧紧扣于乳头上，将吸奶器的柄来回抽动数次，这样乳汁就会被吸出来。一般需要准备几个吸奶器备用。可能要试用几个不同型号的吸奶器才能找出适合自己的，所以在购买之前可借用一个吸奶器。

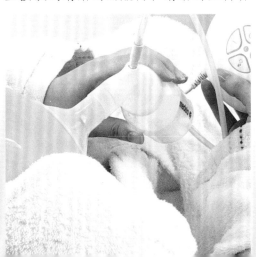

人工喂养婴儿

只要保持良好的卫生习惯，并按照商品的使用说明，给婴儿喂食用婴儿奶粉冲配的奶是安全的。

一旦决定人工喂养婴儿后，应当尽快地建立起一套清洁和消毒程序，准备奶瓶和奶粉。这似乎需要做很多工作，实际上和以前相比，做这些准备工作变得越来越快，并越来越容易了，如果还没有购买这些喂奶用的用品，可参考 190 页的建议。市场上有各种不同型号的奶粉，以满足不同的婴儿和母亲的需要。但不管用何种奶粉，应牢记人工喂养的婴儿比母乳喂养的婴儿更容易患病，因此应特别注意喂养卫生。

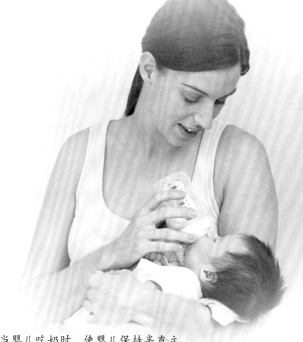

当婴儿吃奶时，使婴儿保持半直立位，这样可使他更容易吞咽。

奶粉的种类

卫生部门建议非母乳喂养婴儿时，在婴儿1岁之前使用标准的婴儿奶粉喂养，因为这种奶粉是在政府有关部门监督下生产的，其成分与母乳非常接近，含有婴儿生长所需要的适量的脂肪、蛋白和维生素。

1岁以内的婴儿不应喂普通的牛奶，因普通牛奶含有高浓度的蛋白质和矿物质，这将增加婴儿幼嫩的肾的负担，并可引起脱水。牛奶也不能为婴儿提供足量的铁，羊奶和浓缩的奶对幼儿也不适合。

如果不能确定哪一种奶最适合于自己的婴儿，可咨询营养师，他会给予指导。可在超市购买粉状的、液状浓缩的或已经配好的奶。粉状的最便宜，配好的奶最贵，可在最初几周或者时间比较紧张时使用。

有两种主要的奶粉：一种是根据改进的牛奶配制的，另一种特殊的奶则来源于大豆。

改进型的牛奶

大多数人工喂养的婴儿吃的都是在配方奶基础上改进的牛奶。最初，以乳清蛋白为主的牛奶对婴儿来说更容易消化（以酪蛋白为主的第二阶段或"后续"牛奶中所含的蛋白质难以消化，但可使婴儿有更长时间的饱腹感）。如果婴儿在医院里一直是喂的这种奶而没有什么问题的话，回家后就没有必要再换其他的奶。如果认为婴儿在喂养这种奶后仍感到饥饿，或者吃了这种奶后体重的增加不理想，打算更换其他种类的奶，请先咨询一下营养师。因为问题可能不在于这种类型的奶，而可能是喂奶的技巧问题，或婴儿不能耐受某种奶，也可能是由某种尚不清楚的原因引起。

295

配制清洁健康的人工奶

与清洁无菌的母乳相比，人工奶较容易使细菌进入婴儿体内，导致婴儿胃的疾患。因此，在给婴儿用奶瓶喂奶之前，一定要彻底消毒所有的奶具。奶具可在洗碗机内洗刷和消毒，也可用化学制品、蒸汽或微波炉。

储存的奶容易受到污染，所以最好给宝宝喝新鲜冲制的配方奶。如果在远离家门的时候喂宝宝，要用婴儿配方的方便饮料。

洗刷和消毒奶具　在水池内放满热的肥皂水，然后分别清洗瓶子、奶嘴、盘子和杯子等，去除不易清洗的奶渍。用瓶刷冲洗奶瓶，尤其是瓶子顶部的螺纹部。将奶嘴内面翻向外，用奶嘴刷刷洗，并喷水检查出奶孔是否阻塞，最后用凉的、干净的流水将所有奶具彻底冲洗一遍。

如果用化学性的消毒器，根据使用说明将化学消毒剂注入容器内，然后将所有的奶具浸入消毒液内至规定时间。如果不立即使用时，可在消毒器内放24小时，使用前再用凉开水清洗。

也可以用微波炉或火炉顶部的蒸汽消毒或用带盖的锅煮10分钟，奶嘴仅需要3分钟。

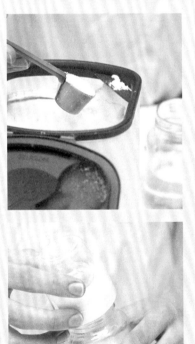

冲制配方奶粉　正确地冲制配方奶粉对婴儿的健康和茁壮成长是极其重要的。先准备好所需要的各种材料和物品，然后用水把手冲洗干净。

将新鲜的过滤水用火煮沸1~2分钟后凉至大约到70℃（但不要超过30分钟）。不要用瓶装水、软化水和反复煮沸的水，因为这些水可能含有高浓度的矿物质盐。如果自来水含有高浓度的铅，应买过滤器过滤一下。

在瓶子里加入适量的凉、热开水，再加适量的奶粉，每次用小勺取奶粉时，都要用餐刀将奶粉抹平，便于掌握奶粉的剂量。取奶粉时要用厂家提供的小勺，按每毫升水加多少奶粉的配制说明来做。拿着橡皮奶头的边缘，把奶头牢固地扣在奶瓶口上。

冲制了2个小时的配方奶就不能再让宝宝喝了，要倒掉。

安 全 第 一

塑料奶瓶　建议不要直接将沸水倒入塑料奶瓶内冲制配方奶粉。把有划痕或破损的奶瓶扔掉。

称量奶粉　用小勺取奶粉时不要取满满的一尖勺，加水要适量。如果冲制的奶过浓，将会使婴儿脱水；如果浓度太低，婴儿将得不到足够的营养。如果奶粉加多了，要按正确的比例添加水。

特制的奶

对那些被确定为不能吸收牛奶中的乳糖或蛋白或有其他喂养或医疗方面问题的婴儿,可以使用一系列的特制的奶喂养,包括低过敏性的和大豆型的奶,它们都能给婴儿提供生长所需要的各种营养。必要时,可咨询营养师,请他提供这方面的帮助。

给婴儿喂奶

在最初几周,往往需要提前准备一部分奶,可将它们放在冰箱内保存24小时,要把奶瓶放在冰箱的主箱内,因此处比冰箱门的温度稍低一些。一旦婴儿感到饥饿时,便可以加温后给婴儿喂奶。另外,起初给婴儿喂奶的人不要经常更换,让婴儿逐渐习惯并熟悉自己的爸爸和妈妈。婴儿吃奶的时间应当成为婴儿感到轻松与愉快的时刻,母亲可通过靠近婴儿,时刻保持眼睛与婴儿的接触(详见337页)。婴儿3个月大时,当母亲准备给他喂奶时,他将会开始以兴奋的表情看着妈妈。

给奶加温

尽管传统上都要把奶加温至与婴儿的体温相同,但如果温度稍低一些,只要不低于室温,绝大部分婴儿是不介意的。可以用电动加温器,或把瓶子放到热水壶内几分钟,但水不要煮沸。不要用微波炉加温,因为从微波炉中取出的瓶子可能感觉不热,而瓶子内的奶仍然很热,这样有可能把孩子的嘴烫伤。因此,在给婴儿喂奶之前,应向腕部滴几滴奶检查奶的温度,以感到温

而不热为宜。一旦给奶加温后,应当立即给婴儿喂奶。加温时间不要超过一小时,婴儿吃后剩余的奶应倒掉,因细菌在温暖的奶里会迅速繁殖,会引起婴儿胃肠的感染。如果准备带婴儿离家到外面去,应将奶放在冷藏盒内,当婴儿饥饿时再加温。

用奶瓶喂奶

在给婴儿喂奶前,要采取使母婴都感到舒服的体位,并要全神贯注。将婴儿安全舒适地放在自己大腿上,以弯曲的肘关节承托着婴儿的头,用前臂托着他的背部(详见295页图)。用奶嘴触摸婴儿的口唇以刺激婴儿的觅食反射,当婴儿张开嘴即可将奶嘴插入。时刻注意不要让奶嘴滑出。当婴儿吸吮时,要让奶瓶倾斜45度,使奶瓶顶部充满奶而无空气。如果奶嘴变扁了,应将奶嘴轻轻抽出,让空气进入。

紧紧拥抱婴儿,并与他交谈或唱歌给他听,尽量使他放松,要一直观察婴儿,注意他的需求。有的婴儿喜欢在吸奶过程中停下来吸口气,有的则喜欢不停顿地一直把奶吸完。

安全第一

即使婴儿大一些,也不要让婴儿独自用奶瓶吃奶,因为有被阻塞窒息的危险。当洗刷奶嘴的时候应仔细检查,以确保其无破损,因为破损的碎片掉到婴儿嘴里是很危险的。

满足宝宝的需要

保持婴儿的健康和幸福，就要满足他的日常需要，除了吃奶，还需要爱、温暖舒适与安全，并防止受到感染。

随着对宝宝的逐渐熟悉，母亲会认识到宝宝需要什么、想要什么。起初给宝宝换块尿布或洗个澡对其都可能是个惊吓，但只要遵照以下的指导去做，会很快成为这方面的专家。

提供舒适

所有的婴儿都会经常哭，因为哭是他们向父母表达要求的唯一方式。如果婴儿正在哭，可能表示他饿了、尿布湿了、过度疲劳了或者是天太热或太冷了。首先要注意是否是这些原因，如果婴儿仍在哭，请采取以下措施来抚慰他：

● **抱** 抱起婴儿，使他紧紧靠近母亲；或把他放在吊床内，与他轻轻交谈，唱歌给他听；或轻轻摇动吊床。

● **活动** 带婴儿开车出去兜一圈，或推婴儿车出去转一转；让他躺在婴儿弹性椅上或坐在摇椅上，轻轻摇动，但不要过度，过度摇动会使他感觉更不舒服。

● **声音** 来自机器的音乐或声音，比如吸尘器或洗衣机的声音，对婴儿有安静作用，像一个音乐玩具一样。

● **洗澡** 如果婴儿乐意，可给他洗个温水澡。等他2个月大时，可在水中加1~2滴薰衣草花油，这种油有镇静和抚慰作用。

● **包裹婴儿** 将薄棉毯的上角大约15厘米的部分折叠起来，把婴儿面向上放在上面，使他的头枕在折叠部的上方，拉过毯子的左边角跨过他的身体，并在他的背部下方折叠。然后将毯子的底角拉至婴儿的颏下。最后，拉过毯子的右角跨过他的身体后，折叠在他的背部下方。毯子不能裹得太紧，如果婴儿喜欢可以让他的两臂露在外面。应定时摸一摸婴儿颈部的后面，看看是否湿热。

● **按摩** 让婴儿俯卧在妈妈大腿上，向下轻轻按摩他的背部和两腿；可让婴儿取"老虎爬树"的姿势(详见338页)。要学习更多这方面的知识，请参加当地的培训班。

● **橡皮奶嘴** 如果婴儿喜欢吸吮，给他一个橡皮奶嘴就可使他很高兴。用哪一种可咨询医生。每一次使用都要洗干净。

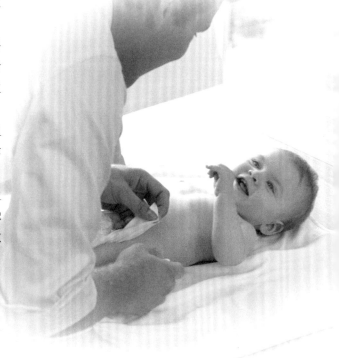

安全第一

一个经常爱哭的婴儿可能会激起某些父母亲的强烈反应，但不管父母的感觉如何，都要善待他。用力摇动可能会引起婴儿的脑损伤甚至死亡。当被婴儿的啼哭所烦恼时，应耐心地查找原因，并寻求医生帮助。

如果不管做什么，婴儿总是哭闹不止，请找医生看看。婴儿不停啼哭的原因是多方面的。如果医生认为婴儿是正常的，没有什么问题，也不必因为孩子哭几声而感到不安。有的婴儿就是爱哭，那就让他哭几声好了。

更换尿布

新生儿的膀胱很小，因此一天可能要小便达20次。有的婴儿每次吃奶后就要大便。因此换尿布将是新妈妈每天工作的重要部分。

洗尿布

彻底清洗、消毒并晾干尿布虽然占用些时间，但可以防止婴儿的感染。可以用洗衣机清洗，但最好是手洗。

虽然对尿布彻底清洗和消毒是防止婴儿感染的重要环节，但如今大多数父母选择将尿布放入家用洗衣机内，用热水（60℃）进行简单的洗涤。清洗粘有粪便的尿布时，要先将粪便尽可能地刮到马桶里，然后再冲洗；也可先将尿布放入尿布桶内浸泡，并盖好盖子。如果将尿布和衬垫装入洗衣网袋内清洗，要记着把内面朝外，再放入洗衣机内。

保持婴儿的清洁

新生儿的皮肤非常敏感而娇嫩，并容易沾着灰尘，这意味着每天仅需要给婴儿洗洗脸、颈部、手、臀部和足。1~2周后，可以开始给婴儿洗洗澡，但在此阶段每周最多给他洗1~2次澡。在宝宝3个月之前，仅用清水给宝宝洗澡就完全可以，不要用肥皂和其他清洁剂，因为它们会引起婴儿皮肤的干燥或皮疹。当清洗脐带残端时要格外小心。如果婴儿进行了阴茎包皮环切，清洗生殖器时也要特别小心（详见305页）。

干性或敏感的皮肤可用婴儿润肤油和

Tips: **婴儿的排泄物**

对初做母亲的女性，一个奇怪的事情是他对婴儿的尿布变得非常着迷。实际上，对尿布非常敏感，是由于它能反映出婴儿的健康状况。在最初几天，婴儿将排出胎粪，这种黏的绿褐色物质是由于婴儿在子宫内吸进了羊水的结果。出生以后，婴儿的大便将会发生变化，这种变化主要取决于婴儿的喂养方式。如果是母乳喂养，婴儿的大便呈橘黄色、松软、无明显的气味；如果是人工喂养，婴儿的大便呈浅棕色、黏稠且气味强烈。

婴儿出生后，他的尿布会立即被染为深红色或红色，这是正常的，是由于婴儿尿中含有尿酸盐所致。如果新妈妈为婴儿大便的次数、颜色、黏稠度或排尿的方式而焦虑，请告诉医生。大便中带血或频繁地出现苍白色的水样便，则需要引起重视。

保湿霜。不要用婴儿爽身粉。有资料表明，爽身粉可以被婴儿吸入后引起窒息。

处理脐带

在出生后5～10天，婴儿的脐带残端将变黑、萎缩而脱落。在这个时期要保持脐带的干燥和清洁，要根据医生的建议，用凉开水进行清洗，然后敷以无菌粉。要尽可能地使脐带暴露，这样有助于脐带尽快地愈合、脱落（详见第304页）。

给婴儿穿衣

对婴儿来说，最好的衣服应当是容易穿、容易洗，其材料应当是自然纤维，比如棉或毛，这种衣服暖和、透气。关于婴儿衣服的详细知识详见190页。

应当记住，给婴儿穿衣服的目的是为了保温，因而不能太热。出生后一周左右，婴儿还不能够自身调节体温，因此不要给婴儿穿得过多或过少。如果家里不是太冷的话，夜里只需给婴儿穿件睡衣，铺块尿布即可；

如何处理皮肤刺激

婴儿的皮肤非常敏感柔嫩，受到轻微的刺激即可引起反应，如尿布皮疹、某些阶段的乳痂等。可以按照以下的建议成功地防止和处理这些情况。

尿布皮疹的初期只是臀部轻微的红斑或肿块，皮肤有些潮红，婴儿臀部或两腿间出现斑点或水泡。

尿布皮疹的主要原因是婴儿臀部皮肤长时间地接触尿和大便，预防的最好办法是及时更换尿布。如果婴儿出现了皮疹，轻轻地清洗皮疹部位，并涂上刺激性小的皮疹软膏，并将臀部暴露一会儿。如果将污染的尿布去掉，可能有助于皮疹的治疗。如果用普通的皮疹软膏无效，皮肤呈红色且发亮，并在皱褶处伴有白色或红色的丘疹，婴儿可能患有真菌感染（详见356页），应当去医院诊治。

乳痂是常见而无害的，常出现在婴儿的头皮上，呈白色或黄色的油性痂皮（图1）。随着婴儿的成长，乳痂会逐渐自行脱落。如果想去除乳痂，应先在婴儿的头皮上涂上一层适宜的乳剂或暖性的婴儿油剂过夜，然后，将乳痂刷去或清洗掉（图2）。决不要揭掉乳痂，那样会引起感染。

如果乳痂厚而坚固，应请医生处理，否则可能会引起诸如湿疹样的皮肤疾病（详见356页）。

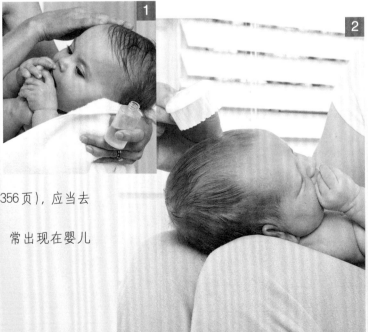

白天可给婴儿穿件内衣或连身衣。天气温暖时，只需穿一件内衣、铺块尿布即可。在室外，可根据季节给婴儿加毛线衫、短袜和毛线鞋，如果天气很冷，加一套带有连指手套和帽子的衣服。宝宝穿多少衣服合适，大体上可以妈妈穿的衣服件数做参考，妈妈穿几件衣服，就可以给宝宝穿几件。如果室内温度在20℃以上，宝宝不需要戴帽子。但在室外，妈妈如果感到头有点冷，就应给宝宝戴上帽子。夏天在户外时，一定要给宝宝戴上太阳帽。如果带宝宝出去购物，不要让他感到过热，在汽车里或在商店里，可以把他的帽子、手套和户外的衣服脱掉。记着，婴儿如果放在背袋内，那么背袋也应算一层衣服，折叠的毯子或披肩的厚度可以抵两层衣服。

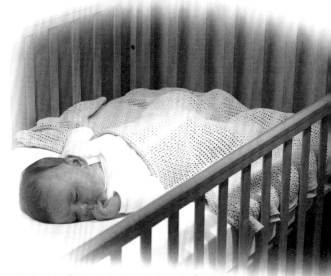

婴儿的双脚在婴儿床的尾部，两脚掌合拢，在毯子内移动时无任何麻烦。

洗婴儿的衣服时应用婴儿专用的非化学性的洗衣剂，可有助于保护婴儿细嫩的皮肤，这样既可以避免婴儿衣服被漂白，也可以避免婴儿的皮肤受到刺激。如果婴儿出现了皮疹或发红，可能与用的洗衣剂有关，应彻底地将衣服再清洗一遍，将肥皂或清洁剂的残迹清除掉。如果仍不能解决问题，就应该请医生看看。

给婴儿提供安全的睡眠

在出生后的最初几周，婴儿的睡眠与觉醒是没有规律的。在这个阶段，傍晚妈妈可以让婴儿与自己在一起，直到上床睡觉为止。或者一开始就为婴儿建立起规律的作息时间（详见340页）。

预防婴儿猝死综合征

不管建立了什么样的作息时间，重要的是婴儿入睡的方式。绝大多数的父母都会因婴儿猝死综合征（SIDS，又称为吊床死亡）而担心，这是一种无任何原因的婴儿突然死亡的病症。令人感到欣慰的是，这是一种罕见的病症，而且研究发现，只要注意以下事项就可大大减少发生这种病症的危险：

● **让婴儿仰卧睡眠** 这是一种安全的睡眠姿势。当然，当婴儿清醒的时候，应让他俯卧，以有利于发展他的颈部、肩部和臂部的肌肉。

● **折好毯子和被子** 如果婴儿身上有毯子或被子的话，要裹好，以确保婴儿的面部露在外面。让婴儿采取脚对脚的睡眠姿势，使他的脚达到婴儿床的尾部，把毯子的下缘塞在床垫的下面，使毯子的上缘至多盖至婴儿的胸部。另外，也可以不给婴儿盖任何东西，而仅仅穿一身睡觉的衣服。

● **检查婴儿床的舒适性和安全性** 确保婴儿一直睡在自己的床上。

● **给婴儿铺新床垫并保持清洁** 不要用旧床垫，要保持床垫的干燥、结实与良好的通气性。

- **不要在婴儿床上放置柔软的物品** 这些物品包括棉被、枕头、羊毛围巾、睡袋、毛皮及柔软的玩具等。

- **不要母婴同睡一张床** 不要让婴儿睡在沙发、扶手椅、充水床垫及软垫等柔软的地方。婴儿可能被埋在松软的被子下面。尤其危险的是母亲吸烟、喝酒及服用违禁药物后与婴儿同睡一张床。

- **当给婴儿哺乳时不要睡着了** 也不要抱着婴儿在沙发或扶手椅上睡觉。

- **母婴同睡一个房间** 在婴儿生后头6个月内，最好让婴儿与妈妈同睡一个房间或使用婴儿监视器。

- **婴儿室内的温度要适宜** 不要让婴儿感到太热，以穿便装的成年人感到舒适为宜，即室温保持在16~20℃为佳。婴儿睡觉时，千万不要给他用热水袋、电热毯，也不要让他紧挨着暖气片、加热器、火炉或在阳光直射的地方睡觉。

- **不要吸烟** 让婴儿生活在一个清洁、无烟的环境里。

- **鼓励宝宝口含橡皮奶头睡觉** 这样可降低婴儿猝死综合征的危险，即使被褥盖住婴儿的脸，橡皮奶头上的大手柄也可帮助空气进入婴儿的呼吸道。不要担心婴儿睡着了橡皮奶头掉出来或不愿意含橡皮奶头。母乳喂养的婴儿要等他接受橡皮奶头后再使用。并不是所有的婴儿都习惯用橡皮奶头，如果他不喜欢的话，千万不要强迫。

- **如果婴儿不舒服** 要及时找医生。

要保证婴儿的健康

婴儿很容易受到细菌感染，严重影响其健康，并且容易患感冒和流感。因此，一定不要让其他的人触摸小宝宝，如果想要逗宝宝玩，一定要先把手彻底洗干净。不要让正在患感冒或咳嗽的人接近宝宝。

当婴儿出生后，要定期带婴儿到医院或婴儿诊所进行检查，对婴儿的体重、身高及头围进行测量，以确保婴儿的健康成长。当婴儿6~8周、8~9个月以及18~24个月大时，要进行3次常规检查。这些检查的目的是尽可能比较早地发现影响婴儿生长发育的疾患，并给予及时治疗。这也为母亲提供了一个良好的机会，能够与医生交流有关宝宝健康的问题。

当宝宝8周大时，绝大多数的宝宝开始按照免疫接种时间表进行免疫疫苗的接种（详见362页），这对保护宝宝及其周围人的健康极其重要。社区医生或卫生防疫站的医生在接种前会告知接种后可能出现的副作用。

健康第一

症状 婴儿常常有一些轻微的不舒服，对于这些问题，年轻的父母亲往往不清楚是否需要治疗。若婴儿出现下面的一些症状，则需要去医院：

- 出现惊厥或松软。
- 出现呼吸困难、紫绀或呼吸暂停。
- 嗜睡、难以唤醒或没有反应。
- 有严重的呕吐、腹泻、大便带血或好像有严重的疼痛。
- 连续两次拒绝吃奶。
- 身体的任何部位出现紫红色的疹子或青肿。
- 体温超过38℃的高烧。
- 出现异常的哭声、尖叫或难以抚慰的哭叫。

婴儿的基本护理

抱起宝宝

当第一次抱起自己的宝宝的时候，感到有点儿紧张是自然的，但婴儿的坚强超出了母亲的想象，尽管他的头需要支撑。

托起婴儿　把一只手轻轻地放在婴儿的头下面，另一只手则放在婴儿背部和臀部下面，将婴儿托起（图1）。

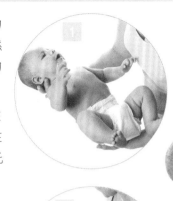

使婴儿靠近胸部　当您直起身来的时候，使婴儿靠近自己，并使他的头稍高于身体其他部位（图2）。

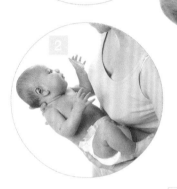

让婴儿躺在臂弯里　将一只手轻轻地放在婴儿身体下面托着，屈起另一只胳臂，使婴儿的头枕在肘部（图3）。

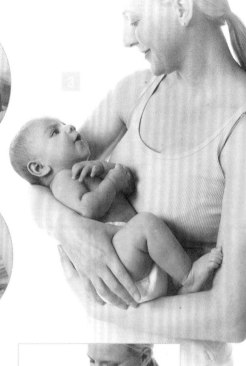

抱着宝宝

虽然婴儿显得很柔嫩，但不必担心，可牢牢地抱着他。当紧抱着他的时候，他会感到很安全，母亲也喜欢这种亲密的感觉。当他躺在母亲的臂弯里时，他喜欢这种拥抱。

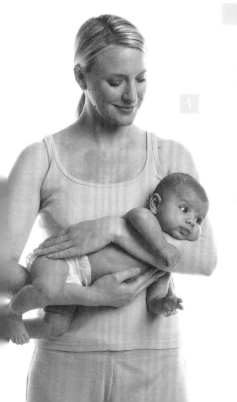

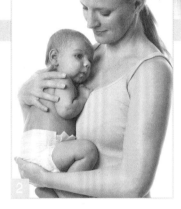

使婴儿的脸朝下　使婴儿的头位于妈妈的肘关节上方，用前臂支撑着婴儿的身体，将另一只手经婴儿的两腿之间放到他的腹部下方托着（图1）。

让婴儿靠着妈妈的肩　让婴儿直立在妈妈胸前抱着他，让他听到妈妈的心跳声，用一只手从下面托着他，另一只手支撑着他的头和颈部（图2）。

婴儿的基本护理

彻底清洁宝宝

在婴儿的脐带残端脱落之前，每天只需要清洁婴儿的面部、颈部、手和脚、臀部和会阴部。

在清洁婴儿之前，手头应准备好一碗凉开水、药棉和一块软毛巾。为了避免感染的扩散，婴儿身体的每个部位都应用一块干净的药棉擦洗。如果婴儿感到冷，当清洗他上半身的时候，可给他下半身上盖块尿布；在清洁下半身时，可给他穿上件内衣。

护理好脐带

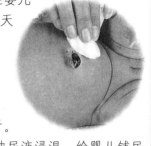

为了防止感染，在婴儿的脐带残端脱落前，每天要清洗它。清洗时，先把药棉浸在凉开水里，然后轻轻地清洁脐带残端及脐带周围区域，再用干净药棉轻轻擦干。

为了保持脐带不被尿液浸湿，给婴儿铺尿布时，应在脐带残端的下方折叠起来。如果婴儿脐周围变红，或有分泌物，要找医生看看。

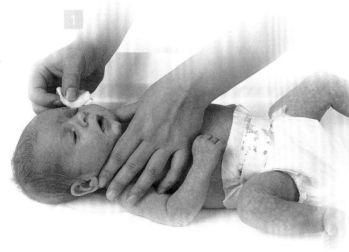

清洁婴儿的面部 将一块药棉浸在水里，取出后从内眼角开始向外清洁婴儿的一只眼（图1），再用一块新的药棉以同样的方法清洁另一只眼。然后用更湿的药棉清洁婴儿面部的其他部分，包括鼻子和耳朵，但不要擦洗鼻子和耳朵的内部。再清洁婴儿颈部的皱褶部位，最后将婴儿的皮肤轻轻地擦干。

清洁婴儿的手和胳膊 轻轻地将婴儿的每根手指分开清洗（图2），尤其是手指之间的部分，拎起婴儿的胳膊，擦洗婴儿的腋窝，再轻轻用毛巾擦干。

清洁婴儿的脚 用更湿润的药棉轻轻擦洗婴儿的足背、足底以及足趾之间（图3），再轻轻擦干。

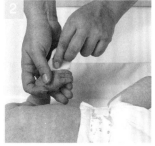
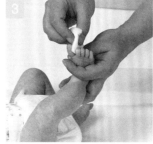
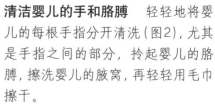

换婴儿的尿布 如果婴儿排出了大便，轻轻地取出尿布，尽可能地用尿布清除大便，然后将尿布叠起，放入塑料袋内，等以后处理（图4）。

清洁婴儿的腹部和腿 将药棉浸湿，轻轻擦洗婴儿的腹部。再用另一块新的药棉浸湿后，轻轻擦洗婴儿的腹股沟部（图5），然后向下、向外清洗婴儿的腿，但应避免使任何的感染扩散到会阴部。

阴茎包皮环切术后的婴儿护理

如果婴儿进行了阴茎包皮的环切手术，在伤口愈合之前，不要给他洗澡。如果阴茎部有敷料，在最初1～2天，换尿布时可换一块新的敷料，如换上一块涂有凡士林的薄纱布，以免与皮肤粘连。

阴茎包皮切口的愈合需要7～10天，在这期间，阴茎头部可能发红、疼痛，也可能有一些黄色分泌物。如果与湿的尿布接触，也可能发生溃疡。如果有持续性的出血、发热，有充满脓液的水泡或肿胀，应请医生治疗。

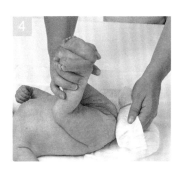 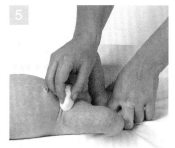 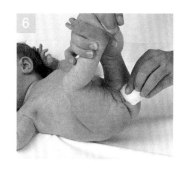

清洁婴儿的会阴和臀部 当给女婴清洗时，用一只手轻轻握住婴儿的踝部，将手指放到两踝之间轻轻提起，用一块新药棉轻轻清洗婴儿阴户的外唇，但不要清洗内面（图6）。清洗时要从上向下，以免把肛门周围的细菌带到阴道内。然后清洁婴儿的臀部和股后部，必要时可向上清洁至背部。

清洁男婴儿

当取出尿布时，婴儿可能尿尿。用一块新的药棉由上向下清洁婴儿的阴茎，不要拉阴茎包皮。阴囊的周围也要清洗。握住婴儿的踝部轻轻提起，清洁婴儿的肛门周围及股后部。最后轻轻擦干皮肤。

婴儿的基本护理

给婴儿洗澡

洗澡时，大部分婴儿都会很愉快。当宝宝不是很脏时，每周给他洗一次澡即可。有的婴儿洗澡时可能怕冷，因此，需要提高室内的温度，并做好洗澡前的各种准备。要准备好两块毛巾、一盆准备洗脸的凉开水、药棉、无刺激性的婴儿洗发剂、塑料澡盆、一块干净的尿布及衣服。

放洗澡水并检查水温

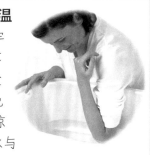

将澡盆放在安全牢稳的地方，确保澡盆不能滑动，也不能把澡盆放在风口处。为了避免烫伤婴儿，要先放凉水，再加热水，使热水与凉水混合均匀，并用肘部或腕部的内面检查水的温度。与体温相应的温度是适宜的。

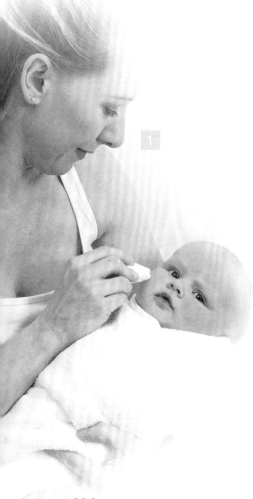

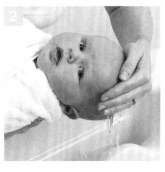

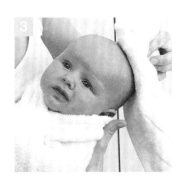

清洗婴儿的面部 为了避免任何的感染，最好用一碗事先准备好的温开水，将药棉浸湿后轻轻地从鼻侧向外清洗婴儿的眼（图1），换一块新的药棉用同样的方法清洗另一只眼。然后用新的药棉清洗婴儿的口周围、鼻子、耳朵和颈部，但不要清洗鼻子和耳朵的内部。

清洗婴儿的头发 用毛巾将婴儿裹起来，不要太紧，但要把他的双手裹住。将婴儿的两腿夹在腋下，用前臂和手从下面托着婴儿的身体和头，使婴儿的头位于澡盆上方。用另一只手撩一把水撒在婴儿头发上，可用些婴儿洗发剂，然后用水将洗发剂冲洗掉（图2）。

擦干婴儿的头发 用软毛巾的边缘轻轻地拍拍婴儿的头发，把头发擦干（图3），而不要揉搓婴儿的头发。不要用毛巾用力按压婴儿的囟门和遮盖婴儿的面部，婴儿会因疼痛而啼哭。

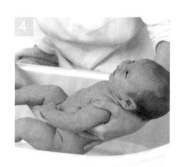

把宝宝放入澡盆 解开婴儿的包裹，将一只手放在他的背后，握住他外侧的臂部，用另一只手托着婴儿的臀部和下肢，轻轻地把他放入澡盆内（图4）。

清洗宝宝的身体 用一只手托着婴儿的头和肩部，用另一只手清洗婴儿的身体（图5）。应特别注意清洗婴儿的腋窝部与腹股沟部。但在婴儿的早期，不必过多地清洗，随着年龄的增长，可逐渐增加清洗次数。

把宝宝抱出澡盆 给婴儿洗完澡后，用一只手托着婴儿的肩部，另一只手放在婴儿的臀部下方，将婴儿托出澡盆。切记：防止滑落。

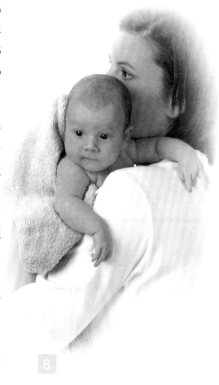

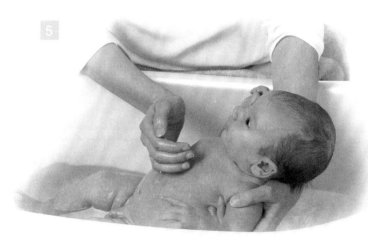

擦干净宝宝身上的水 将婴儿托出澡盆后，立即把他放在一个大而软的毛巾上，将毛巾的一边折起盖在婴儿身上，然后再折起另一边，但不要盖住婴儿的面部。用毛巾轻轻地将婴儿身体表面的水吸去（图6），尤其要注意婴儿的颈部、腋窝、腿周围、会阴部以及臀部。

给宝宝穿上衣服 当婴儿身上干爽后，给他铺上干净的尿布，然后给他穿上衣服。身体某些暴露的部位用毛巾盖上。

婴儿的基本护理

铺尿布

　　为了避免因尿布引起的皮疹，也为了给婴儿一个舒适的环境，当婴儿的尿布被尿湿或被大便污染后，应及时更换新尿布。可以在地板或尿布台上给婴儿换尿布。如果用尿布台换尿布，要用一只手扶着婴儿，决不能让婴儿独自一个人在台子上。

　　当给婴儿更换被污染的尿布时，要用尿布的前部尽可能地将大便擦干净。尿布更换后，彻底清洁婴儿的全身（详见 304 页）。

铺开尿布　将宝宝的脸朝上轻轻地放在换尿布的垫子上，将尿布放在婴儿身旁打开，一只手握住宝宝的两脚踝，轻轻提起宝宝的双腿，另一只手把尿布铺在宝宝的屁股下面（图1）。

整理尿布的前端　松开宝宝的脚踝，将尿布的前端盖在宝宝的肚子上（图2）。如果是男宝宝换尿布，要使他的小鸡鸡朝下，以防尿液溅到身上。

固定尿布的两个侧边　将尿布前端放在宝宝的肚子上并抚平整，然后揭去尿布上自粘扣的保护层（图3）。将尿布的两个侧边向前折起，与尿布的前端固定在一起，松紧要适度。

换尿布　解开尿布的自粘扣，将尿布向下从宝宝两腿之间抽出并卷起，放入尿布袋内。

洗尿布

　　在清洗尿布之前，先将粪便尽可能地刮到马桶里，然后把尿布装在网袋内，放入干的尿布桶里。洗尿布时，将尿布放在洗衣机内，用 60℃ 的热水清洗（包括尿布衬里），以确保尿布消毒。水中加入 1/2 ~2/3 推荐量的非生物洗涤剂。清洗完毕，将尿布挂在架子上晾干或放入烘干机内烘干。

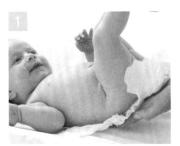
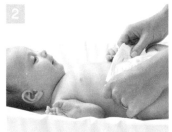
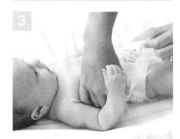

选用可重复使用的布尿布

　　布尿布有很多款式，定型布尿布虽然像一次性尿布一样预成型，但可以简便地叠放在一起。定型布尿布具有弹性的裤腿、自粘扣或按扣。

　　口袋型布尿布有独立的防水层（称外罩）和毛茸茸的内层，内层内面放入可大量吸收大小便的衬垫。

　　平展型布尿布在使用前必须折叠，再配上塑料裤子。

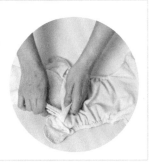

给宝宝穿内衣

当给宝宝穿衣服时，他可能对与母亲的接触感到很高兴，如果他没有表现出足够的兴趣，可用微笑和拥抱来逗逗他。为了节约时间，穿衣前要准备好要穿的衣服。穿衣时不要让衣服擦着婴儿的脸。

打开领口　将领口拉宽，将领口的后部放在婴儿的头顶处。把内衣从下部向上聚拢到领口，不要让衣服遮盖住宝宝的脸（图1）。

将内衣下拉至颈部并穿上袖子　轻轻地将内衣在面部上方向下牵拉，注意不要碰着婴儿的鼻子和耳朵。用一只手握着婴儿的腕部，引导它通过衣袖，用另一只手向下牵引袖口。然后再重复以上动作，穿另一只袖子（图2）。

扣好扣子　将内衣轻轻地向下拉，扣上扣子（图3）。

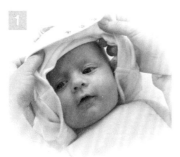 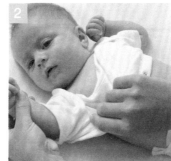 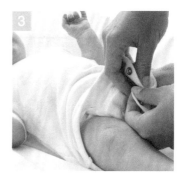

穿连体衣

在给婴儿穿衣之前，打开连体衣的所有纽扣，将婴儿放在上面。

塞进婴儿的脚和腿　将裤腿拎起，先轻缓地把婴儿的脚伸进去（图1），然后再向上拉至大腿。

塞进婴儿的手　拎起袖子将婴儿的手套至腕部（图2）。

固定　将连体衣的两侧拉直（图3），然后从底部开始扣上纽扣。

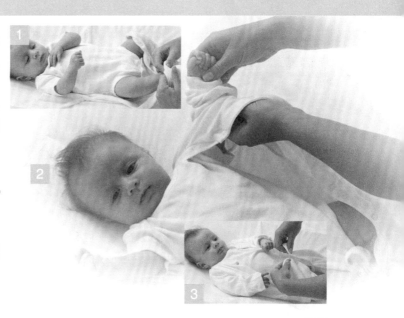

婴儿的基本护理

在汽车内

开车带宝宝外出时，必须把宝宝放在婴儿汽车座椅内。如果自己安装婴儿汽车座椅，要认真按照制造商的安装说明书进行安装，并确保座椅的专门固定装置适合自己的汽车。

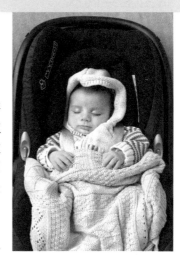

汽车用儿童安全座椅 汽车用儿童安全座椅最好安放在后排座位的中间。在没有安装气囊的情况下，某些座椅则适于安放在前排座位上。目前建议宝宝在4岁之前应面朝后坐。如果没有使用国际标准的固定安装系统（固定于汽车底盘上），要用皮带将座椅固定好，皮带不能扭曲，皮带扣不能安装在支架上。皮带一定要扣紧，以防止座椅移动。

用安全带将婴儿固定在座椅上 将婴儿放在座椅上，用安全带系牢。每次要根据宝宝穿衣的厚度调整安全带的松紧度。在开车过程中，应时刻关注婴儿。如果婴儿座椅安装在后排，可安装第二块反光镜，以便能不扭头便可看到婴儿。汽车内可能会变得非常热。定期察看宝宝是否过热，可拉上车窗的阳光遮帘。决不能让婴儿独自留在汽车内。

使用婴儿背带

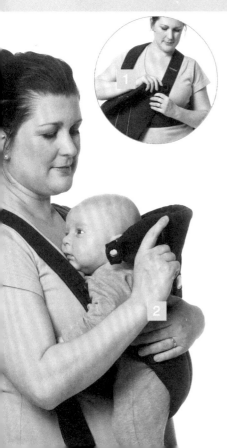

在婴儿4个月之前，可以将他放在婴儿背带内，让婴儿的脸朝向母亲胸部，这样婴儿的头可靠在母亲胸部，并可感觉到母亲的心跳。稍大一点的婴儿更喜欢面朝前，这样他可以看到周围的新环境。

如果使用婴儿吊带，一定要保证婴儿的头向上，不能遮盖住婴儿的脸，确保婴儿呼吸通畅。

不管婴儿背带可提供什么样的支持，当母亲弯腰或身体侧屈时，都要时刻注意保护婴儿的头。决不能让婴儿在婴儿背带内处于无人照管的状态，或者把婴儿背带当作吊床用。

穿上婴儿背带 按照制造商的使用说明，用皮带及搭扣将婴儿背带固定在身上，将婴儿背带的一侧固定好（图1）。

小心地把婴儿放入婴儿背带内 托住婴儿的头，抱起后放入婴儿背带内，用一只手在婴儿背带一侧的开口处支持着他的身体，用另一只手小心地将他的腿放入婴儿背带的开口，然后用扣子固定紧，并调整松紧，使其能均匀地支撑婴儿的体重（图2）。当不想使用婴儿背带时，要先将婴儿抱出，将他放在安全的地方，然后再取下婴儿背带。

第十六章

照料自己

当期盼已久的宝宝终于降临到自己身边,尽管非常疲劳,但心情是愉快的。自己也可能有些意想不到的不适,甚至情绪有点儿低落。然而,多休息、富有营养的饮食和轻度的锻炼将使您的身体调整恢复到怀孕以前的状态,使自己精力充沛地担当一个母亲的角色。

分娩后的身体

毫无疑问，产妇已经习惯了长达9个月的孕期，现在可能在身体上与情绪上感到有点儿奇怪。应特别照顾好自己，直到完全恢复，然后再使身体达到一个更好的状态。

分娩后，产妇所经历的身体变化是巨大的，会有子宫收缩、大出血并伴有疼痛、会阴麻木及充盈涨满的乳房。竭尽全力的分娩使产妇感觉好像刚刚完成了与重量级拳击手10个回合的拳击比赛。虽然腹部的膨隆已消失，但腹部的松弛下垂仍使自己很沮丧，急于想知道如何才能恢复得更健康。同时，由于孕期已结束，体内的激素水平急剧上升，会使产妇有一些意想不到的情绪反应。如果感到焦虑和不愉快，请记住这些症状会随着身体的恢复而逐渐消失。如果感到有什么不舒服或者有什么烦恼的事情，一定要寻求帮助。

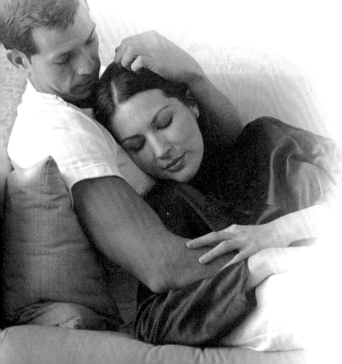

产后痛

婴儿出生后，产妇会立即感到腹部有与痛经类似的剧烈疼痛，这种痛称为产后痛，或产后子宫痉挛，是由于催产素的释放引起的。这种激素可引起分娩时子宫的收缩，缩小子宫并减少出血。

子宫收缩的体征

当胎盘娩出后，子宫的重量大约是1千克，6周后子宫的重量将会减轻95%。如果母乳喂养婴儿，子宫的缩小会更快一些，因为在哺乳期间会释放较多的催产素。在第1周末，子宫的顶部将降至肚脐与耻骨联合上缘连线的中点处，两周后产妇将根本感觉不到子宫的顶部。想想在孕期即将结束时，子宫内含有婴儿、胎盘和羊水，那时的子宫是多么大啊，这真是一个令人惊奇的巨大变化。分娩后的子宫将永远不会恢复到怀孕前的大小，但一旦腹部肌肉恢复了正常肌张力，从外观上人们已看不出来，甚至连自己也看不出来了。

镇痛

由产后子宫收缩引起的不舒服的感觉会每天逐渐减轻，如果感到疼痛可通过服用药物来减轻疼痛。布洛芬、扑热息痛是安全的药物，既能哺育婴儿，也可减轻疼痛。医生不主张服用阿司匹林，因为它能增加出血，并能通过乳汁进入婴儿体内而受到伤害。如果以上镇痛药不起作用，应当及时请教医生。洗温水澡也有助于缓解疼痛，但产妇可能更喜欢等到出血减少时再洗温水澡。

恶露

婴儿出生后，产妇阴道内将流出由血液、黏膜以及组织成分组成的分泌物，称为恶露。恶露有时可能会非常多，流出的血液主要来自胎盘脱落的部位，呈黑红色，黏稠并含有血凝块。当起床和喂奶时，恶露可能会更多。

恶露的变化

恶露可能持续6周左右，其颜色逐渐变淡。开始恶露的颜色由黑红色变为棕红色、黄色，最后变为几乎无色的分泌物。应使用产科垫（一种特大的清洁卫生的毛巾）来吸收恶露，而不要用止血垫。每当上厕所时要更换产科垫。

如果出血突然加重了，变为鲜红色并含有大的血凝块，或有异味，这是感染的征象，应及时告诉医生。

疼痛和肿胀

分娩后，产妇会阴部将会出现肿胀、疼痛和紧张。如果经历了漫长的难产、会阴切开和缝合，会阴部将会有更多的疼痛与不适，产科会阴（阴道与肛门之间）会出现麻木。分娩后，产妇应尽可能早地进行盆底肌锻炼（详见114页），有助于恢复会阴部肌的正常张力，并通过增加此区域的血液循环来促进愈合，也可缓解会阴部疼痛。

由于在分娩过程中的过度拉伸，尿道附近可能有些擦伤，但会很快愈合，一般不需要缝合。但在排小便时，可能有刺痛感。会阴切开或撕裂后，常需要缝合，但缝线不必拆除，一般在几周内溶解并被吸收。当排空膀胱尿液通过时，此部常有刺痛感。

保持良好的卫生

保持会阴部的清洁卫生对防止感染是非常重要的。每当冲洗会阴部时，一定要从前向后清洗，以免来自直肠的细菌被带到尿道。至少每4~6小时要更换一次卫生巾，以保持会阴部的清洁卫生，并检查出血的多少。每次清洗会阴部及更换卫生巾前后都要洗手。

排尿困难

在分娩后，尤其是在分娩后的头24小时内，产妇可能会排尿困难。可能根本没有尿急的感觉，或想尿而尿不出来。重要的是应当在分娩后6~8小时排空膀胱，以避免泌尿系统感染（详见252页），也避免因膀胱的过度膨胀而导致膀胱肌的正常张力丧失。多饮水以及分娩后尽早起床活动，

6 种缓解会阴部不适的方法

1. 通过多饮水来稀释尿液，以减轻会阴部的烧灼感，并定时排空膀胱。

2. 在会阴部放一冰袋或装有一小袋冰冻豌豆的软布包，以减少肿胀，缓解不适。在第1天，每两小时放置1次，每次5分钟。

3. 试着蹲伏在马桶上，而不要坐在上面，使尿液不能到达产科会阴，以减少刺激。

4. 在洗澡间准备一壶凉水，当排尿时和排完尿时，经两腿间浇水冲洗会阴部，清除残留的尿液。

5. 坐在盛满温水的坐浴盆里或在会阴部应用温敷布，每天3次，每次20分钟，可缓解不适。

6. 将卫生巾浸在金缕梅酊剂内，它将使产妇感到凉爽并能防止血沾在阴毛上。

将有助于膀胱功能的恢复。如果分娩后8小时还没有排尿，医生会建议用导尿管排空膀胱。24小时后，由于孕期的体液需要从体内排出，会频繁地大量排尿。

关注胃肠活动

分娩后第一次大便可能会使产妇感到焦虑，因为如果产妇会阴部分娩后进行过缝合，担心缝合处会裂开，或担心使出血加剧（详见61页）。大便时，产妇腹肌可能由于孕期的过度伸展而暂时不起作用。

感觉更大的压力可能是大便比正常少，但不要担心。虽然产妇第一次大便可能会引起不适，但缝合处不会感染，产妇也将在几天内恢复正常。多吃水果、蔬菜和所有的谷类，多饮水，将有助于胃肠功能的恢复。轻度的活动与盆底肌锻炼将缓解不适。然而，如果产妇有便秘，医生会建议用一些大便软化剂或缓泻剂。

乳房的不适

即使没有选择母乳喂养婴儿，但为适应哺乳需要的激素变化也将会发生，垂体通过释放催产素而引发乳汁的分泌。乳汁的分泌一旦开始，婴儿频繁地吸吮将会加速其分泌。不管是否是母乳喂养婴儿，在婴儿出生后的2~4天内，产妇乳房将会变得又大又硬，会因乳房内充满乳汁而感到涨痛，这方面的内容请参阅"涨奶"一节。

减轻乳房不适

当乳房涨奶时，戴合适的支持性乳罩会使产妇感到很舒适。有的专家建议，涨奶期一天24小时都要戴乳罩。哺乳前洗个热水澡或热敷乳房会使输乳管扩张，当婴儿吸吮时，乳汁的流动会更加通畅，乳房的涨痛会很快缓解。

如果不准备用母乳哺育，可给乳房冷敷或服用扑热息痛、布洛芬等止痛药。不要刺激乳房或用挤奶的方法来缓解涨痛，因为这样只会使乳房产生更多的乳汁。涨奶一般持续2~5天，缺少了婴儿吸吮的刺激，乳汁的分泌会逐渐减少，继而停止。对健康的乳房没有必要给予特殊的护理，需要做的仅是用刺激性小的肥皂清洗乳房，然后冲洗干净。如果乳房发炎疼痛或乳头有擦伤，请详见350页的护理指南。

体重减轻

分娩后，产妇的体重一般会减少5千克，但在镜子里看到的自己仍是腹部膨隆、皮肤松弛下垂以及很大的乳房，但这确实是一个产后母亲的样子。因为乳房正在为哺乳做准备，腹部的膨隆是由于体液的滞留以及子宫还没有恢复到原来的大小，皮肤的松弛下垂是因为怀孕期间腹部皮肤过度伸展以及肌肉张力的丧失。过一段时间，产妇身体将接近怀孕前的样子，不过腰部可能稍微粗一些。但富有营养的合理饮食和适宜的锻炼会创造奇迹，使产妇完全恢复。切记此时决不是节

健 康 第 一

持续肿胀 分娩后，由于产妇体内排出了多余的液体，孕期的肿胀应消失。如果肿胀依旧，或者有头痛或腿痛，可能是高血压的症状（详见245页），应告诉医生。如果有一侧下肢肿胀并伴有疼痛，可能是深静脉栓塞，也应告诉医生。

食的时候（详见325页）。

皮肤的变化与脱发

分娩后体内激素水平的变化对产妇皮肤是不利的，可使皮肤出现较多的斑点、干燥或更加敏感，皮肤上的色素沉着如黑线、黄褐斑等（详见58页）会逐渐消退，但有一些可能不会完全消退。为了避免皮肤黑斑，不要过多晒太阳，要用好的遮阳伞保护皮肤。

出汗多

分娩后，由于体内在怀孕期间积存的过多液体需要排出，产妇会大量地出汗，并将持续6周左右。如果是母乳哺育，出汗会更多一些，因为哺乳会提高新陈代谢。在这个阶段，要多饮水，要穿棉或毛料的天然纤维的衣服，这种衣服通气性好。产妇可能担心出汗会产生热，如果体温超过37℃，可能患了感染性疾病，应告诉医生。

脱发

有的女性分娩后头发成把地脱落，这是完全正常的，不用担心。孕期高水平的激素抑制了头发的生长与脱落的正常循环，产后激素水平突然下降，使头发的代谢加速，导致头发大量脱落，但这也只不过是在过去9个月里应丢失的头发量。

头发在产后6个月内应恢复正常。在这个阶段，应当合理饮食，梳理头发的动作应轻柔。仅在必要时洗发，而且洗发时要用刺激性小的洗发剂。在头发恢复正常前，不要用热卷发器、吹风机和直发熨斗，因为它们可能会损伤头发。最好也避免用化学性的方法处理头发，如电烫或头发松弛剂。

背痛

分娩后，产妇背痛是常见的，并可持续数周。在孕期，孕妇背部必须承托正在发育的胎儿的体重，并代偿变薄弱的腹部肌的作用。体内的耻骨松弛剂使韧带和关节变松弛，使孕妇更易于患背痛。怀孕也使身体重心发生变化，身体向后倾斜，而腹部突向前。分娩可使背痛加剧，尤其是长时间的耗尽体力的分娩。如果经历过硬膜外麻醉，在腰下部注射麻醉剂的部位会疼痛。当弯腰抱起或放下婴儿的时候，或长时间的坐位哺育婴儿时会加剧这种疼痛。

伸直脊柱

产后背痛的持续时间主要取决于产妇自身的状况。进行适度的锻炼以恢复背和腹部肌肉的张力，将有助于缓解产妇的诸多烦恼（详见328页）。但何时进行锻炼应当咨询医生或理疗师。也应排除由其他疾病引起的疼痛，如挫伤、尾骨骨折等。

剖宫产后的恢复

剖宫产是一个腹部手术，手术后的疼痛是不可避免的。如果是在分娩后期做剖宫产，也会产生恶露和会阴部疼痛。产妇将会有来自手术切口以及产后子宫收缩而引起的疼痛与不适。剖宫产后的护理与自然分娩后的护理稍有不同。应为产妇提供注射药物、支持长袜以及早期运动，以降低形成血凝块的危险。

在剖宫手术后当天的晚些时候，可鼓励产妇在其他人的搀扶下起床活动，这样将有助于减轻不适和尽快地恢复。

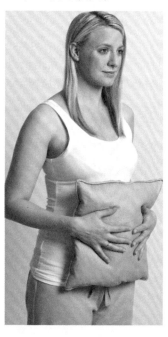

解除疼痛 在手术后及以后的几天里，医院将根据产妇缓解疼痛的需要给予药物治疗。静脉注射将使产妇得到持续的镇痛效果。不必担心服用适量的药物会有什么副作用，产后短期的药物治疗不会影响婴儿。疼痛解除有助于产妇多活动和更快地恢复。而持续的疼痛或镇痛不良将会影响哺育婴儿。

如果剖宫产手术采用的是硬膜外麻醉或脊髓麻醉，医院将会通过硬膜外插管注入吗啡，以帮助度过产后最初的24小时，也可能注射镇静药。一天后，可口服某些药物或某些医院用栓剂，其作用可持续12~18小时。

饮食 手术后最初的24小时，产妇将会通过静脉途径获得液体，手术当天可进食流质饮食，以后根据情况逐渐过渡到正常饮食。

上厕所 手术后24小时内拔除导尿管。术后的第2天或第3天，产妇可能感觉腹部胀痛，这是因为胃肠功能的恢复约需数天的时间，这将加重不适。坐在椅子上轻

轻前后晃动身体、多下地走走以及经常变换一下姿势会使胃肠功能恢复得快一些。

切口的护理 枕头或腹部包扎能够缓解腹部切口的疼痛。当产妇下床活动时，要尽可能地站直，并有人陪伴在身边，以防因眩晕而发生意外。用手托着腹部可减轻不适。

手术后24小时去除腹部的绷带，手术后4~7天在回家之前拆出缝线或夹子。手术切口大约在1周左右愈合，产妇及其家人要每天注意观察切口以确保及时愈合。如果切口发炎或有脓性分泌物排出，应及时请医生处理。

当绷带解除后，可用刺激性小的肥皂水清洗切口处，然后冲洗干净。几个月后切口完全愈合，可能发现此处感觉迟钝，并遗留一个疤痕。感觉将逐渐恢复，切口处的疤痕将随着腹部力量的增加变得越来越不明显。随着切口处皮神经的再生，常有刺痛感。体内子宫的切口6周可以愈合，而刀口完全愈合通常需要一年的时

间，刀口在产后至少6个月之内尽量不要见阳光。

尽快开始母乳喂养　舒适的体位是成功哺乳的关键。无论是躺在床上或坐在舒适的椅子上，产妇可以用一个枕头支撑背部，用另一个枕头放在刀口上方，像抱橄榄球一样抱着宝宝，让宝宝躺在膝上，用手托住她的头。为了帮助减轻背部、肩部和颈部的疲劳，也可以在大腿上横放一或两个普通或特别设计的哺乳枕头，使宝宝的嘴抬高到妈妈乳房的水平位置。

坐起来　一开始，要小心缓慢地移动身体，轻轻地将两膝弯曲，用双臂将上半身支撑起来。此时会引起刀口的疼痛，可将胳膊伸直，保持身体的稳定。然后臀部向后方移动，双臂向前，用双手支撑身体。

下床　先坐起来，慢慢地把腿转向床边，双脚放在地板上。用双手将身体向前推，使身体的重量移至双脚。刚起身站起来时可能双膝发软，可用一个软垫按在刀口上，尝试着站起来。一旦觉得站起来挺舒适，就可以走几步了。保持头向上抬，试着用嘴呼吸。

回家　大部分剖宫产后的产妇在医院住2～4天就可以出院，回家后应避免提重物，身体恢复通常需要4～6周。当活动时刀口不再疼痛，并在紧急情况下能作出快速踩刹车的动作时，才能驾驶汽车。可找一个帮手料理家务。

恢复体力　在家里休息时，可以做一些和缓的运动来加强腹部的力量，这些运动可以在床上做。尝试着一天做几次骨盆倾斜运动，即腹肌收缩，向下压下背部，做4～8次，每次保持2秒。

仰卧、屈膝、伸腿、脚后跟在床上向下滑动，滑动4次，然后换另一只脚接着做，可增强腹部的力量。

慢慢向上抬起臀部离开床面，用四肢支撑身体，然后慢慢使腹部降低和升高，每组练习做5次。这是另一种和缓的锻炼方法，可使产妇尽快恢复体力和照顾宝宝。剖宫产后更多的锻炼详见328页。

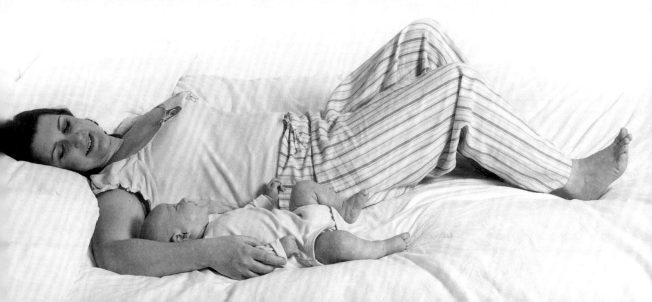

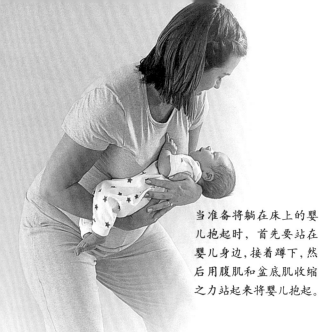

当准备将躺在床上的婴儿抱起时,首先要站在婴儿身边,接着蹲下,然后用腹肌和盆底肌收缩之力站起来将婴儿抱起。

当产妇站立时,检查自己的姿势,要想象有一根线正将自己的头向上牵引,放松肩部,以缓解胸部的紧张。轻轻收腹,伸展脊柱。如果要长时间地坐着,一定要使腰下部有所支撑。缓慢地向前、向侧面转动颈部来缓解肩部的紧张。

恢复月经周期

如果不用母乳哺育,将会在4~6周的时间恢复月经周期。如果正在进行母乳哺育,可能在这个时间恢复月经,也可能有不规则的月经周期,或者可能直到停止哺乳后再恢复月经。许多产妇可能会发现痛经比怀孕前轻多了,原因还不清楚,但肯定这是一个好的变化。

在产后最初的几个月经周期,月经的量由少到多,此后将很快进入稳定的周期。在日历上记录月经来潮的时间、量的多少等是很有用的,它可使医生了解自己的身体状况,也可诉说发生的任何痛经与不适。

节育

产妇在产后第一次月经到来之前就会排卵,因此如果不采取避孕措施,很可能会导致怀孕。为避免再次怀孕,在进行性生活时,应采取某种避孕措施。如果不用母乳哺育,在产后的2~3周可服用避孕药丸。如果正在母乳哺育婴儿,含有雌激素的避孕药丸会影响乳汁的产生,可服用只含有孕酮的避孕药丸。如果进行了子宫的缝合,或子宫颈还没有完全恢复之前,应避免用任何体内的栓性避孕剂。有关细节问题可咨询医生。

产后身体检查

大约产后6周,应约定时间让医生给自己做一次体格检查,以确保身体的正常恢复。如果有什么不适、情绪低落或是剖宫产手术后需要拆除缝线,可早一些去拜访医生。

产后检查的内容

产后检查的目的是了解产后身体的恢复情况以及任何的身体变化,医生将测量产妇的体重和血压,并检查骨盆,看看子宫是否已经恢复到怀孕前的大小。如果最近3年没有进行过宫颈涂片的话,在分娩3个月之后要进行宫颈涂片检查。如果是剖宫产,还要看看切口是否完全愈合。医生还要询问有关胃肠和膀胱的功能、乳房的变化、有何疼痛以及婴儿的哺育等情况。

去看医生前,最好将要问的问题列出来,这样可避免因情绪紧张而遗漏什么问题,尤其是正当感到疲劳或情绪低落时,或是胃口出现了明显的变化和有什么不适的感觉时。

产妇也可以与医生讨论避孕措施等问题。这也是许多以往没有解决的问题得以解决的机会。也可谈谈自己身体的变化及良好的感觉,要充分利用这次拜访医生的机会。

做母亲的体验

做母亲是女人生命中的一个最重要的角色，它以一种在婴儿出生前意想不到的方式出现在女性生活中。虽然新生儿将占去母亲相当多的时间和精力，但她仍需要有自己的时间。

一天24小时需要照顾的新生儿对一个新妈妈来说起初可能有点儿吃不消，在最初几周，许多新妈妈开始感到她们正在失去自我，把她们自己看作是这个微小的新生命的延伸。但为自己和丈夫腾出时间也是重要的。要充分享受一个母亲的所有幸福，不要让一个母亲的角色占据了全部时间——请记住，母亲仍然是一个具有独立人格的人。

婴儿出生后，在双方的父母或其他家庭成员来探视之前，产妇可能想与新生儿单独相处几天。夫妻二人是家庭活力的最好的裁判员，在没有拜访者干扰的情况下畅所欲言是轻松愉快的。自己希望谁来拜访，希望他们待多长时间，以及希望他们如何提供帮助，如果在婴儿出生前把这些想法告诉家庭其他成员及朋友，让他们知道自己的要求和需要，这样会避免关系紧张。当婴儿出生后，亲戚和朋友都急于能尽快地给予一些帮助，他们的热情可能使产妇有点儿不知所措。可让他们帮助照顾一下婴儿，但不要让他们充当女主人的角色，而产妇应尽可能地多休息一些。在宝宝回家后的最初几天，应当请自己的母亲或朋友在这待上1～2个小时，让他们帮助做一些诸如洗涮、清洁及做饭之类的家务活。也可以考虑请一位月嫂。

不要试图使婴儿去适应自己的生活规律。至少在最初几周，您将发现与婴儿在一起是非常愉快的。当婴儿睡觉时，产妇最好也要睡觉，以免过度疲劳。

学会放松

当产妇试图寻找能够帮助自己放松的办法时，请不要忘记在怀孕期间曾经进行过的活动，如按摩、冥思和深呼吸（详见116页）。现在可以改进一下动作以适应现在的需要。

新生儿占去了母亲很多时间，但不要忘记找时间享乐。朋友的来访会使您保持与外界的联系。

有规律的锻炼将更易于使产妇放松，但在睡觉前不要过度地活动，否则将很难入睡。产妇仍需要进行力量锻炼，但不要选择常规的锻炼方式，那样会消耗太多的能量。在这个时间里要脱离家务琐事，而集中注意力于自己的感觉。

建立友谊

放松的另一个办法是与周围建立良好的关系。由于产妇时间和精力有限，因此难以结交新的朋友，应当与自己原来的朋友重新建立联系。不要有过多的打算，要重友谊而不是重活动，这意味着多用电话或写信联系，或邀请老朋友聚一聚，吃顿快餐或喝茶聊聊天。真挚的友谊会帮助产妇愉快地度过紧张期。

有人可能不乐意让婴儿长时间地与保姆在一起，但随着婴儿的成长，母乳哺育的次数越来越少。这对新手父母来说是出去走走的一个好机会。可在两次哺育的间歇期，出去逛逛街，或者到公园悠闲地散散步。可以通过手机与在家的保姆保持联系，因此不必担心。

产后抑郁

产后情绪低落，又称"婴儿情绪低落"，与产后抑郁（PND）是不同的。一个是常见的，持续时间较短，而另一个可能是情绪上的衰弱，对母亲和婴儿都有持续性的影响，因此区别二者是非常重要的。

高达85%的母亲患有产后情绪低落，许多人认为这是正常的。症状包括：情绪的变化、易受刺激、焦虑、断续性哭泣及食欲的异常，一般持续10～14天。虽然其原因尚不清楚，一般认为与激素水平的突然变化及睡眠不好有关。所有这些原因都可以忽略，产妇所能够做到的放松办法是小睡一会儿。随着婴儿的发育成长，哺乳逐渐规律，他每次吃的奶逐渐增多，睡觉的时间也逐渐延长。

认识产后抑郁

尽管有10%～20%的产后情绪低落会发展成为产后抑郁，一半以上的产后抑郁病例发病于产后头6周，高峰期在第10周。产后抑郁的常见症状包括：对一般的日常活动缺乏兴趣，很难集中注意力并做出决定，感到疲劳，觉得活着无聊并有罪恶感，常常有想死的想法或自杀，体重明显增加或下降，食欲或睡眠改变，以及对自己的婴儿过度焦虑。

产后抑郁常常是当为了婴儿而不是自己去看医生的时候，由医生诊断出来的。如果认为自己患有产后抑郁症，请一定告诉医生，这不仅仅是因为在以后的生活中有再度抑郁的可能，而且会对婴儿的成长和

检查是否患有产后抑郁症

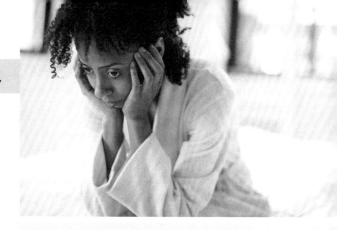

产妇可能自己不能确定是否患了产后抑郁症，可以通过回答以下的问题来检查自己。这些问题是在爱丁堡会议上专门为产后抑郁症制定的。最好在产后6~8周时做这项检查。在过去1周内：

我能够大笑和看到事情的有趣一面…

1
和过去一样。
现在有点不如过去。
根本不如过去。
根本不能。

以愉快的心情看待事情

2
和过去一样。
有点不如过去。
根本不如过去。
根本不能。

每当做错事时，我会不必要地责备自己

3
决不会。
偶尔会。
经常会。
总是会。

我会因为一个不充分的理由而感到焦虑

4
决不会。
少见。
有时候。
经常。

我会因为一个糟糕的理由而感到恐惧或惊慌

5
决不会。
少见。
有时候。
常常。

事情的进展超出了我的预料

6
像以往那样，我能够预料事情的进展。
基本上能预料。
有时候不能预料。
基本上不能预料。

我一直不快乐，以至于很难入睡

7
睡眠很好。
睡眠基本正常。
有时失眠。
经常失眠。

我感到悲哀和痛苦

8
根本不。
偶尔。
经常。
总是。

我是如此伤心，以至于一直在哭

9
从来不哭。
偶尔哭。
常常哭。
总是哭。

自我伤害的想法一直缠绕着我

10
从来没有。
很少有。
有时有。
经常有。

根据症状的严重程度，4个答案分别记为0、1、2、3分。如果产妇选择第1个答案，给自己记0分，选最后一个答案记3分。如果10个问题的累计得分达到或超过12分，表明极有可能患有产后抑郁症，应当及时地告诉医生。

行为造成长期的不利影响。可与医院或精神病诊所联系寻求帮助，如果需要也可得到健康顾问的家庭拜访。

产后抑郁的病因

关于产后抑郁的原因有几种说法，其中最常见的原因是产后激素水平的波动。至今还没有人确定此生物学的基础。但孕妇在孕期经历了甲状腺的变化，如果给予治疗，将有助于抑郁症的改善。如果产妇被怀疑患有抑郁症，医生可能建议做一下甲状腺功能的检查。如果产妇生了双胞胎或多胞胎，或患有双相情感障碍，或有家族性抑郁症病史，或曾在产后出现过产后抑郁，或有来自外界的压力（如经济问题、家庭矛盾等），那么产妇患这种病的危险性就比较

大。如果有这方面的情况应告诉医生，以便及早诊断和治疗，这样会缩短该病的病期。

产后抑郁的治疗

产妇患抑郁症的时候，会发现自己与医生甚至与家庭成员谈谈自己的感觉都是非常困难的，因为人们一般都认为一个新妈妈应当是幸福的。但不必为此感到不安，因为产后抑郁是一种病，因此应让医生知道。医生可能建议产妇进行心理咨询和药物治疗，也可采用几种自己进行的措施，如轻微的锻炼和下面介绍的方法进行治疗。如果正在母乳哺育婴儿，应告诉医生，以确保安全用药。心理咨询与药物治疗可分别单独进行，但最常见的是二者的综合治疗。

9 种克服产后抑郁的方法

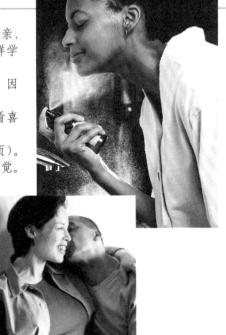

1. 不要有负罪感或感到不适当。没有完美无缺的母亲，也没有完美无缺的婴儿。应当像所有的母亲那样学会向前看，世界上没有尽善尽美的事情。
2. 吃健康合理的饮食，不要吃糖、巧克力和喝酒，因为这些东西有镇静作用。
3. 抽空做一些能使自己开怀大笑的事情，比如观看喜欢的喜剧。笑是缓解抑郁的最好办法。
4. 学会沉思和其他使自己放松的方法（详见116页）。
5. 注意自己的形象，良好的形象会使自己有良好的感觉。
6. 走出家门，到外面走走。带着婴儿出去散散步，或出去会见朋友时让丈夫照看婴儿。
7. 参加一个新妈妈支持小组或产后训练班，分享一些能改善情绪的经验。
8. 不要强迫自己去做不愿做或令人心烦的事情，应善待自己，多做那些不会使自己焦虑的事情。
9. 不要拒绝与丈夫的交流，在产后这段时间里，相互交流对双方都是非常重要的。如果理解了妻子的感觉，他会支持的。

分娩后的健康饮食

分娩后，应当继续吃营养丰富的、有益于健康的饮食，这对恢复产妇营养状况，促进身体的全面恢复是非常重要的。如果产妇正在母乳哺育婴儿，这一点尤其重要。

除非产妇正在吃营养异常丰富的食品，怀孕及分娩的需要很可能使产妇处于营养不足的状况。因为产妇可能经历了一次时间特别长的分娩，并可能流了很多血。因此，营养平衡的饮食对维持产妇健康，并对提供哺育婴儿所需要的营养都是非常重要的。和怀孕的时候一样，产妇每天应该吃以下食品：

- **水果和蔬菜** 每天要吃品种多样的新鲜或冷冻的果蔬，或鲜榨的、罐装的果蔬汁。
- **淀粉类食物** 如作为主食的全麦面包、面条、大米和土豆。与流行的观点不同，如果不用烹调油进行加工的话，通常复合碳水化合物本身不会使产妇发胖，只是增加热量。
- **含大量纤维素的食品** 在水果和蔬菜、全麦面包和谷物、面食、大米和豆类中含丰富的纤维素，有助于防止便秘和其他肠道问题。
- **蛋白质** 存在于瘦肉、家禽、鱼、鸡蛋和豆类中。
- **鱼** 每周至少吃两次鱼，其中一次吃油炸的鱼。
- **乳制品** 如牛奶、酸奶等。

但是，哺育和照料婴儿可能使产妇没有时间去做饭或不能像孕期那样常规地去进食。因此，可在身边准备一些营养丰富的小吃，一旦想吃便可享用（详见324页）。新鲜果汁、冰沙和汤中所含的营养物质会被迅速吸收，供应所需。当有时间做饭时，可多做一些，把多余的部分放在冰箱内储存起来，需要时只需拿出来解冻即可。应考虑增加一些富含多种维生素和矿物质的补充食品。如果产妇是素食主义者，需要服用维生素 B_{12} 补充剂。

哺乳期的母亲

虽然母乳喂养宝宝很辛苦，但母乳为宝宝提供了营养丰富的乳汁，无论母亲吃的是什么（或吃了多少）。研究表明，即使哺乳期的母亲在贫穷或控制饮食的情况下，也不影响婴儿体重的增加及健壮成长。哺乳期的母亲如果体重正常，每天可增加1380焦的热量。因为给宝宝哺乳更容易感到饥饿，所以

知道吗

药物会影响母乳 少量药物可进入母乳，所以哺乳期的母亲要告诉医生自己正在给宝宝哺乳，这是非常重要的。通常安全的药物包括大多数抗生素、常见止痛药（扑热息痛和布洛芬）、抗花粉过敏药，以及不会使人发困的咳嗽药和哮喘喷雾剂，但是如果宝宝变得昏昏欲睡、易怒和吃奶量比平常少，就要立即停药。一定要在服用抗过敏药、感冒药和避孕药之前咨询医生，并避免服用含有可卡因、愈创甘油醚、去氧肾上腺素和阿司匹林等药物。局部麻醉药、大多数疫苗和流感疫苗是安全的。

分娩后的最初几周，食欲是进食量最好的参照。如果喜欢吃零食小吃，可适当地吃一些。

哺乳期间，母亲的饮食与宝宝需要的营养及宝宝喜欢的味道紧密相关。如果母亲吃了某种食物之后给宝宝喂奶，吃完奶后宝宝出现心情烦躁等不适，提示这种食物可能改变了乳汁的味道，所以就不要再吃这种食物了。

花生

因为花生是引起食物过敏的最常见原因，所以许多哺乳期的母亲担心吃花生会引起宝宝过敏。如果宝宝的父母及其他家庭成员没有食物过敏或其他过敏性疾病，如花粉过敏、哮喘和湿疹，那么母亲吃花生不会引起宝宝过敏。

重要的维生素和矿物质

哺乳期间母亲所摄取维生素的量会影响到母乳中维生素的水平，所以要从健康的饮食中摄取所需的全部维生素，但维生素D是个例外。母乳喂养的婴儿需要补充维生素D，因为婴儿一般不会通过晒太阳使体内生成维生素D（维生素D主要来源于阳光对皮肤的作用）。现在有些父母为了使婴儿不患皮肤癌而避免晒太阳。需要说明的是，配方奶粉中已添加了维生素D，人工喂养的婴儿不需要额外补充维生素D。缺乏维生素D会导致佝偻病，这是一种严重的骨骼疾病，因此，建议哺乳期的母亲每天补充10微克维生素D。

如果产妇摄入的某些矿物质（尤其是铁和钙）较少，产妇体内储存的矿物质就会被用来维持乳汁中矿物质的水平，势必会进一步利用产妇分娩后将被耗尽的矿物质储备。因此应当确保足够的摄入，以保证产妇和婴儿的身体健康。

对矿物质需要量的增加将通过营养丰富的食品来提供，铁主要存在于瘦红肉、鱼、全麦粉面包、菠菜和豆子等。含钙丰富的食物有：奶制品、豆腐、绿叶蔬菜。如果产妇有乳糖不耐症，应当另外补充钙，以维持血钙的正常水平，防止骨的脱钙。

保持液体的摄入

一定要保证摄入足量的液体，每天要喝6~10杯（每杯250毫升）液体，尤其是正在母乳哺育时，液体的摄入更显重要，因为产妇每天要供给婴儿0.5~0.6升液体。当哺乳时，身边应准备好一瓶水、牛奶或不加糖的果汁，以备随时饮用。但也不要强迫自己饮过量的水，如果每天的饮水量超过12杯，将会降低乳汁的产生。

任何含酒精的饮料都会通过血循环进

6 种包装好的营养快餐

1. 随时可吃的干水果，如无花果、杏干和葡萄干，都含有丰富的铁，同时也是能量的良好来源。
2. 用新鲜或冷冻的水果制成的冰沙不仅含有一定的营养成分，还含有纤维素。
3. 如果选择含有乳酪和奶的快餐，可有助于体内的钙恢复上升到原来的水平。
4. 强化的早餐麦片是维生素B的良好来源，同时也含有丰富的铁。
5. 葵花籽含有锌，锌是一种有助于伤口愈合的元素。
6. 辣椒条、椰菜花和西红柿酱可提高体内维生素C的水平，有助于抵抗各种感染。

入乳汁,改变乳汁的味道,这将使婴儿感到不快。过量饮酒可使人瞌睡、易怒,并影响婴儿的发育,因此当哺乳时应避免饮酒。如果想喝酒的话,要限制摄入量(25毫升白酒或250毫升啤酒或半杯葡萄酒),每周一次或两次,或在每天给宝宝喂完奶后,或距离下次喂奶不少于两个小时的时间。

如果产妇喝一杯咖啡、或茶水、或可乐,乳汁中的咖啡因含量将很快达到高峰。婴儿不能像成人那样排出自己体内的咖啡因,因而造成婴儿体内咖啡因的积聚。中度饮用咖啡的母亲,其婴儿常可见不良的睡眠习惯和易怒,因此每天饮用的咖啡或茶水不能超过一杯,并至少在哺乳前的2小时饮用。

保持热量的摄入

毫无疑问,产妇可能急于想恢复到未怀孕前的样子,去掉多余的体重,但不要过于心急。如果突然减少热量的摄入(尤其是当正在母乳哺育时)是不明智的,很可能带来副作用。如果哺乳期母亲的饮食中没有足够的维生素和矿物质,就难以保证身体健康,没有足够的精力照顾新生宝宝。可以控制脂肪、油和糖的摄入量。要多吃新鲜水果、蔬菜和粗加工的碳水化合物,比如糙米和全麦面包、谷物和面条。一周最多吃两次用油炸的鱼。

用母乳哺育婴儿可使母亲的体重适度减轻,但并不是对每个母亲都有这样的效果。

如果不采用母乳喂养,产妇可以逐渐恢复到怀孕前的饮食,每天摄入8160~8800焦的热量。但应循序渐进,需要几周的时间,不要急于求成。

一旦建立起有规律的哺乳习惯,哺乳期的母亲可以开始适度减肥,但这件事要慢慢来,不能着急;等到分娩后6~8周后再开始进行,每天摄入的热量不能低于7500焦。

哺乳期母亲的食谱

下面是几种为哺乳期母亲推荐的健康而味美的食谱,能提供哺乳所需要的必要的维生素和矿物质:

早餐
● 牛奶什锦早餐配杏脯干和低脂牛奶。
● 全麦吐司面包和煮鸡蛋。
● 草莓和香蕉奶昔。
● 硬面包圈和软奶酪、腌熏三文鱼。

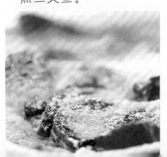

午餐
● 表面撒有胡椒粉和橄榄油的比萨饼。
● 三明治和金枪鱼、菠菜低脂沙拉酱。
● 奶酪面包,加鳄梨和红辣椒。
● 三明治和芝麻酱拌的沙拉。
● 夹西红柿的烤面包片和豌豆菠菜汤。

晚餐
● 烤牛排加上用橄榄油拌的青豆和胡萝卜丁。
● 面条和番茄蔬菜奶酪沙拉。
● 浇酱汁的三文鱼和新鲜的土豆、西兰花。

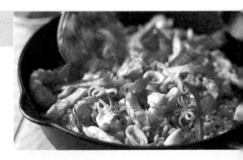

● 炒鸡肉和蔬菜。
● 烤鸡肉片蘸烧烤调料酱。

餐后甜点
● 酸奶和时令水果。
● 柠檬、芒果冰沙。
● 杏脯干或草莓和低脂鲜奶油的蛋白酥饼。
● 八宝饭或牛奶糖。
● 椰枣片、核桃和面包。

体形恢复

体形恢复到怀孕前的关键是健康合理的饮食和肌肉力量及张力的锻炼。由于怀孕使腹部明显隆起，想恢复原来的体形要有一个过程，不能操之过急。

怀孕期的体重增加是正常的和必要的，是为了满足胎儿正常发育的需要。为了将来哺育婴儿的需要，孕妇身体早就开始了脂肪的储存，以备能量严重不足时使用。产后所关心的是如何安全地去掉多余的脂肪。重要的是要保持饮食中均衡的营养（详见323页），不要使体重突然下降。产后过多地增加体重或体重滞留不减会有损于身体健康。

逐渐开始锻炼

如果正在哺育婴儿，产妇的身体将继续调整，以适应这个新的任务。作为一位新妈妈，身体对此会有许多要求，因此应避免过度的锻炼与脱水。

如果产后仍有恶露，先不要进行锻炼，应在产后第一次身体检查之后，经医生允许再进行锻炼。在此之前，如果在分娩时无其他并发症，身体状况感觉良好，可抱着婴儿散散步。

如果身体状况允许进行锻炼的话，可以先进行一些简单的锻炼活动，目的是使身体那些在怀孕期间已经变得非常虚弱的部位逐

渐得到恢复。但这需要有一个过程，应随时注意身体的反应，累了就休息，不能急于求成。

检查身体

产妇在进行锻炼之前，要检查一下腹部成对的纵行肌肉（腹直肌）是否有分离。在怀孕过程中，为了给子宫的扩张腾出空间，孕妇的腹直肌常在腹部中线处分离，间距加大，这种常见的状况称为腹直肌分离。分娩后这两块肌仍处于过度伸张状态。检查时，仰卧屈膝，把两个手指水平地放在肚脐下方，如果手指在两块腹直肌之间水平移动超过两个手指的宽度，那就表明有腹直肌分离症。如果是剖宫产，检查时要格外小心。如果产后12周还没有恢复正常的话，那应当咨询医生。

同时，可用"拥抱术"来增强腹肌的力量。取仰卧屈膝位，双手交叉置于腹部，然后抬起头和肩。

另一种方法是在日常活动中，比如洗衣服时做收腹动作。

改良的起坐活动

恢复腹肌的张力是很重要的，这将会改善产妇的姿势，并减少下腰部疼痛发生的危险，现在即使增加一点儿肌张力，就可避免以后的许多问题。

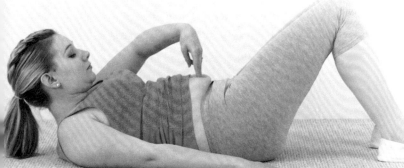

用中间的3个手指按住肚脐下面，同时抬起头，定期检查腹直肌分离的情况，如果怀疑存在这种情况，要告诉医生。

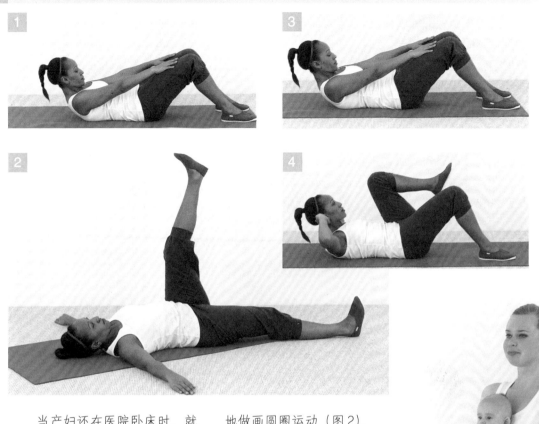

　　当产妇还在医院卧床时，就应做一些简单、舒缓的肌肉张力运动，防止血凝块；一回到家，可以开始做一些活动量较大的运动。当刀口拆线后，就可以按照正常分娩后的锻炼指南（详见330页）进行运动。

　　最初可试着做仰卧起坐和盆底肌的锻炼，如果感觉能再增加运动量时，可以做一些简单的腿部运动练习，即仰卧并双膝弯曲，倒向一侧，然后倒向另一侧（图1）；将双膝向上、向胸部靠拢，紧贴胸部。接着将一条腿抬起，轻轻地做画圆圈运动（图2）。

　　术后7~12周，可尝试加大腹部锻炼，强化仰卧起坐的运动，即将头部和肩部向前上方蜷曲离开地板，双手前伸至大腿（图3），然后恢复原位。当肌肉的力量增强之后，可试着弯曲双膝，将头部和肩部向前上方蜷曲离开地板，同时一侧的膝关节向胸部靠拢。另一侧膝关节做重复动作（图4）。

　　渐渐长大的宝宝由于体重逐渐增加，也可以帮助产妇做某些恢复身体的锻炼运动，而且宝宝也喜欢这样的运动。

锻炼计划

产妇要确保锻炼项目适合身体不同部位的需要。练习说明会指导产妇身体的哪些部位是最需要锻炼的。

肌肉锻炼

生了宝宝以后，产妇要使松弛的腹部肌肉复原，并增强臂部和腿部肌肉的力量，以便更好地照顾宝宝。

如果有人帮忙照看宝宝，可以去健身俱乐部进行肌肉锻炼，也可以在家里做这类锻炼。不论是使用自制的还是利用健身房的健身器材，重要的是安全和正确的技术。为了安全，在锻炼时可找一位有资质的教练进行指导。

肌肉的弹性

可以通过增加各种伸展运动的锻炼时间来增加肌肉的弹性。

心血管健康

与怀孕期间一样，无论是在健身房还是选择身体有所支撑的项目，如骑自行车、游泳和水中有氧体操等，在制订锻炼计划时应当遵循有氧运动的原则（详见113页）。开始锻炼时，针对目标心率的运动可持续15分钟，以后每周增加5分钟。多数人把锻炼40～60分钟作为最大的运动量。但如果感到疲劳或仅有20分钟的时间，可根据自己的情况制订锻炼强度并坚持不懈。

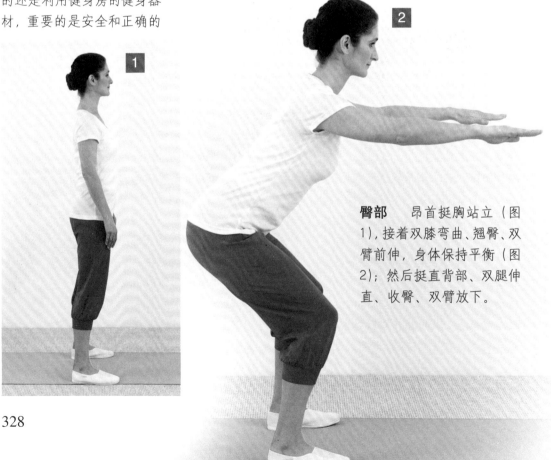

臀部 昂首挺胸站立（图1），接着双膝弯曲、翘臀、双臂前伸，身体保持平衡（图2）；然后挺直背部、双腿伸直、收臀、双臂放下。

大腿　运动开始时，双膝、双手着地，向后伸出右腿，尽量将其抬高，然后右腿降低，足背触。右腿接着再抬高、降低，重复10次。收起右腿，向后伸出左腿，抬高和降低重复10次。注意：要用臀部肌肉发力抬高腿，而不是用腿部肌肉摆动腿。

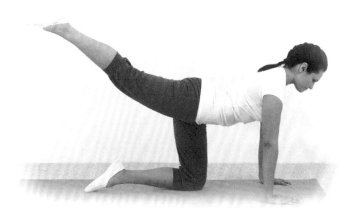

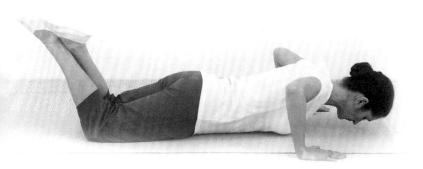

手臂　开始趴在地上，双膝弯曲，两腿交叉，双臂放于身体两侧。双臂慢慢弯曲、伸直，使鼻子和臀部抬高离开地板，此时身体重量主要靠双臂支撑。然后整个身体降低，重复10次。注意：运动时臀部不要上翘，髋和肩要保持在一条直线上。

腹部　可以和宝宝一起做。屈膝仰卧，小心托住宝宝，将其放在腹部。慢慢抬起头和双肩。尽量挺直颈部，不要让下巴靠近胸部。然后头部降低至地板，重复10次，略休息，做两组以上的练习，每组10次。当感觉更有力时，可以与宝宝一起使下背部蜷曲抬高离开地板。如果喜欢，在下背部离开地板之前，头部可以小心地用力向上抬几次。

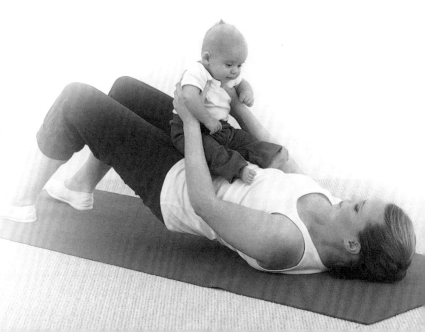

分娩后应尽早地进行一些适应性锻炼。仰卧位，慢慢抬起头，再放下，两眼注视着天花板，保持两肩不离地。不要在床上，而应在硬的地面上做这种活动。也可做一些等量的锻炼活动，如收缩腹肌再放松。推荐这种活动是因为它不会拉伤肌肉。

盆底肌的锻炼

分娩后，产妇可能会感到盆底肌疼痛。但很快就能进行一些轻微的锻炼，锻炼得越早，阴道部肌肉的力量就越大。连续收缩盆底肌10次，会发现这种锻炼越做越容易。如果会阴部疼痛，收缩盆底肌，并在坐位时继续收缩，将会减轻疼痛。因为会阴部肌被向上、向内牵拉，来自椅子和床的压力由臀部承受。所有的肿胀将在几天内消退，疼痛也将在一周后减退。

盆底肌锻炼应当成为产妇将来的常规锻炼的一个组成部分，这种锻炼将减少尿失禁的发生，并能在绝经后保持阴道的张力。

恢复常规锻炼

如果无并发症，通常在分娩后6～10周可进行需氧锻炼。如果是剖宫产，切口的完全愈合将至少需要10周时间，且不再感到疼痛。如果医生认为完全恢复时，可开始进行锻炼。

安全第一

应该停止锻炼的信号　无论选择哪种锻炼方式，起初都可能感到某些疼痛和不适，但不应有较剧烈的疼痛，如果是这样或者感到头晕并软弱无力，应当停止锻炼。如果这些症状持续不消失，就应当找医生看看了。

记住，要慢慢地开始。锻炼时应当戴优质的支持性乳罩，而不要带运动性乳罩，因为后者会束缚胸部而影响呼吸；或者戴两个乳罩，以支持大而易受伤的乳房。如果正在哺育婴儿，可在哺育完婴儿后或挤完奶后再锻炼，这时乳房不会充满乳汁而涨大。在没有完全停止哺乳之前，不要做任何过于用力的动作，否则，因锻炼而产生的乳酸会积聚在乳汁中。

锻炼时可穿着宽松、薄型的套装。在身材恢复之前不要穿紧身的莱卡衣服。

热身与放松活动

不要忘记每次需氧锻炼都要有5～10分钟的热身和放松活动，因此必须相应地调整总的锻炼时间。可把伸展和放松的练习作为需氧锻炼的热身和放松活动。

还要记住，在整个锻炼过程中不要缺水。在附近放上一杯水，锻炼时不时喝上一小口，运动结束后喝完最后的半杯水。饭后两三个小时再进行锻炼，可降低消化不良的风险，并可保证有足够的能量进行锻炼。

选择锻炼项目

与请私人教练或参加专门的孕后健身课堂一样，可以在家里跟随书籍和DVD的指导进行锻炼。

如果能坚持每周锻炼3～5次，每次30分钟，很快就会看到锻炼的结果。为了易于运动，也可以把锻炼的时间分割成几段，每段10～15分钟。当锻炼时间变短，可试着每次集中锻炼腹部、臀部和腿部这几大肌群。

无论选择哪种运动形式，起码要有针对增加肌肉的力量和耐力、提高肌肉弹性和改善心肺功能这三项运动。

第十七章

享受亲情

初为父母将令人难以想象地影响生活的方方面面。最初的几周适应非常艰难，因为家里有个新宝宝，需要调整适应自己。每个人都必须学习做一名父亲或母亲，如果能尽可能地保持平静、镇定，不久就会轻松地接受这个角色。

初为父母

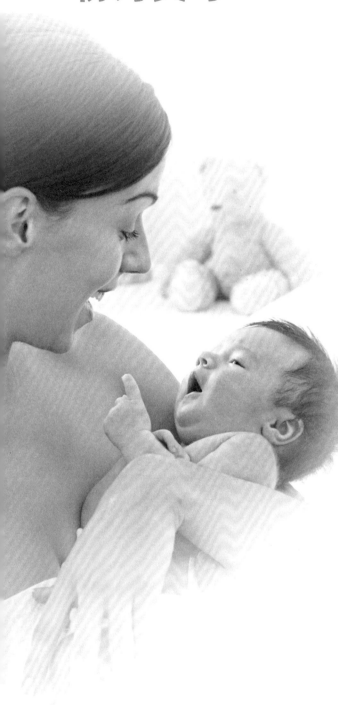

由于有宝宝的家庭需要适应很多事情，并且也没有成功的经验和通用指导，因此，为了适应新生命的到来，许多事情常常不能遵循原先的计划进行。

除了分娩后身体受到影响外，还要经历情感变化的全过程，并且有些情感不是自己所期望的。一些新手父母沉浸在幸福之中，可爱的宝宝使他们成了爸爸、妈妈，生活充满了热情和舒适；也有一些新手父母则因为要做爸爸、妈妈而变得更加谨慎、小心。总之每个人各不相同。

初为父母的生活

除了要应付身体上的不适外，如会阴侧切术后伤口的缝合、剖宫产术后留下的疤痕等，新妈妈的生活在顷刻间还要受到以下影响：

- **责任感** 新妈妈会突然意识到正在照顾一个无助的小生命，要去喂养他，改变他，要给他洗澡，呵护他，要察觉他的不适，并去疼爱他。

- **失去生活规律** 宝宝出生前的家庭生活是有规律的，现在却变得杂乱无章，新妈妈不知道怎样喂奶或换尿布。不久，便将围绕宝宝的需求建立一套新的生活规律，同时也会接受已经变得混乱无序的生活。

- **新的要求** 照顾宝宝在身心上消耗很大。睡眠时间的减少，新知识、新技能的学习，还有初做父母的担心等，所有这些都使新爸爸、新妈妈在身心上承受相当大的压力。

- **亲友的探望** 人人都想看看小宝宝，当然要快乐地把宝宝炫耀给亲戚和朋友。但是，这就意味着自己没有时间去休息以恢复精力。

- **生活方式的转变** 在生孩子之前，新妈妈可能从事一项全职工作，并且不用事先计划就可以经常外出。现在正处于一个新的时期，由于多出一个小家伙，就不得不牺牲个人的自由。

- **调整期** 像其他父母一样也想照顾好自己的宝宝，想找些适合他的东西。但是，要保持耐心，尽量不要让偶尔的小错误扰乱自己，干扰自己的自信心。新妈妈将很快适应生活中的这些变化，并且几周内会知道在以前常有的空闲时间内该做些什么。初为父母的兴奋、愉快将很快代替那些小小的烦恼。

情绪的涨落

刚刚还为小宝宝不哭不闹地吃奶而高兴，也许转眼就很烦心，因为他哭闹不止，不知是什么招惹了他。并且，新妈妈常常感到茫然、脆弱，不能自控，但是不要担心，这些小小的情绪波动是正常的。

不足为奇的是几乎5个女人中就有4个，甚至包括一些男人，在他们孩子出生后的最初几周感到轻微的消沉和焦虑，即平常所说的"产后情绪低落"，这些情绪变化很普通、也很正常。消沉的感觉可能与分娩后体内孕激素水平的骤然下降有关。这些变化就像身体和生活中的其他变化一样，是对照顾一个新生命所担负责任的预先反应。随着做母亲信心的

增加，不论是什么原因引起的产后情绪低落不久都会过去。

为了处理好迅速变化的情绪，不要把情感闷在心里，可以向丈夫或好友诉说。也可以花些时间做些自己想要做的事情，比如看一部喜剧电影，读一本有趣的书，去朋友家串串门，或是躺在浴缸内放松自己等。

分娩的经历与感受

许多母亲以她们不曾预料的方式经历孩子的出生。一些母亲发现生孩子的感受和想象的截然不同。当分娩过程不能按计划进行时，比如在分娩过程中使用了产钳，这种感觉会更加明显。顺产中的任何中断也可能是创伤性的，这时即使婴儿出生得很顺利，也会使产妇有未处理好的感觉。一些母亲则经历了失败的感觉，比如当她们希望自然分娩时，却使用了镇痛剂。

健康第一

产后抑郁(PND) 如果在分娩后的几周内产妇一直感到抑郁，一定要告诉医生，有可能患了产后抑郁症（详见321页）。可能还会有其他的症状，包括嗜睡、睡眠困难或感到恐慌无助、对宝宝淡漠，甚至害怕自己会伤害了他等。

这些感受是很正常的，不久就会过去。可以向丈夫及其他的母亲谈论这些感受，这样有助于调整您的心情。如果不能阻止自己去想分娩的事情，可以告诉医生。

怎样做父母

小宝宝的到来会使人增加各种人生体验，这也是初为父母如此兴奋的原因之一。但是，愉快之余就要面对照看宝宝的现实，这个责任可能会使父母感到担心，如时间上的限制可能意味着不会使自己随意和满足。小宝宝生活的方方面面要每天做出许多决定，从婴儿连身衣的选择到喂奶的次数。当然，许多时候自己不能确信把事情做得最好，但事实上多数事情都做得很正确。

做父母也承担着义务。最初的几个月内，要陪着小家伙，要关心他是不是饿了、累了或是病了，而父母是饿是累他才不管呢。小宝宝很依赖父母，父母会用特别的精力照看他，这会在父母和宝宝之间建立起牢固的感情纽带。

初为父母时会有些紧张和劳累，但也充满了快乐和满足。每当把干干净净的、柔软的、越看越满意的小宝宝抱在怀里的时候，当他用纯真的眼神凝视着父母的时候，当他不时有新的进步、表现新的花样的时候，父母会感到所有的付出都值得。看着小宝宝快乐幸福，这是一种无法形容的美妙的感觉。

作为一位新父亲或新母亲，会惊奇地发现自己拥有却从未注意到的品性，自己能做比原先想象到的更多的事情，并且拥有从未发现的潜力和决心，而且常常被自己对孩子的热爱和保护之情所震撼。

信赖自己的丈夫

如果新妈妈的生活中还有另一个人，千万不要把任何事情都闷在心里。最初，可能希望把所有的时间与宝宝一起度过，或者认为自己比丈夫更有能力照看小宝宝。但是，不久就不再担心失去控制，因为自己很快就会获得足够的信心来与丈夫共同照看小宝宝。如果一味地坚持自己做一切事情，会使宝宝过分地依赖一方。记

5 种父亲参与照看孩子的方法

1. 帮忙给宝宝喂奶。如果宝宝是母乳喂养，可让妻子挤出乳汁装入奶瓶，在夜间可临时用奶瓶喂奶。

2. 当放下小宝宝，让他中午小睡或晚上熟睡时，给他轻唱摇篮曲。

3. 给宝宝洗澡。如果刚开始抱孩子时紧张，可以和妻子一起给他洗澡，直到建立自信。

4. 有兴趣和宝宝一起玩——坐下来和他一起玩，小宝宝脸上快乐的神情将是对爸爸的幸福回报。

5. 给宝宝穿衣服。帮他迎接新一天或为晚上睡觉做准备。如果方便，随时给他换尿布。

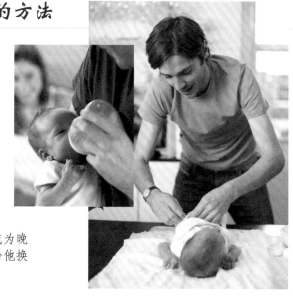

住，小宝宝会从父母两人身上学到不同的东西。无论小宝宝是母乳喂养还是吃奶粉，两个人应轮流照看。母乳可以挤出来，两人轮流用人工喂养。同样的，日常的照看工作，比如洗澡、行走、穿衣等，两个人都可以去做。小宝宝会感受到来自父母两人的疼爱和呵护，并且每次都不一样。

保持控制

新手父母所面对的现实往往与想象的不同，现实比想象的要求更高。因为时刻要应付着去喂奶、换尿布是不容易的。但是，这样可以成为反应灵敏的父母，没有失去控制，没有让孩子紧张。

为了保持控制，应始终保持自信心和独到的想法。这并不意味着当自己照看宝宝的时候，没有任何的犹豫或不犯任何错误。当然，任何人（包括自己）都会有不确定的时候，并且不时地希望对方有不同的表现。在这个时候，不要影响自己的自信。有时可能会以为其他的父母都比自己强，但是更要想到，其他的父母跟自己会有同样的想法。

要经常与丈夫或亲密的朋友交流思想和感受，即使他们没有提出建议，向别人倾诉自己的思想会帮自己理清思路。如果对方提出了某些建议，要认真倾听并且一起讨论。最终可以不改变想法，但是对于已经做出的决定，应该拥有更多的自信。

听取别人的建议

如果热心的亲友给予了许多建议，有些也许是相互矛盾的，那么问题就出现了，因为每个人都说他的观点是最好的。虽然他们是想帮助新妈妈，但是太多的建议会使人迷惑，并产生副作用。如果新妈妈正在努力地分析、利用各种不同的照看宝宝的建议，以下的思考方法会对新妈妈有所帮助：

- **养育小宝宝有多种"正确"的途径**
  尽管有些养育孩子的方法适用于每个家庭，比如应该疼爱孩子等，但许多具体的观点则因人而异，喂奶就是其中之一，有些父母遵循一个严格的时间表，而有些父母则喜欢用相对宽松的方式。许多其他的事情也是这样。

- **朋友的方法不一定适合自己** 朋友的孩子如果坐车行驶半小时就慢慢睡着了，但是这个方法对别的孩子不一定奏效。要尽量多听听其他父母的建议，但是不要机械地认为他们的"技巧"对自己的宝宝会有同样的效果。

- **做父母的方式不同** 多年以前，父母们认为应当照看孩子，不必听他们讲话。而现在多数父母鼓励孩子自信、清晰地表达自己的观点。做父母的观点会经常变化，就会使老少两辈或姻亲之间产生矛盾。可能会感到父母在批评自己，或者担心自己没有采纳他们的建议。为此，不要感谢他们的帮助，但要解释为什么那些方法不适合自己。

- **不要试图尝试自己不喜欢的建议**
  比如，有些人建议每当小宝宝哭的时候就喂奶，以使他安静下来。如果自己是那种习惯遵循常规的人，这些建议就不适合。可能刚开始时会这样做，但不会坚持多长时间。记住，可以仅仅尝试那些自己感到舒适的方法。

对待亲友建议的最好方法是认真地倾听，仔细地评价，并同丈夫或好友一起探讨，然后决定该怎么做。

耐心和坚持

一旦决心执行照看宝宝的计划，比如唱摇篮曲帮他入睡等，要确保执行所制订的计划。如果所用的方法没有立即奏效，可能会放弃并尝试其他的方法。在考虑改变方法之前，至少要坚持原方案几个星期。要知道，自己是个普通人，常常不能第一次就把事情做妥当。这并不意味着自己是个无能的父母，或者从来都不能把事情做妥当，关键是要从经验中学习。当经过努力并取得成功时，要为自己加油喝彩。

给自己留出空闲

只要懂得安排时间，新妈妈的生活中就会有足够的空闲。计划越好，空闲越多。所以，试着去建立一个日常的安排。比如，在下午带宝宝出去散步，晚上一起为他洗澡或洗衣服。

要充分利用每一点空闲停下来放松一下，没有什么理由使自己必须一直奔波。每天当小宝宝熟睡或丈夫照看他的时候，应该空出几个10～15分钟来休息，利用这些时间去做些自己真正喜欢的事情。或者当宝宝吃饱后安静下来，两人并排躺着的时候，可以来上40个眨眼，就这样做吧，一定会感觉不错。如果在空余时间有机会去做其他的放松练习，当然会感觉更好。

分担家务

随着宝宝的出生，一个新生命就需要照顾，向来应付自如的家务劳动，现在或许力不从心。不要把这看成是应付不了的难事。夫妇俩只需简单地考虑一下家务以及如何分担。一起看下面的家务，并决定由谁来做：

- 做饭。
- 购物。
- 打扫卫生。
- 洗衣服。
- 熨衣服。
- 喂奶。
- 换尿布。
- 给宝宝洗澡。
- 给宝宝穿衣。
- 夜里照看宝宝。
- 照顾老人。
- 浇花。
- 喂养宠物。

如果实在感到疲惫、紧张，应付不了，可以考虑获取帮助。不要担心接受亲友的帮助，他们能帮助购物或熨衣服等。也可以考虑请保姆或者清洁工，即使一周只需要几个小时。也可以与其他的父母交流，以便发现他们是如何归类解决一个婴儿所带来的家务负担的。也不要担心在角落里有些相对不重要的家务没有处理，没有人会注意到没有打扫的一些灰尘，相比而言，夫妻俩抽时间放松一下倒显得更重要。

解决实际问题

婴儿会不断地考验父母的养育技巧。吃奶、哭闹和睡眠是婴儿生活中基本的重要的事情，也是一家人生活中重要的事情。事实上，许多最实际的问题都与这些事情有关。

为婴儿出生做准备的数月内，就可能获得了照看婴儿方法的大量信息，并且本书第十四章也提供了许多已经验证了的技巧。但是，要确信所选用的方法不仅适合小宝宝，也应适合自己。如果这些方法做起来不妥，将可能成为新妈妈着急的原因，并且反过来也会成为宝宝烦躁的原因。因此，按照自己自然的本性去做，比如想用人工喂养，而不是母乳喂养（详见182页），那么就不用担心人工喂养将影响和宝宝之间的感情，喂养最关键的问题是所创造的轻松与舒适的感觉。请记住，喂奶不仅仅是提供身体上的营养，同时更是感情的食粮。

轻松喂奶

新手父母在最初几个月内喂奶所遇到的往往是微小的问题，比如在喂奶时宝宝可能不愿吃奶，但是如果父母感到焦虑和紧张，则很快就会成为大问题。

小宝宝感觉很灵敏，他能感受到妈妈是否焦虑，因为紧张会使新妈妈的肌肉收

如何轻松喂奶

如果喂奶不能像自己喜欢的那样进行，首先要做的是相信自己，对自己的能力充满自信，并告诉自己小小的困难不是世界末日，不久就会建立一个良好的喂养方式。

为避免喂奶太仓促，在母婴都适应之前要拿出足够的时间，不要过快地去安排下一步的事情。另外，选择一个安静、不受干扰的房间有助于喂奶。首先，母亲要放松，不要着急，轻轻地抱起宝宝，选择一个母婴都舒适的姿势（详见292页），确信在喂奶过程中通过多种方式和他相互交流，凝视他的眼睛，用轻柔的声音和他说话，抱着他靠近自己的身体。

如果宝宝不着急吃奶或者不愿意吃奶，那么休息一会儿，5～10分钟后再试一次。如果妈妈也比较紧张的话，正好有机会让母婴两人都平静下来。在喂奶中，无论是很成功还是不满意，要和丈夫轮流喂奶，以使自己能休息一会儿。

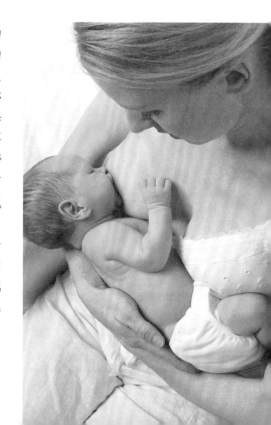

缩，并且紧张时奶水的流速要比放松时慢。如果宝宝不能得到足够量和足够快的奶水，他就会焦急不安。这就会形成恶性循环，妈妈和宝宝会越来越焦急，最后会使自己畏惧喂奶。

假如宝宝很健康，也已经试验了不同的喂奶方法，可改变一下喂奶姿势。如果改变了人工喂养方案，也采纳了医生的建议，喂奶依旧很厌烦的话，该怎么做呢？除非整个喂奶过程是放松的，不然没有解决的方法。如果喂奶时因为以下情况造成情绪波动，比如小宝宝吃得太慢或太急未吃完奶就睡着了，那么，回过头去，让我们客观地看一下整个喂奶过程。问自己以下问题：我渴望喂奶吗？喂奶时我喜欢抱着他吗？在我怀中吃母乳或者奶瓶时，他看起来是否安心和舒服？吃奶后他满足吗？如果以上问题中有一个答案是"不"，那么应该考虑一下喂奶的感情因素。在337页的方框内给出了一些营造轻松喂奶氛围的方法，这些方法对母乳和人工喂养都是有用的。

对付哭闹

在最初几个月内，父母面临的最大挑战就是习惯于小宝宝的哭闹。在分娩后第一次听到宝宝的哭声时，父母是如此地兴奋，因为那是他安全降生的标志。但现在，他在家里无休止地哭闹会使父母感到厌烦。但是一定别忘了，哭是婴儿交流的主要方

减 轻 腹 痛

腹痛常用于描述婴儿在每晚同一时间因疼痛而发出尖锐的哭叫，一般在12周左右达到高峰。没有人确切地知道婴儿为什么会得腹痛，一般的解释包括喂养较差、奶粉过敏、消化不良、受凉和母亲的紧张等。

如果小宝宝哭叫得昏天黑地，怎么也哄不好，无论如何要尽快看医生。如果医生诊断他只是得了腹痛，那么悉心的身体接触是减轻腹痛的最好方法。一个有助于减轻婴儿紧张的方法是"老虎爬树"按摩法。使婴儿的背对着你，左手绕在婴儿的前面，从后面将婴儿抱起来（图1）。右手放在婴儿两膝盖之间，并把手掌平放在婴儿的小腹上（图2）。将婴儿的脚收拢到你胳膊下，并把婴儿翻向你的手掌（图3）。同时用右手轻轻按摩他的小腹部。

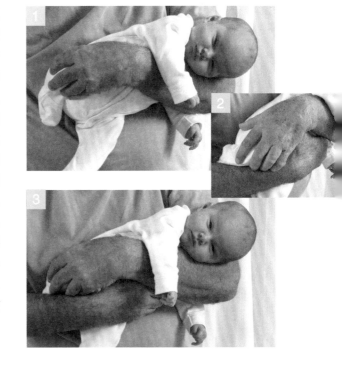

式，是他的主要语言，也是他健康成长的标志。事实上，如果他一点都不哭闹的话，父母将会更加担心。

小宝宝哭闹是很正常的，并不意味着父母做错了什么。尤其在开始的时候，宝宝的哭闹使许多父母有一种负罪感，好像是他们的过错才导致宝宝如此眼泪汪汪，要尽量避免这种消极的想法。

学会交流

如果小宝宝一直在哭，父母很容易变得紧张、烦恼，在多数情况下，父母忧虑的主要原因是因为不清楚小宝宝为什么哭。当看到小宝宝不舒服却又不知道如何立即安抚他时，父母会感到灰心和焦虑。但是一旦熟悉并进入他哭闹的声音曲调中，便会知道他在向父母诉说什么。请记住这样一句话，婴儿不会为了哭闹而哭闹。

当宝宝的哭声尖锐刺耳时，想一下他到底在哭诉什么，又该如何解决。

- 我饿了——给他喂奶。
- 我热或冷——调整一下被褥或室内温度。
- 我不舒服——换尿布。
- 我好烦——逗他玩。
- 我孤独——给他爱的呵护。
- 我累了——轻摇他入睡。
- 我病了——带他看医生。

以上建议和措施有一个共同点，那就是他需要父母。当然，在他饥饿的时候，即使父母在场也不能阻止他哭闹，但是父母充满爱意的、轻柔的安抚会减轻他吃到食物前的不舒适。

保持耐心

每个人都有他喜欢的安抚宝宝哭闹的

方法，在298页已经列举了一些。最好尝试一些新方法来安抚宝宝哭闹，这要比呆坐着好得多。但是，无论使用什么方法，都要坚持上几周。除非特别凑巧，一个新方法是不可能很快奏效的。要在使用一种方法2～3周仍没有效果时，再尝试改变另一种方法。

作为父母，自信心很重要。当抱着哭闹的宝宝时，既焦虑又紧张，可能这是第一次抱孩子，宝宝能感觉到这些，并且也越发紧张，他会哭得更凶，反过来增加父母的紧张，而且父母与婴儿之间的紧张会迅速加重。因此，采取一种轻松的方式来抚慰婴儿是十分重要的。记住，婴儿的哭闹仅仅是他向父母交流的一种方式，想从父母那里得到爱与抚慰。如果自己太紧张了，可以休息片刻，和丈夫或朋友分担这些压力。如果有可能，几分钟的小憩便足以转换一个积极的心态。如果小宝宝的哭闹发生在每天晚上的同一时间，可能他患上了腹痛（详见338页）。如果宝宝疼痛不止，而且父母也很担心，那么就去看医生。

339

晚上睡个好觉

从出生到3个月的这段时间，婴儿的睡觉习惯会经常变化。可能妈妈仍然向往孩子出生前的日子，那时可以在夜间放松地熟睡，直到第二天早上闹钟响起。但是，那些日子已经结束了，至少是现在。在最初3个月内，小宝宝和妈妈的睡眠都是不可预测的。调查表明，照看婴儿将使妈妈在第一年内少睡400~750小时；在孩子5个月时，妈妈每晚少睡2小时；到2岁时，妈妈会每晚少睡1小时。

在婴儿的这一成长阶段内，理性地接受较少的睡眠是初为父母时生活中的一部分。新妈妈将很快学会在条件许可时小睡一会儿，这是恢复精力的好方法。如果丈夫在身边，可以考虑母亲照看一个晚上，父亲照看另一个晚上，这样夫妻俩都能隔天晚上睡个好觉。

如果能了解到婴儿睡眠方式的变化是正常发育的一部分时，便将很快在情感上和身体上调整并适应这一时期。当宝宝几周大时，他每天仅清醒几个小时；在3月龄时，他在24小时内几乎睡上14~16小时，甚至可以睡上一天一夜；直到大些的时候，他才开始晚上睡得多些，白天睡得少些。不仅如此，

研究发现，婴儿每一次最多熟睡4小时。

这意味着在整个白天和夜间，小宝宝有许多的小睡和觉醒期。事实上，想让他在夜间睡得长些，对他来说没用。

尽管一些积极的措施虽不可能很快生效，但可采取这些措施鼓励小宝宝在夜间睡得更好。以下建议有助于创造宝宝入睡的最佳气氛：

使宝宝感到舒服 当宝宝感到舒服时，他可能就会睡觉。比如，给他换一块又干净又干燥的尿布，把毯子包在他身上，保持他入睡的小床温暖而又不太热（16~20℃比较理想）。

典型的睡眠规律

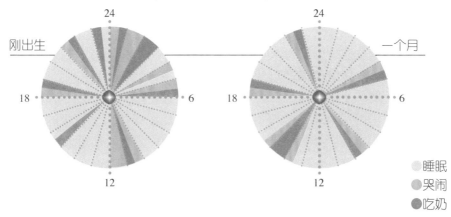

刚出生　　　　　　　　　　　　一个月

● 睡眠
● 哭闹
● 吃奶

340

婴儿哭闹的处理方法

　　精神学家对婴儿哭闹且不入睡的处理方法还有不少争执。一些人认为应把他抱起来，搂着他直至他放松入睡。另一些人则认为每次抱着婴儿入睡，会使他下次仍然不睡，因为他会意识到这是引起父母注意的最好方法。

　　父母所要做的就是使他放松、安全，他就会慢慢地入睡。如果感到不舒适，他仍然会瞪着眼睛不睡。如果每次他哭闹不愿入睡，父母都抱着他，他会哭得更厉害。当然，在他不愿入睡时，可以抚摸他，但不要考虑把他抱起来。解决的方法很简单，把手放在他颈部后方，感觉一下他是不是太热了，并像(图1)那样调整小毯子，或轻敲他的胸部、前额或者面颊部，以减少他的孤独感(图2)，或者动动他的运动玩具或温柔地给他唱歌。

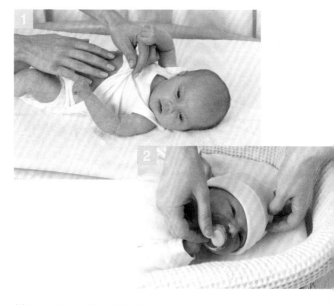

提供安静的环境　如果房间里声音较大或有零星的噪音，小宝宝就不愿意睡觉。尽管大人不必蹑手蹑脚地从一个房间走到另一个房间，以保持安静，但卧室内有一个舒适、安静的气氛确实有助于宝宝入睡。

坚持生活规律　可能宝宝仅有几个月大，但也能对日常生活有反应。每天晚上把他放到小床之前，试着给他做同样的事情。比如，你可以给他喂奶、洗澡、抱抱他，给他讲故事或唱催眠曲。

保持放松和平静　保持放松和平静能大大增加父母达到目标的机会。当父母鼓励宝宝点头时，他会对父母的感情做出反应，或是积极的，或是消极的。

斟酌喂奶时间　由于宝宝在夜间喂奶后就想睡觉，因此，可以考虑先给他洗澡，然后喂奶让他准备睡觉。

养成睡眠的好习惯　很早的时候，许多宝宝就把特定的事物或生活方式与睡眠时间联系起来。一个带音乐的运动玩具、一个假人或夜间的灯光都可能成为宝宝入睡的信号。即使当他一个人时，也使他感到舒适。

安排家庭生活

照看孩子可能会消耗母亲的全部时间，但是重要的是不要丧失自我。同样，要保持与其他家庭成员的关系——夫妇之间，小孩子与外祖父、外祖母之间。

在较短时间内，新手父母可能希望重新建立自己的生活方式，回到工作中去或从事其他的爱好。不要因为考虑自己而有负罪感。可以让丈夫或是值得信任的亲戚照看宝宝几个小时，可以给自己花些时间，放松一下或是和朋友一同出去。

是否继续工作

可能以后几个月内要做的最大的决定就是自己是否回去工作。需要花些时间考虑这个问题，找到一种夫妇双方都适合的方式。

选择留在家中

如果决定留在家中全职照看小宝宝，这也像工作一样会给新妈妈带来所有的快乐和满意。但是，一些母亲担心留在家里会失去自己的个性。如果开始有这种感觉，那么多想想现在从事的职业。抚养小宝宝和以前的工作相比，其重要性是有过之而无不及的。

如果有机会留在家里，将会发现一个全新的自己。许多母亲在家里感到特别快乐，她们和宝宝一起发现事物，并且看着宝宝经历着难以置信的变化。还可以和其他的新妈妈们分享这些快乐，她们也会成为新的朋友。

选择回去工作

首先要考虑的是什么时间回去工作。这取决于自己的感觉以及离开家后做的计划如何。最后，还要决定如何照看孩子，是请位保姆，还是送托儿所（详见185页）。

当要决定回去工作的时候，几乎没有一个妈妈不感到伤心和内疚，她们会想起以前和宝宝一起度过的时光，她们不知道一旦宝宝有个意外，会出现什么事情。试着不要让这些感情使自己沮丧。应当想到去完成工作会使自己更加独立，会把这些品性传给宝宝，参加工作也可以给宝宝提供一个稳定的经济环境。尝试着不去担心别人照看孩子，如果遇到一位好保姆，宝宝可能会很好。

宝宝可能和保姆建立一个亲密的关系，但这并不影响妈妈和宝宝的感情。当然，妈妈需要花些时间单独和宝宝在一起，并把这列为生活常规。回家后，可以给宝宝喂奶，和他一起玩耍，并把宝宝放到床上，这些都会使宝宝感到舒适。

如果刚回去工作时感到很困难，不必感到惊奇，现在许多女性当母亲后都感到有压力。但是要知道，既要花时间应付工作，又要花时间在家里尽义务，这当然会感到劳累。在这段时期，自然不适合去做额外的工作或加班，那么就决定要做哪些家务吧。

保持夫妻搭档

生活中充满了忙碌和吵闹，总要把自己的生活与丈夫连在一起。毕竟，夫妻俩不仅仅是宝宝的父亲和母亲，而且两人也有自己的感情需要。

　　和孩子生活在一起会从众多不同的方面影响夫妻两个人。可能其中一人正因为在家里照看宝宝而缩减了工作时间，或者其中一人抱怨另一人在宝宝身上投入了太多的精力。这些如果不及时表达和交流，都会使夫妻产生隔阂。保持牢固夫妻关系最好的方法是真诚地交流，而且要随着家庭的发展而变化。

重新建立社会生活

　　由于照看小宝宝，几乎没有精力去参加社会活动，但是不管怎样，要做出努力。当觉得可以的时候，尝试着把宝宝交给一位可以信赖的保姆。开始的时候，没有必要整夜地出去，仅仅看一场电影或出去拜访一些朋友，以便放松一下。

相互敞开心扉

　　夫妻间不仅考虑做父母的角色，也要分享做父母的想法。倾听丈夫的希望和担心，确信要表达自己的想法。应该清楚，初为人母就像是再一次恋爱，只不过满怀热情所面对的是一个完全依赖自己的小家伙。即使丈夫对宝宝也是满腔热情，妻子感情的明显转移使丈夫伤心或离开，他好像在这种新的关系中不再扮演什么角色了。克服这种感觉的唯一方法就是交流。两个人都要真诚，最坏的事情就是假装每件事情都很好。

推迟夫妻生活

　　在最初几周内，夫妻生活可能是个问

生育后如何享受性生活

　　如果分娩后有手术缝线或仍感到疼痛，过夫妻生活将是烦心的。但是，有许多其他方式可以表达爱，其中接吻和拥抱是显而易见的。应该感到惊奇的是，你们如此地关注小宝宝而忽视了彼此亲密的需求。在妻子感觉能进行性生活之前，相互间的按摩、手淫和口交可能会令人满意。

　　分娩后，妻子体内雌激素和孕激素水平骤然下降，可能暂时感到阴道缺乏滑润，而且身体热、潮红、易出汗，这些现象可能要持续一段时间。当希望做爱或希望手淫时，要使用水质阴道润滑剂。不要使用凡士林，因为这是油质的，可能会引起感染。

　　选择一种妻子可以控制丈夫插入深度的做爱姿势，女方在上面或相互靠近躺着，如果压力大感到不舒服，妻子可以控制并减轻。要避免男上女下式体位，除非妻子感到很舒服而且没有疼痛。

　　如果在性生活方面有什么顾虑和担心，去咨询有经验的专业人员，不要感到尴尬，他们可以帮助决定什么时候可以开始过性生活。

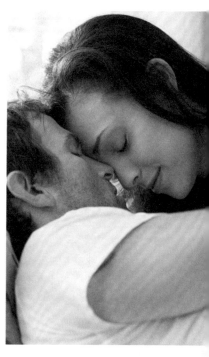

题。因生孩子而疲惫、劳累甚至带有产伤，夫妻生活在妻子的意识里是放在最后的事情。但是，丈夫考虑的不同，他渴望夫妻的性生活恢复正常。或者妻子想恢复夫妻的关系，但是由于生孩子过程中的所作所为而感觉受到某种伤害。

尽管许多医生建议分娩后6周开始过夫妻生活，但实际上这决定于个人的情况以及自己什么时候感觉可以进行了。如果生孩子很顺利，并且没有什么不适感，那就不需要等待。如果分娩时难产，并且做了切口和缝合，等待6周似乎短了些。如果自己不能确定，可以请医生帮助做决定。

当自己感到情况许可时，按照自己的方式进行。当夫妻都躺在床上时，可以灵活得体地交流哪些感觉很好、哪些感觉不好。如果对相互交流的方式感到紧张，可在开始时依偎在一起，那样感觉很好。在准备好后再向下进行。

当妻子不愿意做爱时，要警惕有犯罪

知 道 吗

年龄差别影响兄弟姐妹之间的竞争。研究表明，如果年龄差别小于18个月，第一个孩子不会嫉妒，因为他还没有理解发生了什么。如果年龄差别2岁，孩子间的竞争就非常突出，第一个孩子年龄较大，能知道新宝宝要影响他，他可能会感到不安全。但是，这个年龄差别在妈妈看来是健康的。年龄差别在3岁或更多时，嫉妒感就会很少，第一个孩子不会明显感受到这个小弟弟或小妹妹的影响，他会为家庭的新成员感到自豪。

感，生孩子后性欲下降是很正常的。也许身体正在恢复或正经历着疲惫，缺乏睡眠，正调整自己以适应宝宝的要求，所有这些都不要感到惊奇。仅仅需要接受的就是，生孩子后要经常做家务，性生活不像以前那样是自发的。

注意避孕

在哺乳期内，月经期还未恢复就已经开始排卵了，因此恢复性生活时，要选用一些避孕方式。最初，避孕套是最好的选择。如果要选择其他的避孕方法，应该咨询保健医生。如果采用母乳喂养，就不要服用雌激素药片，这种药物会抑制乳汁的分泌（详见318页）。但是，服用小药丸一般比较安全，药丸内仅仅含有孕酮。如果想放置避孕环（IUD），应等到6周后子宫颈恢复时再做。如果以前使用子宫帽，应当再放置一个新的。

不要忽视了大孩子

如果这次是二胎，最初几周的情况可能与第一胎有所不同。首先，在过去没有另外一个孩子需要照顾；其次，夫妻二人都有照看孩子的经验。但是要记住，照看两个或多个孩子会更加劳累。

家庭幸福吗

有了第二个孩子，孩子之间的竞争就增加了（详见左框）。在一个家庭中，孩子之间的嫉妒很普通。但是，这具有破坏性，并容易引起家庭生活的混乱。幸运的是，可以采取相应的措施来解决这个问题。

大孩子和新生儿的第一课需要仔细地引导，可以让大孩子给小宝宝买个礼物。当

6 种鼓励祖父母的方法

1. 一些祖父母不和孙子（孙女）住一起，可能是因为有些顾虑和担心。要积极、真诚地欢迎他们，可以使他们放松。

2. 让他们参与照看小宝宝。如果他们顾虑"缺乏实践"，让他们开始一些简单的工作，如给宝宝读故事，这有助于他们建立自信心。

3. 请他们提出建议。尽管自己可能不同意父母的观点，但当征求他们意见时，他们会很高兴。

4. 让他们感觉被需要。告诉他们，小宝宝是多么喜爱他们，自己也盼望他们的到来。

5. 不要想当然。很容易想当然地认为父母应该替自己看孩子，他们也需要事前通知，并且应得到感谢。

6. 管教孩子时经常有冲突，一些祖父母比较宽容，因此，可讨论一下管教方法，把自己的想法讲清楚。

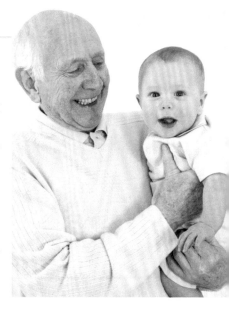

他（她）到医院看妈妈的时候，故意对此惊喜不已，使大孩子感到自己很重要，并告诉大孩子，新宝宝很爱他。

在家时，可以让大孩子参与照看小孩子，以促进家庭的和谐，这会有助于他们之间建立联系。大孩子能帮多少忙取决于他的年龄，可以让他给小宝宝拿尿布、收衣服或分享玩具。此外，可以在小宝宝入睡时，每天至少抽出半小时单独与大孩子在一起，这个特殊的时间能培养他的自尊。尽可能让大孩子保持正常的生活习惯，给予他的打扰越少越好。记住，未来是一个家庭。

让祖父母参与进来

在孩子形成性格的几年内，祖父母非常重要。尽管祖父母比较传统，会溺爱他们的孙子或孙女，或者干预孩子的抚养，但他们是父母和孩子们之间理想的缓冲剂。

现在的祖父母在晚年生活中更希望积极活跃，当孙子或孙女出生后，他们希望更多地参与。祖父母参与的多少取决于夫妻二人的意见，并且需要花费一些时间达到权利平衡，要接受他们的帮助，劝阻他们的干预。小宝宝的祖父母也会意识到这些，因此试着平静、真诚地讨论帮助的标准和尺度。

请祖父母做看护者

如果祖父母身体健康而且住得距离很近，他们可以帮助照看孩子。如果考虑到上班工作，这就特别有益。这种选择会给自己省好多钱，但也给他们一个巨大的责任，可能产生家庭不和谐。在开始这项计划之前，夫妻俩以及双方的父母应当作为一个家庭坐下来讨论，尽可能多地分类理清所有问题，比如喜欢怎样给孩子喂奶或让他睡觉等。

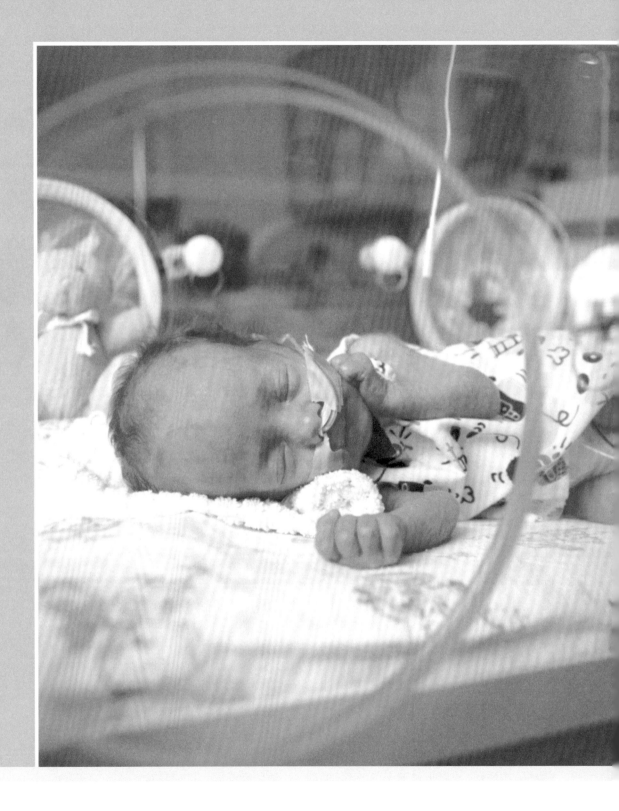

第十八章

产后母婴保健

产后母婴经常会遇到许多健康问题，针对这些问题采取相应的措施，使病情得到控制和好转；对有些严重的疾病，若处理得当可把危险降低到最小程度。

母亲的疾病和治疗

生孩子后，许多母亲因为分娩时有撕裂伤或做了会阴侧切术而经历着手术后的不适。在成功地进行母乳喂养之前，会感到乳房又胀又痛，但多数症状是正常的。如果还有其他的担心，可经常咨询医生。

分娩后的并发症

分娩后感染

据估计，1%~8%的产妇会遇到感染。增加感染风险的因素有：羊膜早破、过度劳累、经常内诊检查、宫内胎儿检查，或在怀孕期患有糖尿病、过度肥胖等已经出现了感染。最常见的是子宫内膜炎，但是感染也可以发生在子宫颈、阴道、阴道口和盆腔。

【症状】
- 发热。
- 腹痛。
- 阴道分泌物。
- 炎症、红肿。

【治疗】
多数产后感染需要治疗，常常使用抗生素。子宫内膜炎需要住院治疗，可静脉滴注抗生素2~7天，一般治疗2~3天时症状缓解。其他的感染可对症相应地治疗，多数7~10天痊愈。治疗过程中可以继续给婴儿喂奶。

产后出血

如果是经阴道分娩或者是剖宫产，分娩后几周内有轻微的阴道出血是很正常的（详见313页）。产后出血指的是分娩后阴道大出血。异常出血的原因很多，最常见的原因是子宫收缩不好。其他的原因有胎盘残留（部分胎盘组织未排出），或者是未发现的宫颈或阴道撕裂。

尽管产后出血常发生在分娩后的几天内，但是如果仍残留部分胎盘组织或宫内感染，产后数周仍可以发展。

【症状】
- 阴道内出血，量多，颜色鲜红，持续4天或更长时间。
- 排出大量血块。
- 阴道分泌物有恶臭味。
- 虚弱，气喘，伴有轻微头痛。

【治疗】
部分产妇可以适当给予1~2天药物，以帮助子宫收缩。有时，也可以做个小手术以清除妊娠残留物，需要清除子宫内面的所有残留组织。大量失血引起的贫血可通过补铁或多吃富含铁的食物来治疗（详见101页）。

脱垂

在怀孕和分娩过程中，承托盆腔器官的盆底肌张力降低，导致失禁（详见351页），并且在个别情况下会发生脱垂，腹腔下位的器官向下落，最常见的形式是子宫突入阴道。

【症状】
- 牵拉感、下腹部坠胀。
- 咳嗽或打喷嚏时漏尿。
- 下腹部疼痛。
- 性生活时不适或疼痛。
- 便秘。

【治疗】
分娩后，尽快开始盆底部的训练有助于阻止脱垂（详见114页）。多吃富含纤维素的食品可防止便秘。紧张可增加盆底的压力。轻度的子宫脱垂可以套上一个和避孕膜相似的子宫托，也可做手术修补。

手术缝线的并发症

会阴侧切术缝合后很可能感染，引起许多不适。尽管十分小心和卫生，细菌仍可能侵入伤口部位。

【症状】
- 会阴部红、肿、痛。
- 会阴部有令人不快的气味。

【治疗】
注意卫生、常洗澡可避免手术缝合感染，但会阴部感染往往需要抗生素治疗，因此，需要征求医生的意见。有时手术缝线可能裂开，需要进一步缝合，往往注意卫生就可使之愈合。

乳腺疾病

乳腺管阻塞

所有影响乳汁流出的因素（如乳罩太紧）都可引起乳腺管阻塞。往往乳汁淤积的妇女易发生阻塞，这可能是由于乳汁分泌过多或者宝宝不愿意吃奶，使乳房没有排空，或者宝宝在吃奶的过程中入睡和错过了喂奶的时间。

【症状】
- 触痛。
- 发红或伴有发热。
- 乳房肿块，按摩或喂奶后减小。

【治疗】
用一块热毛巾，比如可以把毛巾浸在温水中，取出拧干后放在患病部位。每次

快速的分娩、长时间的劳累或者生下一个大的婴儿，都会使盆底肌虚弱，不能支撑子宫处于正常的位置，致使子宫突入阴道。其他的器官，如膀胱、尿道、直肠以及腹部相连的器官都可以脱垂，使阴道承受的压力增大，致使阴道脱垂或阴道壁下降。不同形式的脱垂可以同时发生。

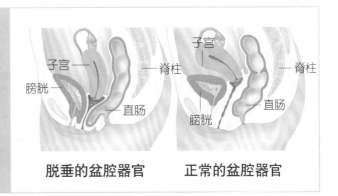

脱垂的盆腔器官　　　正常的盆腔器官

喂奶前轻轻按摩以减轻症状。要经常喂奶，如果乳汁没有彻底排空，可用吸奶器吸出剩余的乳汁。试着变换不同的姿势喂奶，确信小宝宝能正确地吃奶（详见293页）。

乳腺炎

如果细菌入侵阻塞乳腺管（多数是通过皲裂的乳头），会使乳汁也受到感染，导致导管炎症，这被称作乳腺炎。最常见的部位是乳腺外上部，经常充血，紧张并变换喂奶方式的妇女易于患乳腺炎。比如，宝宝开始间隔较长时间才吃奶或不时地使用奶瓶吃奶等。

【症状】
● 乳房有红肿疼痛的肿块。
● 感染部位又红又亮。
● 发热，伴有流感样的肌肉疼痛。
● 恶心。

【治疗】
乳腺炎要用抗生素、止痛剂，也可采用自助的辅助疗法。服用的药物不应影响喂奶。如果服用抗生素后24小时仍然没有改进，应咨询医生，可能有脓肿的危险。

乳头皲裂

产后最初几天的喂奶中，乳头感到敏感和疼痛是很正常的。婴儿吸吮力量过大，不正确的喂奶姿势以及乳头中残存乳汁等都可致使乳头皲裂。破裂的乳头疼痛并且容易感染。

【症状】
● 乳头上有裂口，可伴有出血。
● 喂奶时有尖锐的疼痛。

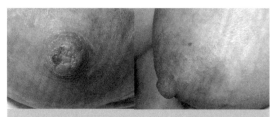

乳头皲裂（左）、乳腺炎（右）会导致喂奶不舒服。但是，两种情况不会影响继续喂奶。尽管原因还不清楚，但皮肤白嫩的妇女易发生乳头皲裂。

【治疗】
喂奶过程中，要确保喂奶姿势正确（详见293页）。喂奶后如仍感到肿胀，可用吸奶器吸空乳房。每次喂奶后，乳头应在空气中暴露一会儿。用普通温水经常清洗乳头，注意不要使用肥皂水或消毒剂，洗后轻轻地擦干。如果使用防溢乳垫，不要用背面涂塑料的那种，每次哺乳之后要更换乳垫。乳头皲裂时，可涂上薄薄的一层白凡士林或精制的羊毛脂软膏，乳罩有助于治疗。

鹅口疮

乳头皲裂常常因白色念珠菌感染而导致鹅口疮。易患阴道真菌感染的妇女喂奶时，也可使乳腺患真菌感染。另外，使用抗生素也易患真菌感染。

【症状】
● 乳头发痒、刺痛，呈粉红或红色。
● 乳头上有白色小斑点。
● 乳房深部有穿刺样疼痛。

【治疗】
鹅口疮可在母亲和婴儿之间相互传播，因此，母婴均需要治疗。常常使用抗真菌药物。尽管喂奶时有些疼痛，在治疗期间仍要坚持喂奶。

射乳失败

如果产妇不能分泌足量的乳汁或乳汁不能自由地流出，这就是射乳反射失败，常常是由于分娩后第1周内乳房充血不减轻所致。有时，射乳失败也发生于下列情况：婴儿出生后即有问题并留在婴儿室，或婴儿过小及早产儿等不能有力地吸吮乳头。另外，压抑或烦恼的情绪也会减少乳汁的分泌。

【症状】

- 两次喂奶之间乳汁不溢出。
- 没有射乳的感觉（分娩后有轻度的子宫收缩，乳房内有针刺样疼痛）。
- 婴儿不高兴或表现出饥饿。
- 婴儿不经常排尿。

【治疗】

经常用一种安静、放松的方式喂奶，坐在一个舒适的位置上让宝宝正确地吃奶（详见第293页）。如果宝宝在吃奶时不能提供足够的时间和压力，可使用吸奶器吸吮，并且和保健医生讨论压抑和烦恼的心理问题。

尿道和肠道疾病

尿失禁

不仅盆底肌张力降低可引起尿失禁，现在认为怀孕期身体发生的变化也可以引起尿失禁。尿失禁是分娩后常见的并发症，可以持续数周或数月。

压力性尿失禁（由于大笑、咳嗽、紧张等引起的尿失禁）非常普遍，可以在分娩后持续达一年之久，随着时间的延长会逐渐改善。

【症状】

- 少量尿液漏出。
- 膀胱充盈感、尿急。
- 不能控制排尿。

【治疗】

不论是什么原因引起的尿失禁，常规的盆底肌锻练（详见114页）是最好的治疗办法。需要花费几周的时间方能感到控制膀胱的能力有所提高，但是要坚持下去。垫上卫生巾或穿上保护性内裤可以预防漏尿。

大便失禁

分娩时使用产钳、伴有严重的撕裂伤或会阴侧切术都可损伤支配肛门括约肌的神经，这些括约肌可以使肛管开启和关闭。神经损伤后，无法控制肛管的运动。大便失禁时间的长短取决于损伤的程度。大便失禁的妇女在分娩后一般需要6周～4个月或更长的时间来恢复肠管的功能。

【症状】

- 不随意的肛管运动。
- 经常放屁。

【治疗】

进行盆底肌锻练（详见114页）能够增强肌肉的收缩力，并能增加会阴的血液供应，有助于恢复。如果经过训练后大便失禁的状况不能改善，要进一步做产后检查。不要感到尴尬，最好尽快地进行治疗。

新生儿常见的医学问题

多数婴儿出生后十分健康,但是偶尔会出现一些问题并需要进行医学处理。尽管这些问题会使人心烦,但多数问题均可以成功地解决。医生可以给新妈妈解释需要处理的程序。

肠道疾病

便秘

便秘是指产生干硬的粪便并且比正常排便次数减少。最初几周时,婴儿便秘是非常不利的。如果宝宝便秘、呕吐,而且腹部膨胀,可能患有消化系统疾病。

【症状】
- 粪便干硬,不易排出。
- 不经常排便。
- 粪便外面有血液条纹。
- 腹部疼痛或不适、过度哭闹不安、膝盖挺直。

【治疗】
婴儿有轻微的便秘,应补充大量额外的液体;因饮食变化而引起的便秘,如不同的饮食方式所引起,常常可在数天后自愈。更多症状严重的便秘,往往排便困难和疼痛,需要进行医学治疗。除非医生同意,否则不要给婴儿服用泻药。应避免给婴儿喂食糖水,以免婴儿产生吃甜食的嗜好。

腹泻

指的是大便突然增多,多为稀水样便,可能是绿色的,并带有恶臭味。有时腹泻伴有呕吐。

腹泻最常见的原因是病毒感染,有时也可由细菌感染引起。感染可引起大便带血,有时可伴有泌尿系感染、上呼吸道感染,比如感冒或中耳炎等,或伴有其他严重的疾病。这种情况下往往伴有发热。有时喂养不当也可引起大便稀薄。婴儿期腹泻的

什么情况下去看医生

婴儿表现出不健康时,留心预示疾病的症状是很重要的。如果婴儿有下列症状或表现,要迅速地咨询医生:
- 嘴角和面部的皮肤苍白或发青。
- 发热38℃或更高。
- 身体松软或僵硬。
- 眼睛发红充血,或有白色黏稠分泌物与睫毛粘在一起。
- 嘴上有白色斑点。
- 肚脐周围发红、发软。
- 鼻塞,喂奶时呼吸困难。
- 每天拉6~8次水样便(详见299页)。
- 拒绝吃奶。
- 哭闹时间比平时长。
- 大便带血。

减轻腹部不适

按摩可以使烦躁的婴儿镇静下来。如果怀疑宝宝腹痛，可以试用以下的按摩方法，但要保证按摩房间内温暖和通风。

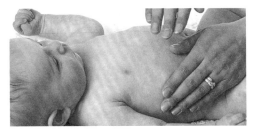

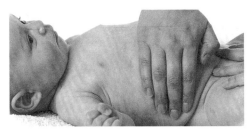

1. 两手交替在右腹部按摩，从臀部和下位肋骨之间一直到肚脐下部。左侧重复进行。

2. 手呈握杯状（手掌凹陷），轻轻地从一侧到另一侧按摩宝宝的腹部。当宝宝腹部紧张时，手不要向下挤压，一直与他嬉戏。

3. 手呈握杯状，顺时针方向做圆周运动按摩宝宝的腹部。如果宝宝的腹部很硬，在按摩之前，轻轻地搔他，以使他放松。

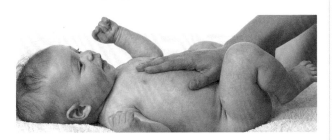

原因还有对某些特殊配方的奶粉不适应，或者是使用了抗生素等。

【症状】
- 大便非常软，呈水样，伴有恶臭味。
- 呕吐。
- 腹痛。
- 发热。
- 拒绝吃奶。
- 身体松软。

【治疗】
多次喂奶以避免脱水。两次喂奶中间可以给一些凉开水。如果婴儿已经表现出脱水的症状，可以去医院补充液体，以补充丢失的水、盐、离子及糖。如果是由细菌感染引起的，可给予抗生素。如果怀疑是由奶粉过敏引起的，可以更换奶粉，往往需要更多的时间才能找到合适的配方。感染引起的腹泻常常需要1周时间才能好转。

呕吐

许多婴儿在喂奶时或喂奶后有少量吐奶，如果婴儿正在成长并且吃奶挺好，这可能与奶液在胃中返流有关，以后会

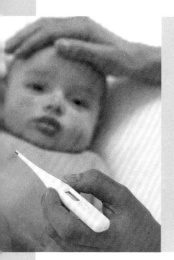

给婴儿测体温

婴儿应该测腋下体温。如果使用数字温度计，需要擦干腋下的汗液，把水银球放在腋下，并使上肢和身体夹紧固定温度计。放置3～4分钟直到温度计稳定。如果体温高于38℃，请和医生联系。要知道所测的是腋下体温（在腋窝测的体温），读数略低于正常体温。

自行恢复。但是，呕吐则是不由自主地吐出大量的奶液，并且可能是突然间发生。呕吐可能是由于奶粉过敏、肠道解剖位置异常（如幽门狭窄或消化道狭窄）等原因造成，这些均可影响乳液下行。如果伴有腹泻，可能是由细菌性或病毒性感染引起。如果确实由感染引起，则可能伴有发热。

【症状】
● 吐出大量奶水。
● 发热或腹泻。
● 长久剧烈地呕吐。
● 呕吐物中带血。

【治疗】
如果宝宝有上述任何症状，应迅速去看医生，以便快速诊断。如怀疑是由感染引起的，可做相应的检查，一旦确诊，可给予抗生素治疗。如果呕吐与肠道阻塞有关，可以做X线或B超检查，可能需要手术治疗。如果宝宝有缺水的症状，应迅速咨询医生，如口唇干燥、嗜睡、囟门下陷

（详见275页）、尿布干燥或被尿液染成黑黄色等。

感染和皮肤疾病

发热

如果婴儿小于3个月，多数医生认为体温高于38℃即为发热。婴儿出生后不久就发热的原因较多。可能是母亲有感染，传染给了婴儿。尽管母亲体温正常，但感染可使婴儿发热。极少数情况下，体温升高与婴儿周围的环境有关，比如产房或婴儿室太热时，婴儿体温会升高。

【症状】
● 摸起来感到皮肤发烫。
● 有感染的迹象，如感冒。
● 不想吃奶。
● 嗜睡。

【治疗】
不管是什么原因引起的，均不能忽视婴儿的体温升高，这可能是其他严重疾病的先兆。新生儿体温升高常常预示某种类型的感染。可能是分娩过程中得了细菌性感染或是被看望者传染了感冒病毒等。不管是哪种原因，医生应经常观察发热的婴儿，根据需要做适当的处理。

感冒

感冒就是上呼吸道感染，常常由病毒感染引起。感冒在新生儿中很常见。一些症状轻微的感冒仅仅1～2天后即可恢复；有些感冒症状较重，可能会迁延数周，有时有伴随症状，如中耳感染或咽喉肿痛等。

【症状】

- 鼻塞。
- 流鼻涕。
- 清水样、黄色或绿色鼻腔分泌物。
- 打喷嚏。
- 眼睛发红、泪汪汪的。
- 发热。
- 没有食欲。

【治疗】

感冒尚无有效的治疗办法。虽然抗生素常被用来治疗感冒的并发症，但抗生素对病毒感染无效。鼻塞使吃奶困难，因此应鼓励婴儿多次吃奶或用奶瓶吃奶。感冒时应补充额外的液体，有助于减轻充血的症状。可在婴儿室内放置一个加湿器，可使他感觉更舒适。如果有呼吸困难，说明感冒可能已发展成更严重的症状，应迅速地和医生联系。

B 型链球菌感染（GBS）

B型链球菌可引起新生儿严重的细菌感染。这种细菌可在大约10%的妇女阴道内检测到。一部分婴儿在经阴道分娩的过程中受到感染。可以在怀孕期检测到这种细菌的感染。早期的婴儿感染往往出生后数小时即发病。晚期的婴儿发病（出生后一周或更长时间）常常发生脑膜炎。

【症状】

- 有呼噜声。
- 吃奶差。
- 嗜睡或无精神。
- 异常高或低的体温。

- 心率低。
- 呼吸快。

【治疗】

B 型链球菌具有潜在的致死性，被传染的婴儿应进行紧急的医学观察。如果母亲在孕期检测 B 型链球菌的结果为阳性，在分娩过程中应给予抗生素，以降低婴儿的感染率。晚期 B 型链球菌感染要迅速送医院进行治疗。同时伴有两种类型的感染时，早期给予集中的治疗可以防止潜在性的严重后果。

脑膜炎

是脑和脊髓被膜的炎症。脑膜炎常常由病毒或细菌感染所致。病毒性脑膜炎可以由许多不同类型的病毒引起，常常症状轻微，没有长期的影响。极少数情况下脑膜炎可能比较重，并可引起严重的问题。

对新生儿而言，细菌性脑膜炎常常由B型链球菌引起。在3个月以上的婴儿中，最常见的脑膜炎类型有3种：流感嗜血杆菌B型（Hib）、脑膜炎双球菌A、B型和脑膜炎双球菌C型。其中，B型最常见，C型最严重，需迅速送医院治疗。如果不及时治疗，C型感染可导致死亡。

【症状】

- 声音尖锐的哭叫。
- 昏昏欲睡或嗜睡。
- 前囟膨胀。
- 呕吐。
- 拒绝吃奶。
- 皮肤苍白，四肢发凉。

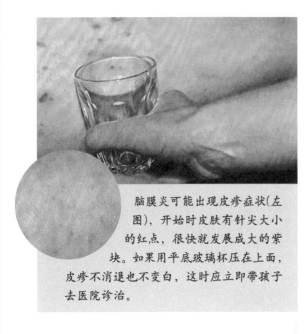

脑膜炎可能出现皮疹症状（左图），开始时皮肤有针尖大小的红点，很快就发展成大的紫块。如果用平底玻璃杯压在上面，皮疹不消退也不变白，这时应立即带孩子去医院诊治。

- 对光线敏感。
- 发热，茫然呆视。
- 颈项强直。
- 呼吸困难。
- 痉挛，伴有肢体僵硬、颤抖。
- 皮肤表面有紫红斑点，压后不消失并发展为青肿物。

【治疗】

如果怀疑婴儿得了脑膜炎，应迅速给医生打电话或带着孩子去医院做紧急检查。脑膜炎往往难以诊断，可能要做腰椎穿刺以确诊。如果怀疑是细菌性脑膜炎，要应用抗生素。因为耳聋是细菌性脑膜炎常见的并发症，4周后要做听力检查。如果是病毒性感染，可能在几天内恢复。

鹅口疮

鹅口疮是由一类称为白色念珠菌的酵母菌（菌类）感染引起的。这种菌也可引起尿布疹。如果母亲患有阴道酵母菌感染，婴儿在经产道分娩时可能会受到感染。

【症状】

- 舌或口腔内有白色斑点。
- 婴儿吃奶不舒服。
- 严重的尿布疹。

【治疗】

许多的口腔疗法可以治疗鹅口疮。如果采用母乳喂养婴儿，可以在乳头上涂抹抗真菌软膏。所有的橡皮奶嘴和奶瓶在每次使用前都要彻底消毒。

婴儿湿疹

就像大家都知道的特异性皮炎一样，婴儿湿疹在12月龄以下的婴儿中最常见。湿疹是一种过敏状态，与哮喘和枯草热有关。婴儿湿疹可能具有遗传性，也可能孤立存在。湿疹一般出现在面部、头皮或耳后。宝宝可能在干燥的皮肤上仅有少数的斑点。但是如果湿疹很严重，婴儿的皮肤会感到疼痛，如伴有红肿和渗出，将感到难以忍受的瘙痒。婴儿不停地搔抓，使皮肤进一步暴露和感染。

【症状】

- 严重的瘙痒。
- 皮肤红肿、渗出。
- 皮肤干燥，红斑。
- 有皮鳞，偶尔起水泡。

【治疗】

多数儿童的特异性湿疹仅能控制症状，不能治愈。重要的是在医生的监护下进行严格的皮肤护理。润肤剂可使皮肤

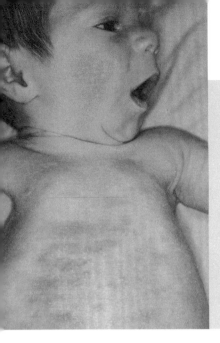

湿疹时皮肤红肿，有鳞片，可以引起剧烈的瘙痒。由于婴儿经常搔抓，皮肤有抓痕，从而使皮肤易于感染。常发生的部位有面部、躯干、腹股沟、膝盖、手和腋下。

避免过分干燥、瘙痒。类固醇软膏可以减轻炎症，仅仅在润肤剂效果不好时才可使用。严重的病例可以使用抗生素清除感染。

给婴儿戴上手套以避免搔抓。母乳喂养的前 6 个月应注意避免过敏源。

眼部疾病

鼻泪管阻塞

大约5%的婴儿出生后会出现鼻泪管阻塞。许多新生儿出生后鼻泪管部分阻塞，以后逐渐通畅，18 个月时鼻泪管恢复正常。鼻泪管阻塞使婴儿易于患眼部感染。

【症状】
● 经常流泪。
● 当婴儿哭泣时鼻腔干燥。

【治疗】
用一块清洁棉布蘸着凉开水擦拭，以保持婴儿的眼睛清洁。按摩眼睛下部靠近鼻的部位，也就是鼻泪管的部位，会有所帮助。如果伴有感染，要使用抗生素。极少数情况下，可做手术以清洁和扩张鼻泪管。

结膜炎

覆盖于眼球表面和眼睑内面的一层薄膜即结膜发生的炎症，也称为黏性眼。它常常由病毒感染引起，并伴有感冒。也可以由细菌感染引起。细菌性结膜炎往往伴有鼻泪管阻塞（详见上述）。少数情况下，结膜炎是淋病和衣原体感染的症状之一，这两种疾病均由母亲传给婴儿。

【症状】
● 眼角有黏液或干燥的分泌物。
● 眼的分泌物呈黄色或绿色。
● 眼睑黏在一起。
● 畏光。
● 眼睑红肿。

【治疗】
保持眼部清洁。用一块清洁棉布蘸着凉开水擦去黏性分泌物，每擦一次换一块新布。如果眼睑黏在一起或眼睛红肿超过3天，应咨询医生，合理使用抗生素。

血液系统疾病

新生儿黄疸

50%的新生儿出生后可出现黄疸。常是婴儿肝脏不能快速地代谢胆红素（婴儿血液中正常的代谢产物）所引起，导致皮肤发黄。首先出现在头部，随着胆红素水平的升高，可扩展到全身。

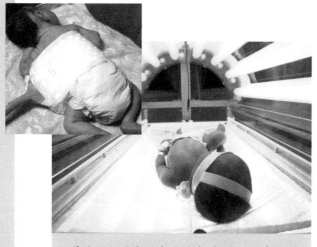

黄疸可以用光线疗法治疗,把婴儿放在保温箱内(上图)。新的治疗方法是胆红素包裹法,把婴儿放在一个小床上即可(上方左图)。

新生儿黄疸常常数天或数周后自愈。但是,如果胆红素水平较高,则需要给予光照疗法:将婴儿暴露于一定数量的可控的紫外光下(不是发热的光线),用以分解多余的胆红素,然后经过肝脏处理。早产儿可放在保温箱内,或暴露于紫外光下数天,仅仅包着尿布,戴着眼罩即可。

新的治疗方法是胆红素包裹法或覆盖法。可让婴儿躺在病房内的小床上,由妈妈陪着他;不用戴眼罩,因为光线不是从上向下直接照射。多数情况下,黄疸可以消退。

新生儿期以后的黄疸可能较严重,与新生儿黄疸的特征不同。

在分娩时有产伤的婴儿可能会患上黄疸,因为大量血液在损伤处分解形成更多的胆红素。早产儿易得黄疸,因为他们的肝脏还没有成熟。其他原因引起的黄疸不常见,如感染、肝脏疾病、血型不相容等。

低血糖

低血糖就是血液中的糖含量低于正常水平。尽管在新生儿中低血糖较为常见,但部分患儿出现问题的机会较高。如果母亲在孕期患有糖尿病,那么出生的婴儿在控制血糖方面可能会出现问题。年龄较大和较小的婴儿都有可能出现血糖问题。早产儿、生后吃奶时间不长的婴儿以及患有细菌性感染的婴儿都有可能患有低血糖。

【症状】

● 皮肤发黄。

● 巩膜黄染。

● 体重减轻。

● 嗜睡、吃奶无力。

【症状】

● 出汗。

● 皮肤苍白。

● 呼吸急促。

● 心率加快。

● 焦虑、躁动。

【治疗】

检测婴儿的胆红素水平,确定胆红素水平没有达到危险的高浓度,以免损伤神经系统。可以从婴儿的静脉或脚后抽血检测。最新的检测胆红素水平的方法不用抽血,把一个光感器放在婴儿皮肤上即可。

【治疗】

单单喂奶就可提高婴儿的血糖水平。少数情况下,婴儿反应弱,可以静脉补充葡萄糖,以达到足量的水平。

监测宝宝的健康和发育

在宝宝出生后的几天内，要给宝宝建立健康记录，随时记录有关宝宝健康和发育的重要信息。也要记录下具有特殊的时期，比如第一次微笑，长出第一颗牙齿，还有一些重要的医疗信息，比如所做的免疫接种和患过的疾病等。

婴儿的生长

头围、体重和身高是婴儿在第一年内身体健康状态的良好反应指标。尽管任何年龄段的正常值范围很宽，但有一个平均范围，多数儿童都在这个范围之内（详见360页）。早产儿应留有余地。

每一次体检中都要进行测量，医生要把数据绘在国家同年龄、同性别的图表上，接着就能看出小宝宝在哪个百分数内。例如，2月龄宝宝的体重在第75个百分点，那就意味着国内75%的儿童轻于这个宝宝，25%的儿童重于这个宝宝。

父母没有必要过于担心和在意这些百分数。要记住，宝宝是一个独立的个体，他有自己的生长发育速度，这些测量仅仅是宝宝生长的参照。重要的是宝宝要生长得很平稳。

如何做测量

● **头围** 其他重要的器官在出生时已经全

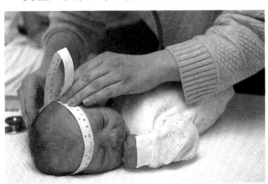

部形成，脑在第一年内持续生长，因此头围也增大。可以用一个测量带测量宝宝的头围，把测量带放置在眉弓和眼之间，向后绕过头的后部向颈部倾斜的部位。

● **体重** 将宝宝脱光衣服放在秤上（传统的横梁秤或是电子秤）。在放婴儿之前，确认两种类型的秤都要回零。

● **身高** 在小宝宝不能站立之前，可以让他躺下测量。有时可利用带有可移动头板和活动脚板的特殊装置进行测量，以保证结果准确。

自己测量

医生可给宝宝的父母一张百分图表，让他们在家里填写。但是，要知道自己的测量不如医生的精确。把测量结果记在百分图表上，就能知道宝宝的生长状况以及与同龄婴儿的比较状况。

父母的担心

有时宝宝会出现吃奶的问题，或者父母担心他每次吃得量不够。常规地给他测量体重，把结果记在百分图表上，就会知道是否遇到了问题。就婴儿发育方面，父母还有什么担心，可和医生谈一谈。

婴儿生长图表

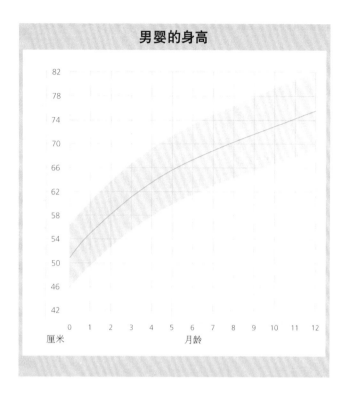

男婴的身高

厘米　月龄

灰色条带中的实线代表第一年内的平均生长速度。灰色条带表示正常结果范围。

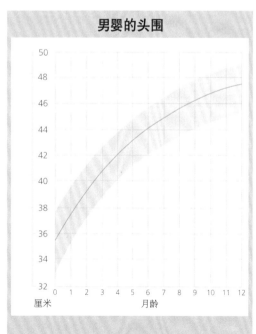

男婴的头围

厘米　月龄

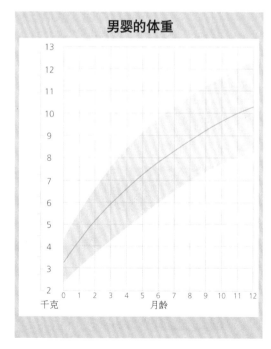

男婴的体重

千克　月龄

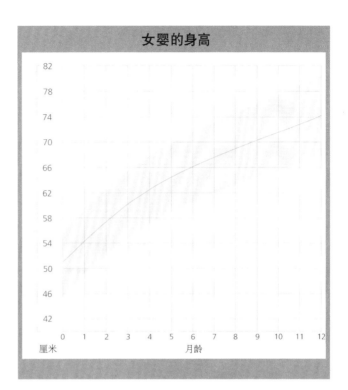

女婴的身高

宝宝的生长曲线应该在灰色条带内，并且顺应实线的曲度。

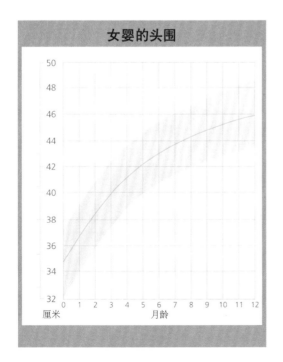

女婴的头围

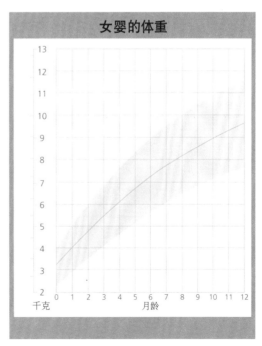

女婴的体重

儿童免疫接种时间表

如果孩子患了除轻微感冒之外的疾病，或因为服用免疫抑制剂致使机体免疫能力减弱，可以推迟预防接种。

年龄	疫苗／接种途径
新生儿	卡介苗（如果有患结核的风险）（注射）
2个月	百白破（白喉、破伤风、百日咳）、脊髓灰质炎和B型流感嗜血杆菌疫苗（注射） 肺炎球菌疫苗（注射） 轮状病毒疫苗（口服）
3个月	百白破、脊髓灰质炎和B型流感嗜血杆菌疫苗（第2次）（注射） 脑膜炎双球菌C组疫苗（注射） 轮状病毒疫苗（口服）
4个月	百白破、脊髓灰质炎和B型流感嗜血杆菌疫苗（第3次）（注射） 脑膜炎双球菌C组疫苗（第2次）（注射） 肺炎球菌疫苗（第2次）（注射）
12~13个月*	麻疹、流行性腮腺炎、风疹（德国风疹）疫苗（注射） B型流感嗜血杆菌疫苗（第4次）、脑膜炎双球菌C组疫苗（第3次）（注射） 肺炎球菌疫苗（第3次）（注射）

注："*"表示如果父母不希望自己的孩子在12~13个月有3次疫苗接种，可以后再接种B型流感嗜血杆菌疫苗、脑膜炎双球菌C组疫苗。

免疫接种，预防疾病

为了确保宝宝现在及将来的健康，免疫接种是要采取的最重要的方法。免疫接种的发明拯救了成千上万个儿童的生命。这个简单的过程包括：通过疫苗的使用，加强自身的免疫力（机体本身的抗病能力），使儿童避免患上严重的并且有时是致命的传染性疾病。

自然免疫

宝宝在出生前就已经获得了一定程度的天然的、遗传的免疫能力。如果是母乳喂养，这种免疫力会得到加强。因为母乳中富含抗体，特别是出生后最初几天的母乳。但是，这种被动的、遗传获得的免疫仅仅是暂时的，在出生后一年内逐渐减弱，这就使婴儿易患多种严重疾病。接种疫苗给婴儿对抗这些疾病提供了保护性的免疫力。

一般情况下，疫苗是安全而且非常有效的。接种疫苗的益处远远大于任何风险。典型的副作用可能有轻微的发热和皮疹，这些情况取决于疫苗的种类。较严重的副作用很少见。但是，如果婴儿接种后发热很高，或者伴有其他的症状，可以向医生咨询。

保存免疫接种记录

保留一份宝宝的免疫接种记录是很好的想法，记录纸常常由医生提供。这样做是很有价值的，如搬家或者换了医生，或者出国旅游时需要提供婴儿的接种记录等。接种记录要详细说明疫苗的种类、接种日期，并且每次接种都要有医生的签字。

如何处理婴儿窒息

1岁以下的婴儿常常会因为吸入异物而发生窒息。异物可嵌于咽喉的后部，可引起肌肉痉挛，阻塞呼吸道。需要迅速地清除异物。如果怀疑宝宝咽部有异物阻塞，但他仍能哭和咳嗽，可以让他继续咳嗽，并仔细地观察有无异常。注意，此时不要拍他的背部或给他水喝。

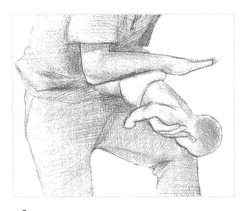

1. 如果婴儿不能哭、咳嗽或呼吸，或者发出尖锐的声音，父亲或母亲可以站起来，让宝宝的腹部贴着父亲或母亲的前臂，屈曲一侧膝关节，把前臂放在大腿上，让婴儿的头部越过屈曲的膝关节，用另一侧的手掌根部在婴儿两侧肩胛骨之间拍5次，每次都尝试着促其排除异物。

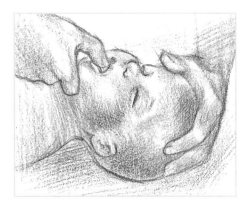

2. 每轮拍打后，要快速检查宝宝的口腔，清除任何可见的异物。可让宝宝仰卧，前额稍微向后倾斜，用一个手指在婴儿的口内触摸并清除阻塞的异物。

3. 如果宝宝仍然窒息，可把她轻轻地翻过来呈仰卧位。用2~3个手指放在宝宝胸部的中央，向内上方按压5次，每次按压的深度为1~2厘米。每轮按压后要快速检查宝宝的口腔（详见上述）。如果经过3轮拍打和按压之后异物仍然未被清除，就要赶紧拨打"120"叫救护车。此时要继续实施背部拍打和胸部按压，直到救护车的到来。如果宝宝停止呼吸，要进行心肺复苏术（详见364页）。

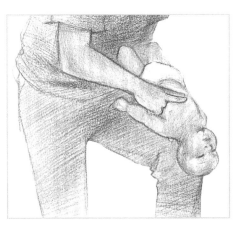

怎样给1岁以下的婴儿做心肺复苏

　　最好跟急救专家学习心肺复苏和其他一些急救技术。以下的方法步骤适用于婴儿没有自主呼吸的情况。如果还有其他人在场，让他（她）打电话叫急救车；如果只有一个人时，在给急救中心打电话前立即实施心肺复苏。

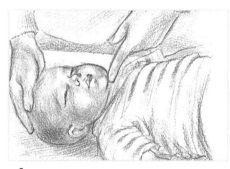

1. 让婴儿躺在一个硬的平面上(如地板或桌子)，用一只手使他的头轻轻地向后倾斜，用另一只手托起下颌以通畅气道。不要使他的头倾斜得太多，以免卷曲气道，这点很重要。把耳朵贴近他的嘴和鼻子，边看、边听、边感觉婴儿的呼吸。

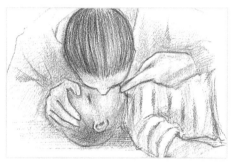

2. 如果婴儿没有呼吸，做5次人工呼吸。要保持婴儿的气道通畅，把你的口对准他的口和鼻，将气体轻柔地吹入婴儿的肺内，观察他的胸部随着气体的进入而出现起伏。吹入的气量为你双颊间的气量即可。当婴儿的胸部升高时，停止吹气，以使胸部下降。重复5次。

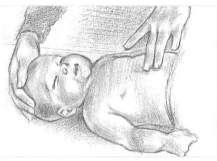

3. 接着做30次胸部按压。将婴儿置于坚实的地方，将两个手指放在婴儿胸部的中央，向下迅速按压，深度约胸部高度的1/3。以每分钟100次的速度按压30次。

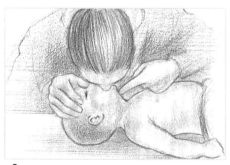

4. 30次胸部按压后，做2次人工呼吸。持续做心肺复苏，直至救护人员到达。

早产儿需要特殊的照顾

出生时体重不足2.5千克的小婴儿及出生太早的婴儿多数需要特殊的照看，以使他们赶上正常婴儿的生长。早产儿一般在婴儿特殊监护室内接受护理。

在怀孕37周之前出生的婴儿称为早产儿。受孕后24～25周出生的婴儿，虽然已经发育成熟能够存活，但需要一段时间的精心护理。受孕后不到23周的婴儿则一般不能成活。除了年龄因素外，其他因素包括女婴和美国黑人容易出现早产儿。

早产儿虽然会遇到一些早期的困难，但是有2/3的早产儿能够成活，他们或者长大后完全正常，或者仅有轻微的症状。

早产儿的护理

由于早产儿的肺还没有发育成熟，需要配一台呼吸机。因为早产常常由感染引起，需要给予抗生素及静脉补液。应放在一个带有辐射加温仪的小床上以保持体温，并加一个玻璃罩，可最大限度地防止水分和热量从皮肤蒸发。还应配有心肺监测仪，并用血氧机检测血氧浓度。如果能吃奶，可以给他一个吸管。除非超过32～34周，早产儿一般不能吃母乳或用奶瓶吃奶。但是，可以在口腔或鼻腔内插一个胃管。母亲可以挤出乳液储存起来，直到婴儿能够吃奶。

多数早产儿应护理到接近正常的预产期方可出院。所以怀孕26周出生的婴儿要在医院内住3个月。一般说来，早产儿在体重增加、能进食、有良好的自主呼吸（尽管还需要吸氧）时，就可以离开特殊监护室。之后要由专职医生定期检查他的发育情况。

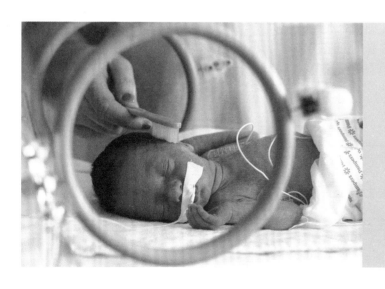

图中所示的是一个放在保温箱中的早产儿。他非常弱小，医护人员正用一个软牙刷梳理他的头发。他身体上连着电极，可以检测心跳和呼吸。

先天畸形

尽管大多数新生儿是正常的,但仍有约1%的新生儿患有不同类型的先天性缺陷。许多因素可以影响胎儿在子宫内的生长和发育,所导致的多数缺陷可以在出生前或出生后得到治疗。

先天性心脏病

心脏是一个复杂的器官,多数结构在怀孕后第3~7周发育。先天性心脏缺陷是畸形中最常见的一种,每100个新生儿中就会有一个,而且缺陷的范围很广。

患有先天性心脏病的母亲或者曾经生育过心脏缺陷婴儿的母亲生育心脏缺陷婴儿的风险较大。许多心脏缺陷与其他的基因病有关,比如唐氏综合征(详见241页)。如果发现了心脏缺陷,需要检测这些基因病。

【诊断】

多数心脏疾病是在怀孕18~22周时做B超检查时发现的。在此之前,许多的缺陷看不到。如果孕妇或丈夫有心脏病史,怀孕期间要做B超检查。但是,即使是有经验的医生,在做B超检查时,许多的心脏疾病也无法检测。大约有40%的心脏疾病会被漏检。

【治疗】

随着宫内外科技术的发展,将来一些缺陷可能会在出生前得到治疗。出生后,心脏缺陷婴儿的护理取决于医生诊断的严重程度。轻微的病症可以和妈妈待在一起,在医院内由儿科医生做检查。严重的缺陷可导致缺氧,往往需要特殊的照顾,这就意味着出生时就要提供特殊的护理。尽管有些心脏缺陷的婴儿出生后死亡,但多数患儿尚可手术治疗。

胎儿水肿

指婴儿心力衰竭,皮肤肿胀,超声检查发现有胸腔和腹腔积液。引起水肿的原因很多,包括血型不相容等,这可以在怀孕期得到诊断。

【诊断】

通过超声诊断。

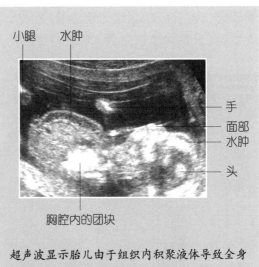

超声波显示胎儿由于组织内积聚液体导致全身出现水肿。该病例是由于胸腔内有一个团块阻碍血液流动而引起水肿。

【治疗】

治疗的方法取决于水肿的原因和严重程度。有些原因如由贫血引起的可以治疗。但是其他原因如与严重的心脏缺陷有关时则无法治疗。胎儿伴有血型不相容时，可通过子宫内输血治疗。患有水肿的婴儿能否存活要看疾病诊断的结果及发现时的状态。所有到达这一时期的婴儿状态都很差，多数不能存活。

心脏间隔缺损

这就是通常所说的"心脏上有个小洞"，可以发生于分隔心脏较小或较大腔室的间隔上。有时，小的缺损检测不出来，可以在以后的生活中逐渐减轻。在怀孕期检测出来的缺损往往比较大，或者伴有其他问题。

【诊断】

通过超声诊断。

【治疗】

小的缺损不需要做手术，大的缺损需要做手术。

心脏以外的血流疾病

这类疾病的发生是因为血管没有正确地连接或者瓣膜的形成异常，情况往往比较复杂，可能伴有心间隔缺损（详见上述）。

【诊断】

通过超声诊断。

【治疗】

如果是血管连接的位置不当，手术容易获得成功。如果是瓣膜发育不良，手术往往有困难，长期来看不易获得成功。这些情况相当复杂，常常有发育畸形。就他们的父母来说，在怀孕期就应和专家讨论将来要采取的最佳治疗方案。

脊髓或脑的疾病

神经管缺陷是最常见的发育缺陷之一，多是在怀孕的前4周脑和脊髓没有正常发育所致。在英国，这种疾病的发病率高达1/2 500，并对婴儿造成不同程度的损伤。由于在怀孕期检测出的神经管畸形中，大多数夫妇选择终止妊娠，所以实际上会有更多的孕妇受到影响。

脊柱隐裂是其中最轻的一种，表现为1~2个椎骨畸形。脊柱隐裂中脊髓被皮肤包被，一般没有症状。有时仅在以后做X线检查时发现。有时在发病部位有一些毛发或皮肤凹陷。

脊髓膨出是脊柱裂中较严重的一种，包括脊髓的损伤，有时膨出物像一个橘子，内有暴露出的神经组织、肌肉和脑脊液。神经损伤可影响膀胱和直肠的肌肉收缩。还常常伴有脑积水（详见368页）。

无脑畸形是最严重的神经管缺陷。神经管上端的敞开致使脑和颅骨没有形成。这种畸形的胎儿生后不能存活。

【诊断】

脊柱裂可在怀孕第16周做血清学筛选时检测，母亲的α-胎蛋白可异常升高，并且超声检查（详见230页）对神经管缺陷的诊断非常有效。

【治疗】

治疗方法取决于神经管缺陷的类型和严重程度。可在出生后通过超声和磁共振（MRI）检查进一步确诊。如果有开放性缺陷，则需要手术以封闭脊髓。虽然手术能够关闭缺陷，但是不能修复神经。脑积水在出生后也要做手术治疗。

【预防】

尽管神经管缺陷的原因还不清楚，但是现在有很好的证据，那就是怀孕早期给予叶状植物中的一种维生素——叶酸，可以促使神经管正常闭合。由于单独通过饮食很难达到有效剂量，专家建议在孕前3个月至怀孕12周期间要服用叶酸补充剂。另外，所有的产妇应每天服用400毫克的叶酸。曾经生育过脊柱裂、无脑儿的妇女，或者服用治疗癫痫的药物时，需要服用高剂量的叶酸。可以请医生开处方或去药店购买。

脑积水

脑积水是脑室过多地产生脑脊液及周围的引流系统阻塞所致。有时婴儿的头变得很大。早产儿是脑积水最常见的原因，由于脑内出血的机会高，可能阻碍脑脊液的吸收。脑积水也可能发生在有先天性缺陷的病例中，如脊柱裂等。有些病例是遗传性的，有时感染也可以引起脑积水。患有脑积水的胎儿在分娩时往往选择剖宫产。婴儿受影响的程度取决于致病的原因。一些婴儿可能长大后智力正常，有些婴儿可能致残。但是在出生前却无法预测。

【诊断】

怀孕期间可通过超声诊断。出生后，测量婴儿的头围有助于诊断。早期诊断和治疗有助于预后。

【治疗】

出生后常常需要做手术引流脑脊液，可以把脑脊液分流至血液中，这个分流可以一生保留。也可以出生前做手术进行临时分流，出生后再做永久性分流。最近，可以开颅进行手术操作，适用于多种形式的脑积水。

脑瘫

脑瘫是有运动和姿势障碍的一组疾病。约1/4的脑瘫儿童会有学习障碍。脑瘫的原因可能是出生前脑的发育异常、缺氧、感染、脑出血或是出生过程中的物理性损伤等。可有肌肉无力、松软、痉挛、强直等躯体症状。

【诊断】

由于神经系统的许多部分在出生之前没有发育完全，在此之前没有一个可靠的诊断方法。检查方法有脑电图、CT、MRI和视听测试等。有些病例中，血液检查有助于评价遗传因素。

【治疗】

尚无有效的治疗方法，但是有些治疗方法可减轻疾病的影响，提高儿童的活动能力。主要有物理疗法、辅助疗法和药物疗法。有时需手术治疗肢体的畸形。

生殖与泌尿系统疾病

尿路阻塞

当尿液在肾和膀胱间的流动有部分或全部阻塞时，就会发生尿路阻塞，可导致肾积水（肾的肿胀），致使肾功能丧失。这种情况在怀孕5周时即可检测到。轻度的肾盂积水在怀孕结束时可以好转，不需治疗。

【诊断】

怀孕期间用超声诊断。新生儿需做B超扫描以判断阻塞的程度。其他的检查有助于评价肾功能。

【治疗】

对于严重的病例如双肾都受影响时，可考虑手术取出胎儿。要使手术有效，必须在对肾有实质性损伤之前进行。有时出生

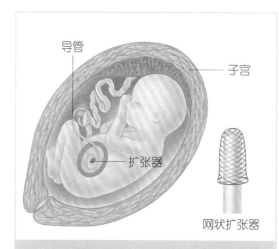

导管

子宫

扩张器

网状扩张器

治疗尿路阻塞的最新方法是在子宫内对胎儿进行操作。把扩张器（右图）放在一个小的中空管内——导管，经过母亲的腹部进入胎儿的膀胱，使尿液排出。

后，也需要做手术解除阻塞。需要给予抗生素以预防泌尿系感染。

多囊肾

如果肾脏不能和引流系统成功地接合，将导致肾功能不良或无功能肾。超声显示肾脏体积增大，表面多有囊状突起。每个人只要有一个健康的肾就可以生活，子宫内的胎儿不需要肾发挥功能，因为胎盘可以清除废物。但是，一旦出生后，新生儿需要肾发挥功能，至少有一个肾正常。有时发育畸形仅影响一个肾，尽管有时需要在儿童期切除功能不良的肾，但常常没有症状。如果两个肾都受影响时，胎儿周围的液体量将减少，肺就不能正常发育，出生时，新生儿不仅肾功能差，而且还伴有呼吸困难。因此，双侧多囊肾是一种致命的情况。

多囊肾被称为成人的疾病，偶尔可在胎儿中见到。除非到了老年，一般没有什么症状。常常是父母中的一方患有这种疾病，尽管他们不知道。

【诊断】

怀孕期的诊断可用超声检查。新生儿可用B超及CT检测。

【治疗】

治疗方法取决于疾病的严重程度。如果儿童的年龄较大，可能需要做手术。如果有遗传因素，需要检测其他指标。

尿道下裂

大约300个婴儿中就有1个婴儿在出生时有这种情况。尿道是把尿液从膀胱排到

体外的管道。尿道正常开口于阴茎顶部，如果发育的部位异常，常常在阴茎下方，就会引起排尿的问题。另外还会导致阴茎向下弯曲，而且成年后影响性生活。

【诊断】

● 不能正常排尿。

● 阴茎弯曲。

● 阴茎包皮。

【治疗】

轻病例可以不予处理。较重的病例需要手术修补、延长尿道。有尿道下裂的儿童不应做包皮环切，因为包皮可能用于手术修补。

隐睾

胎儿在正常发育过程中，睾丸从腹腔经腹股沟管降入阴囊。在一些病例中，出生前睾丸并未下降，确切的原因还不清楚。早产儿中发生的几率较高。正常分娩的健康婴儿很少出现这种情况。睾丸经常在怀孕28周时下降。因此，婴儿如果在怀孕28周之前出生，睾丸可能没有足够的时间下降。常常出现的是只有一个睾丸下降或下降得不完全。

【诊断】

● 阴囊小或未发育完全。

● 阴囊内无睾丸。

【治疗】

正常的睾丸在出生一年内自行下降，有时一个睾丸在腹股沟内没有真正地下降，但它会慢慢地下降。如果一侧睾丸一直未

下降，可以给予激素治疗，以促其下降；或者可以手术治疗。如果睾丸一直没有下降，长大后可能患不育症或睾丸癌。

消化系统疾病

消化道梗阻

梗阻可以发生在消化道从食管到肛门的任何部位。胎儿消化管上端梗阻可引起羊水积聚，常在怀孕期得到诊断。在胃以下的阻塞常常是十二指肠闭锁。这种类型的闭锁常常患有唐氏综合征（详见241页）。需要做这方面的检测，低位梗阻常常在出生后才发现。

【诊断】

超声检查有助于诊断。

【治疗】

如果婴儿患有消化道梗阻，需要做手术以解除梗阻，使婴儿开始吃奶。

腹壁缺损

指的是腹壁未正常发育，留有一个小孔。腹腔内容物可以向外突出，有时有层膜包在内容物表面，这称为脐疝。患脐疝的婴儿可伴有其他的遗传病，需要做相关的检查。如果肠管没有包被，称为腹裂，这与其他的发育性疾病无关。如果胎儿保持健康，可经阴道分娩。有时胎儿在其他方面情况不好，或者有一个大的脐疝，可采用剖宫产。

【诊断】

患这种病的胎儿可能很小，因此在怀

孕期内要求近距离检测。超声检查可以看到腹壁缺损。

【治疗】

需要做手术以关闭缺损，常常要做一个单独的手术。有时暴露的肠管已经损坏或梗阻，可以部分切除。建议慢慢喂奶，婴儿应住院2~4周的时间，直到可以正常吃奶。

幽门狭窄

当幽门（连于十二指肠和胃的肌肉环）卡住使食物不能通过时，即为幽门狭窄。常在出生后3~12周时出现症状，在男孩中多见，并有一定的家族性。

【诊断】

可通过体检诊断，还可用超声检查确诊。

【治疗】

可以在幽门部做个小切口，进行手术治疗。手术后婴儿可以正常吃奶，体重会迅速增加。

膈疝

膈是个肌性器官，分隔胸腔和腹腔。胎儿在子宫内早期发育时，膈肌有个孔，常常在第3个月末变小。如果小孔仍然开放，腹腔内的器官如肠管等可突入胸腔，发生膈疝。突入的器官会影响心和肺的位置，并阻碍心肺的正常生长。

【诊断】

通过超声诊断。有膈疝的婴儿在出生后常常有呼吸方面的问题。

【治疗】

可手术关闭膈肌上的小孔，但在严重

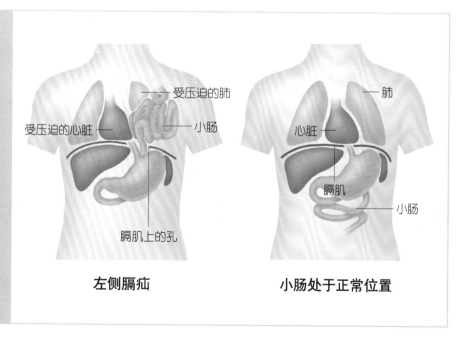

膈肌可以阻止腹腔的器官突入胸腔（右图）。当膈孔未变小时，肠管可以突入胸腔，会妨碍心肺的正常生长（左图）。

左侧膈疝　　　　　小肠处于正常位置

的病例中，由于肺的体积很小，婴儿往往不能成活。目前尚无可靠的方法预测哪些婴儿在出生前肺能正常生长。

一旦婴儿手术成功，可以正常地生活。有时膈疝伴有遗传病，需要做相关的检测，以排除这种情况。

骨骼肌肉疾病

唇裂或腭裂

唇裂或腭裂属于最常见的婴儿发育畸形，可以单独发生，也可以同时发生。当婴儿上唇或口腔底在出生前不能正常愈合时

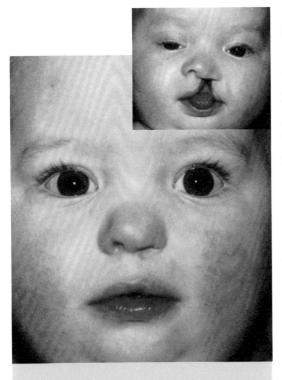

唇裂（右上图）常在婴儿 3 个月时通过手术修补，效果常常很理想（下图）。

则发生畸形。尽管部分畸形是遗传性的，但多数情况下病因不清，如果畸形较严重，可能吃奶有困难。

【诊断】

许多医院可在产前 3 个月中期使用高度特异性的超声仪器诊断此病。

【治疗】

在出生 3 个月时可以做唇裂修补术，6～15 个月时可以做腭裂修补术。在此之前，如果婴儿吃奶有困难，可以在婴儿口腔底配上一个板。整形外科手术效果很好，可使婴儿的说话能力正常发育。

畸形足

一些婴儿可能患有畸形足，大约 1 000 个婴儿中有一个婴儿患有此病，即一个或两个足偏离正常轴线。有时患有畸形足的婴儿可能有遗传背景。由于足在子宫内部受限，导致足骨发育不正常则更为常见。

【诊断】

常规超声检查可显示肢体的畸形。另外，还需进一步扫描检查胎儿其他的部位发育。

【治疗】

如果畸形足是由于在子宫内部受限制所引起的，可在出生后做理疗训练，以使足伸直。如果是足骨发育不正常，可能要在儿童期做手术。

脊柱疾病

有时椎骨的一部分可能缺失或畸形，

使脊柱排列异常。这可发生在一些遗传或有染色体疾病时，常常难以判断对以后的影响。

【诊断】

可通过超声诊断。

【治疗】

治疗方法取决于疾病的严重程度。一些有明显脊柱侧凸（脊柱弯曲）的儿童需要手术治疗。

先天性髋关节脱臼

当髋关节形成异常，致使股骨头滑出关节窝时，则发生髋关节脱臼。这种情况相当常见，发生脱臼的原因还不清楚，可能具有遗传性。髋关节脱臼的发病率是女婴高于男婴10倍，并且在第一胎和臀位产的婴儿中多见。在双胞胎中易发生，与先天性疾病如脊柱隐裂或唐氏综合征有关。尽管有25%的病例有双侧脱臼，但多见于左侧。

【诊断】

在新生儿体检时可发现髋关节弯曲。"弹响声"可能是先天性髋关节脱臼的一个特征，还需在6周后做检查以进一步确诊。其他的症状有大腿上方的皮褶不对称、换尿布时不能伸展大腿。

【治疗】

早期可用特殊的吊带治疗，从而增加髋关节正常发育的机会。吊带应容易去除，以利于换尿布，并且不干扰喂奶、洗澡和睡觉。如果6个月后需要治疗，可以用石膏绷带。极少数情况下，需要做手术以扩大关节窝，常在开始走路之前做手术。

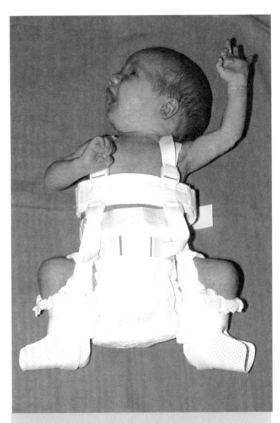

所有的新生儿都要做髋关节脱臼检查，如果有异常，常常要用帕氏吊带，以保持髋关节处于正常位置。2~4个月时穿吊带非常有效。

373

失去宝宝

婴儿无论在出生前还是出生后死亡，对父母来说都是令人痛心的事情。面对婴儿的死亡，这时将感情转移到新事物上似乎是不可能的。许多夫妇的经验是，悲痛是度过此过程的必要组成部分。

失去婴儿后感到震惊并且不承认现实，这是很自然的。许多母亲感到经历了一场噩梦，并且希望这不是真的，幻想着宝宝仍然和他们在一起。

随着进入现实的生活，许多父母会表现得愤怒和极度悲痛，并伴随着痛哭、吃不下饭、失眠等情绪和反应。当身体恢复到怀孕前的状态时，由于体内激素水平的骤降，母亲的情感更加强烈。

许多父母会不顾一切地想再看一眼并抱一抱他们的孩子，他们一直内疚自己对孩子照顾得不够，这种感觉会把他们彻底崩溃。愤怒的情绪促使他们责备与孩子死亡有关的任何人，包括医院、医生、相互之间等等一切可以发泄的人。

当愤怒和极度悲痛过后，抑郁又涌上心头。生活是如此地不公平，活着还有什么意思？

随着时间的推移，悲伤过后便是冷静地接受现实。接受现实并不意味着痛苦和愤怒已经消失，是时间抚平了痛苦。婴儿的死亡虽然改变了一些事情，但是父母还要继续生活并变得更加坚强。

获得支持

每个经历过失去孩子的父母的感受都是不同的。有些父母需要很长时间去抚平心灵的创伤，另一些父母则急切地想回到正常生活中，努力忘掉悲伤。

失去孩子也会使家庭关系紧张，父亲往往倾向于隐藏他们的情感，当他与妻子同样悲伤的时候，一般不把悲伤表露出来。妻子会把这种内敛看成不关心，并且感到伤心和孤独。解决此问题的唯一方法是夫妻双方要把失去孩子的感受向对方坦诚地表露出来，以获得对方的信任和支持。

尽可能多地获取关心和帮助对失去孩子的父母来说是至关重要的。

婴儿为什么死亡

应当感谢医学的发展，24周龄以后的胎儿死亡率已经大大降低了。但是，胎儿死亡的原因还不清楚，主要有畸形发育和胎盘异常。母亲可能会注意到胎儿停止了活动，同时保健医生也听不到胎心。可用超声检测胎心是否跳动。

如果胎儿在子宫内死亡，母亲即使已知道胎儿死亡，但还不得不经过一个困难的正常分娩过程。这时最好不要做剖宫产切口，避免导致并发症和影响以后的分娩。

极少数情况下，胎儿在分娩的过程中死亡，这时的死亡常常是由于缺氧引起的。发生缺氧的原因很多，主要有胎盘机能不全、孕妇患有毒血症和脐带绕颈。

新生儿死亡多是由于呼吸困难，特别是早产儿和有严重发育异常的婴儿。

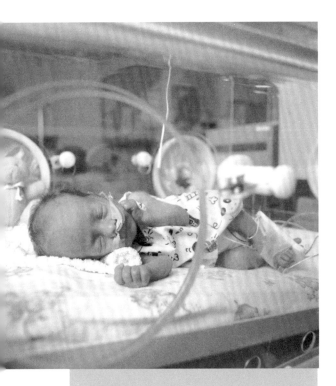

多胎妊娠中，偶尔有一个婴儿不能存活，但很少出现双胞胎或三胞胎均死亡的事。父母既会为死亡的孩子悲伤，也会为存活的孩子庆祝。父母经历着感情上的跌宕起伏，也体现了父母与孩子间亲密的关系。

如果认为找出确切的死因是非常重要的(尽管通常难以找到)，就要安排尸检。这可能有助于下一个宝宝的安全。

婴儿猝死综合征（SIDS）

婴儿猝死综合征，指的是 1 岁以内的婴儿突然意外死亡，也称为婴儿床或摇篮死亡（虽然仅有少数婴儿被发现在婴儿床或婴儿摇篮中死亡）。除非做一个全面的包括尸检、死亡场景检查、查阅病史等的调查，死亡病因常常难以解释。90% 的婴儿猝死发生在 6 个月之内（大多数在 1 个月至 3 个月之间），男孩比女孩更为常见。对那些早产或出生时低体重的婴儿来说，风险就更大了。父母在婴儿出生前后大量吸烟，也大大增加了婴儿意外死亡的风险。

婴儿猝死综合征的原因是多方面的。但是，自从建议让婴儿睡觉时仰卧而不要俯卧后（详见 301 页），婴儿猝死综合征的死亡率直线下降。在英国，每年 10 万个婴儿中仅有 60 个死于婴儿猝死综合征。自 20 世纪 90 年代以来，婴儿猝死综合征的发生率一直稳步下降。因此，婴儿猝死综合征仍然是罕见的，婴儿死于该病的可能性很小。